中等职业教育数字化创新教材

供中职护理、助产、医学检验技术、药剂、营养与保健、康复技术、口腔修复工艺、医学影像技术、中医等相关专业使用

# 医学遗传学基础

（第四版）

主　编　赵　斌　王　宇

副主编　夏　红　何伟雄　莫丽平

编　者　（按姓氏汉语拼音排序）

车莉波（天水市卫生学校）

何伟雄（梧州市卫生学校）

季静勇（黑龙江省林业卫生学校）

江新华（安徽省淮南卫生学校）

李雪红（太原市卫生学校）

刘　永（沈阳市中医药学校）

罗晓鹏（新疆石河子卫生学校）

莫丽平（玉林市卫生学校）

汪承勇（毕节医学高等专科学校）

王　宇（太原市卫生学校）

夏　红（四川省宜宾卫生学校）

谢玲林（四川护理职业学院）

赵　斌（四川护理职业学院）



科学出版社

北　京

## 内　容　简　介

本教材在第三版的基础上进行了部分调整，主要内容包括绪论、遗传的细胞基础、遗传的分子基础、遗传的基本定律、遗传病及人类性状的遗传方式、遗传病的诊断与防治、遗传与优生、遗传与环境、遗传与肿瘤及医学遗传学基础实验。本教材是全国中等卫生职业学校和职业技术学院广大一线教师共同努力的结果，在编写过程中力求贯彻科学性、适用性和创新性原则，对教材的内容遵循“必需”、“够用”、“实用”的原则，并结合具体的内容设计了“引言”、“链接”、“护考链接”、“案例”和“考点”，制作了配套的课件。

本教材可供中职护理、助产、医学检验技术、药剂、营养与保健、康复技术、口腔修复工艺、医学影像技术、中医等相关专业使用，也可供教师作参考书使用。

**图书在版编目(CIP)数据**

医学遗传学基础 / 赵斌，王宇主编．—4 版．—北京：科学出版社，2016.12

中等职业教育数字化创新教材

ISBN 978-7-03-048364-5

Ⅰ．医…　Ⅱ．①赵…　②王…　Ⅲ．医学遗传学－中等专业学校－教材　Ⅳ．R394

中国版本图书馆 CIP 数据核字（2016）第 114854 号

责任编辑：张立丽 / 责任校对：贾伟娟

责任印制：赵　博 / 封面设计：张佩战



科学出版社 出版

北京东黄城根北街 16 号

邮政编码：100717

http://www.sciencep.com

新科印刷有限公司 印刷

科学出版社发行　各地新华书店经销

*

2003 年 8 月第　一　版　开本：787×1092　1/16

2016 年 12 月第　四　版　印张：10

2021 年 8 月第四十二次印刷　字数：237 000

**定价：28.00 元**

（如有印装质量问题，我社负责调换）

# 中等职业教育数字化课程建设项目教材出版说明

为贯彻《国家中长期教育改革和发展规划纲要（2010—2020年）》、《教育信息化十年发展规划(2011—2020年)》等文件精神，落实教育部最新《中等职业学校专业教学标准(试行)》要求；为调动广大教师参与数字化课程建设，提高其数字化内容创作和运用能力，结合最新数字化技术促进职业教育发展，科学出版社于2015年9月正式启动了中等职业教育护理、助产专业数字化课程建设项目。

科学出版社前身是1930年成立于上海的龙门联合书局，1954年，龙门联合书局与中国科学院编译局合并组建成立科学出版社，现隶属中国科学院，员工达1200余名，其中硕士研究生及以上学历者627人（截至2016年7月1日），是我国最大的综合性科技出版机构。依托中国科学院的强大技术支持，我社于2015年推出最新研发成果："爱医课"互动教学平台(见封底)。该平台可将教学中的重点内容以视频、语音及三维模型等方式呈现，学生用手机扫描常规书页即可免费浏览书中配套3D模型、动画、视频、护考模拟试题等教学资源。

本项目分数字化教材建设与资源建设两部分。数字化课程建设项目与"爱医课"互动教学平台进行的首次有益结合而成的教材，是我国中等职业层次首套数字化创新教材。2015年10月开展了建设团队的全国遴选工作，共收到全国62所院校575位老师的申请资料，于2016年1月在湖北武汉召开了项目启动会及教材编写会。

## （一）数字化教材的编写指导思想

本次编写充分体现了职业教育特色，紧紧围绕"以就业为导向，以能力为本位，以发展技能为核心"的职业教育培养理念，遵循"理论联系实际"的原则，强调"必需、够用"的编写标准，以数字化课程建设为方向，以创新教材为呈现形式。

## （二）本套数字化教材的特点

**1. 按照专业教学标准安排课程结构**　本套数字化教材严格按照专业教学标准的要求设计科目、安排课程。全套教材分公共基础课、专业技能课、专业选修课及综合实训四类，共计39种，体系完整。

**2. 紧扣最新护考大纲调整内容**　本套系列教材参考了"国家护士执业资格考试大纲"的相关标准，围绕考试内容调整学习范围，突出考点与难点，方便学生的在校日常学习与护考接轨，适应护理职业岗位需求。

**3. 呈现形式新颖**　"数字化"是未来教育的发展方向，本项目39种教材均将传统纸质教材与"爱医课"教学平台无缝对接，形式新颖。它能充分吸引职业院校学生的学习兴趣，提高课堂教学效果。使学生用"碎片化时间"学习，寓教于乐，乐中识记、乐中理解、乐中运用，为翻转课堂提供了有效的实现手段。

## （三）本项目出版教材目录

本项目经中国科学院、科学出版社领导的大力支持，获年度重大项目立项。39种教材具体情况如下：

## 中等职业教育数字化课程配套创新教材目录

| 序号 | 教材名 | 主编 | 书号 | 定价（元） |
|---|---|---|---|---|
| 1 | 《语文》 | 孙　琳　王　斌 | 978-7-03-048363-8 | 39.80 |
| 2 | 《数学》 | 赵　明 | 978-7-03-048206-8 | 29.80 |
| 3 | 《公共英语基础教程（上册）》（双色） | 秦博文 | 978-7-03-048366-9 | 29.80 |
| 4 | 《公共英语基础教程（下册）》（双色） | 秦博文 | 978-7-03-048367-6 | 29.80 |
| 5 | 《体育与健康》 | 张洪建 | 978-7-03-048361-4 | 35.00 |
| 6 | 《计算机应用基础》（全彩） | 施宏伟 | 978-7-03-048208-2 | 49.80 |
| 7 | 《计算机应用基础实训指导》 | 施宏伟 | 978-7-03-048365-2 | 27.80 |
| 8 | 《职业生涯规划》 | 范永丽　汪　冰 | 978-7-03-048362-1 | 19.80 |
| 9 | 《职业道德与法律》 | 许练光 | 978-7-03-050751-8 | 29.80 |
| 10 | 《人际沟通》（第四版，全彩） | 钟　海　莫丽平 | 978-7-03-049938-7 | 29.80 |
| 11 | 《医护礼仪与形体训练》（全彩） | 王　颖 | 978-7-03-048207-5 | 29.80 |
| 12 | 《医用化学基础》（双色） | 李湘苏　姚光军 | 978-7-03-048553-3 | 24.80 |
| 13 | 《生理学基础》（双色） | 陈桃荣　宁　华 | 978-7-03-048552-6 | 29.80 |
| 14 | 《生物化学基础》（双色） | 赵勋靡　王　懿　莫小卫 | 978-7-03-050956-7 | 32.00 |
| 15 | 《医学遗传学基础》（第四版，双色） | 赵　斌　王　宇 | 978-7-03-048364-5 | 28.00 |
| 16 | 《病原生物与免疫学基础》（第四版，全彩） | 刘建红　王　玲 | 978-7-03-050887-4 | 49.80 |
| 17 | 《解剖学基础》（第二版，全彩） | 刘东方　黄嫦斌 | 978-7-03-050971-0 | 59.80 |
| 18 | 《病理学基础》（第四版，全彩） | 贺平泽 | 978-7-03-050028-1 | 49.80 |
| 19 | 《药物学基础》（第四版） | 赵彩珍　郭淑芳 | 978-7-03-050993-2 | 35.00 |
| 20 | 《正常人体学基础》（第四版，全彩） | 王之一　覃庆河 | 978-7-03-050908-6 | 79.80 |
| 21 | 《营养与膳食》（第三版，双色） | 魏玉秋　戚　林 | 978-7-03-050886-7 | 28.00 |
| 22 | 《健康评估》（第四版，全彩） | 罗卫群　崔　燕 | 978-7-03-050825-6 | 49.80 |
| 23 | 《内科护理》（第二版） | 崔效忠 | 978-7-03-050885-0 | 49.80 |
| 24 | 《外科护理》（第二版） | 闵晓松　阴　俊 | 978-7-03-050894-2 | 49.80 |
| 25 | 《妇产科护理》（第二版） | 周　清　刘丽萍 | 978-7-03-048798-8 | 38.00 |
| 26 | 《儿科护理》（第二版） | 段慧琴　田　洁 | 978-7-03-050959-8 | 35.00 |
| 27 | 《护理学基础》（第四版，全彩） | 付能荣　吴姣鱼 | 978-7-03-050973-4 | 79.80 |
| 28 | 《护理技术综合实训》（第三版） | 马树平　唐淑珍 | 978-7-03-050890-4 | 39.80 |
| 29 | 《社区护理》（第四版） | 王永军　刘　蔚 | 978-7-03-050972-7 | 39.00 |
| 30 | 《老年护理》（第二版） | 史俊萍 | 978-7-03-050892-8 | 34.00 |
| 31 | 《五官科护理》（第二版） | 郭金兰 | 978-7-03-050893-5 | 39.00 |
| 32 | 《心理与精神护理》（双色） | 张小燕 | 978-7-03-048720-9 | 36.00 |
| 33 | 《中医护理基础》（第四版，双色） | 马秋平 | 978-7-03-050891-1 | 31.80 |
| 34 | 《急救护理技术》（第三版） | 贾丽萍　王海平 | 978-7-03-048716-2 | 29.80 |
| 35 | 《中医学基础》（第四版，双色） | 伍利民　郝志红 | 978-7-03-050884-3 | 29.80 |
| 36 | 《母婴保健》（助产，第二版） | 王瑞珍 | 978-7-03-050783-9 | 32.00 |
| 37 | 《产科学及护理》（助产，第二版） | 李　俭　颜丽青 | 978-7-03-050909-3 | 49.80 |
| 38 | 《妇科护理》（助产，第二版） | 张庆桂 | 978-7-03-050895-9 | 39.80 |
| 39 | 《遗传与优生》（助产，第二版，双色） | 潘凯元　张晓玲 | 978-7-03-050814-0 | 32.00 |

注：以上教材均配套教学 PPT 课件，在“爱医课”平台上提供免费试题、微视频等多种资源，欢迎扫描封底二维码下载

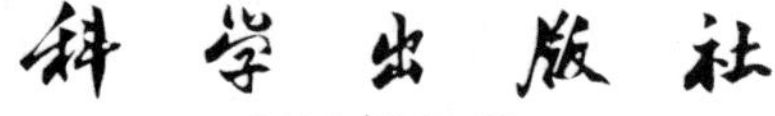


2016 年 12 月

# 前 言

我国在“十三五”末将全面建成小康社会，职业教育迎来了发展的最佳时期，近年来中等职业教育突飞猛进，招生数量逐年攀升，教育教学质量不断提高。中等职业教育所探索的模块化课程改革、案例教学、项目教学及学分制教学管理制度的创新，促进中等职业教育高速发展，为中国职业教育的发展做出了巨大的贡献。本教材在第三版的基础上对章节的内容进行了少数调整，多数图片由本教材作者自行制作，更加清晰，印刷质量进一步提升。本教材结合职业教育改革的新趋势、新思路及各位编者的实践教学经验编写而成。

本教材可供中职护理、助产、医学检验技术、药剂、营养与保健、康复技术、口腔修复工艺、医学影像技术、中医等相关专业使用，也可供教师作参考书使用。教材内容分为三个模块：基础模块、技能模块和选学模块。基础模块和技能模块是必修内容，是最基本的标准和各专业的共同要求。选修模块的内容由任课教师根据学生和地域的实际情况选择性教学或各学校依据教学任务的实际情况选择性使用。

教材的主要内容包括绪论、遗传的细胞基础、遗传的分子基础、遗传的基本定律、遗传病及人类性状的遗传方式、遗传病的诊断与防治、遗传与优生、遗传与环境、遗传与肿瘤、医学遗传学基础实验。在教学过程中可依据学生的情况调整教学的先后顺序进行教学。为了更贴近学生，教材采用正文和非正文系统的编写方案，并结合具体内容设计了“引言”、“链接”、“护考链接”、“考点”和“案例”，同时学生和教师均可通过手机利用科学出版社的“爱医课”互动教学平台进行学习和教学。

教材中列出了考点，既有利于学生明确学习目标、学习重点，也有利于学生自主学习。为了检测学生的学习情况，在每章的后面列出了必要的自测题，自测题主要为护士执业资格考试题型，既有利于学生及时检测掌握知识的情况，也有利于学生掌握护士执业资格考试的题型。

本教材所有编者在编写过程中力求贯彻科学性、实用性和创新性原则，对基础知识的要求遵循“必需”、“够用”的原则。图文并茂，新颖，实用，适用，易学，易懂，交互性是本教材的突出特点。

教材后附有基础实验、教学的基本要求及学时分配建议。可根据各学校及不同的专业要求灵活安排教学，建议学时为36学时。

本教材在编写过程中得到了天水市卫生学校、太原市卫生学校、安徽省淮南卫生学校、沈阳市中医药学校、梧州市卫生学校、黑龙江省林业卫生学校、毕节医学高等专科学校、新疆石河子卫生学校、玉林市卫生学校、四川省宜宾卫生学校及四川护理职业学院的鼎力支持，在此表示感谢。

由于编者的水平有限，教材中难免有不足之处，恳请广大师生批评指正。

编　者

2016年7月

# 目　　录

# 1 第1章 绪　论

医学遗传学是通过遗传学的相关知识去研究和了解人类相关遗传性疾病，从而达到诊断、治疗和预防遗传病的目的。医学遗传学是将遗传学与医学联系起来的一门科学，研究的对象是人类，研究的内容是人类疾病与遗传的关系，研究的目的在于控制遗传病在家族中的传递和对人群的危害，从而为改善人类健康素质做贡献。

## 一、医学遗传学的概念及其在现代医学中的作用

### （一）医学遗传学的概念

医学遗传学（medical genetics）是运用遗传学的理论与方法研究遗传因素在疾病的发生、流行、诊断、预防、治疗和遗传咨询等中的作用机制及其规律的遗传学分支学科。它研究人类疾病与遗传的关系，即研究遗传病的发生机制、传递方式、诊断、治疗、预后、再发风险，为控制遗传病的发生和在人群中的流行提供理论基础和实际知识。俗话说，“种瓜得瓜，种豆得豆”，这种子代与亲代的相似现象称为遗传。“一母生九子，连母十个样”，这种子代与亲代之间及子代不同个体之间有差异的现象称之为变异。所谓健康，乃是受人体遗传物质控制的代谢方式与其周围环境保持平衡的结果，一旦这种平衡被打破，就意味着疾病发生。在不同的疾病中，遗传与环境因素所占比例不同。医学遗传学工作的主要任务就是研究疾病遗传学方面的属性，以便能采取有效的防治措施，提高人类健康水平。

**考点：**医学遗传学的概念。

### （二）医学遗传学在现代医学中的作用

医学遗传学是一门医学和遗传学紧密结合的学科，它的研究内容和方法涉及很多学科的知识和方法。特别是20世纪80年代以来发展起来的医学分子遗传学，为疾病的诊断和治疗提供了行之有效的手段。

**1. 在临床遗传病研究中的作用**　人类的遗传病，系指由于人的生殖细胞或受精卵中的遗传物质发生变异而导致胎儿机体结构和功能异常的现象。因此，遗传病具有先天性、家族性和垂直传递等特点。目前，遗传病已成为影响人口素质的重要病种。如果将染色体病、单基因病和多基因病汇总合计，人群中有20%～25%的人受其所累。其中，单基因病7000余种，染色体病有100多种，有15%～20%的人群受多基因遗传病所累。据遗传流行病学调查，约10%的孕妇流产是由于染色体异常引起；1岁以内死亡的婴儿中，先天畸形居首位；儿童智力发育不全者约占3%，其中4/5由遗传因素所致。因此，在临床医学研究工作中，遗传病的研究和防治任务十分艰巨。

**链接**

**500 多种遗传病可明确诊断**

据全球调查资料显示，3%～4%的婴儿出生时就有严重的先天缺陷遗传病。到 1999 年年底，美国从事染色体诊断的实验室超过 400 个，专门为临床服务的基因诊断实验室达 114 个，研究和临床兼做的超过 350 个，已能对 500 多种遗传病做出产前诊断。这个数字也只占已知人类遗传病总数的 12%左右，由此看来，染色体诊断任重而道远，科学家们仍在继续努力。

**2. 在优生研究工作中的作用** 我国的基本国策是实行计划生育，晚婚晚育，少生优生，提倡一对夫妇生育 1 ～ 2 个孩子。应用医学遗传学的理论知识和技术来指导人类的生育，可以减少遗传病对人类的危害，提高人口素质，达到优生的目的。

**3. 在卫生保健研究工作中的作用** 卫生保健工作是从人体健康的新概念出发，对个体和集体采取预防与保健相结合的综合措施，提高环境质量和生活质量，控制影响人体健康的各种因素，以达到保护健康、促进健康、预防疾病、延长寿命的目的。要做好卫生保健方面的工作，必须要掌握一定的医学遗传学基础理论知识。

## 二、遗传病概述

随着科学的发展，人类对急性传染病、流行病能有效地控制，但对遗传病却不能，而遗传病对人类的危害也越来越明显。遗传病是由于遗传物质改变或基因重组而导致的疾病，它可能是生下来就具有的疾病，也可能是到一定的年龄阶段才发病，遗传病可能是先天性疾病，但先天性疾病不一定是遗传病。1958 年，人群中被认识的单基因遗传病及异常性状仅有 412 种，因此人们曾普遍认为遗传病是较罕见的疾病。但随着医学科学的进步，新的诊断技术和检测方法的确立，使得遗传病不断地被认识和发现，到 1990 年遗传病已增加到 4937 种。总的估计，人群中有 20%～ 25%的人患有某种遗传病。特别是进入 20 世纪 90 年代后，其发展速度更为惊人，每年新增病种或异常性状数平均高达 435 种，一年净增量就超过 1958 年以前人们所认识的总和，到 1994 年已增加到 6678 种。

### （一）遗传病严重威胁人类健康

**考点：**遗传病的危害。

我国人口出生率为 20.98‰（1990 年），以此计算，我国每年新出生人口约 2500 万人。我国先天畸形总发生率为 13.07‰（1988 年），其中最常见的是无脑畸形、脑积水、开放性脊柱裂、先天性心脏病、唇裂等，在这些先天性畸形中 80%具有遗传基础。因此，我国每年出生由遗传因素所致的先天畸形儿将达 25 万。

### （二）遗传病是婴儿死亡的主要原因

英国在 1914 年一项儿童死亡原因调查中证实，非遗传性疾病占 83.5%，遗传性疾病仅占 16.5%。但到 20 世纪 70 年代后期，两类疾病已各占 50%。美国 1977 年的婴儿死亡率中先天畸形已居首位，1986 年因出生缺陷死亡的婴儿占婴儿全部死亡数的 21%。

### （三）遗传病是不育和流产的主要原因之一

据统计，原发性不育约占已婚夫妇的 1/10。自然流产占全部妊娠的 7%，其中 50%是由染色体畸变所引起的。

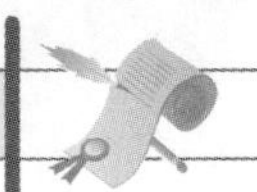

### （四）智力低下的主要病因是遗传病

根据我国 0 ～ 14 岁儿童智力低下的调查，智力低下总发生率约 1.5%。其中，轻度约占 70%，中度约占 20%，重度约占 7%，极重度占 2% ～ 3%。调查证实，在引起智力低下的诸多原因中，遗传性疾病已占 40.5%。

### （五）隐性有害基因对人类健康构成潜在性威胁

在正常人群，平均每人携带 5 ～ 6 个隐性有害基因，虽然未患遗传病，但很可能是某种致病基因的携带者，可将致病基因传递给后代，成为后代人群中遗传病发病的潜在威胁，尤其是工农业的发展，环境污染日益严重，各种致变、致癌、致畸因素对遗传物质的损害，将增加遗传病的发生概率，严重危害人类健康。

**链接**

**基因治疗的明天**

著名遗传学家谈家桢高瞻远瞩地指出："21 世纪的医疗革命将取决于基因治疗研究的成功。"基因治疗将会给全社会的医学理念带来一次革命。人类基因组计划实现了人类在分子水平认识自我的一大飞跃，并将导致 21 世纪的医学革命。医学有可能成为"预测"医学、"治本"医学，真正能够实现治病以预防为主、从基因入手的思想。

## 三、医学遗传学发展简史

### （一）发展初期

18 世纪中叶，法国 Moreau de Maupertuis 研究了多指（趾）和皮肤缺乏色素的家系，发现这两种疾病的遗传方式不同。1814 年，Joesef Adams 发表《论临床所见疾病的遗传可能性》，此文对先天性疾病、家族性疾病和遗传性疾病之间的差异，以及遗传病的发病年龄、环境因素、近亲结婚等问题进行了阐述和分析。

### （二）遗传学的诞生

遗传学奠基人奥地利学者孟德尔（G.Mendel）于 1866 年利用豌豆杂交实验，发表了论文《植物杂交试验》，他认为性状的遗传受细胞内的遗传因子控制，并揭示了遗传的基本定律。在此后 30 多年一直未引起人们的重视，直到 1900 年，被其他学者重新发现，并总结出分离定律和自由组合定律，由此推动了对各种生物性状和疾病的分析。1909 年 Johannsen 提出了"基因"（gene），其代替孟德尔所假设的"遗传因子"，并提出了基因型和表型的概念，并在当年由瑞典学者 H.Nilsson Ehle 对数量性状的遗传提出多因子假说，用多基因的累加效应和环境因素的共同作用阐明数量性状的传递规律。美国学者摩尔根（T.H.Mongan）通过果蝇杂交实验发现了性连锁遗传现象，并揭示了遗传学上的第三个定律——基因的连锁与互换定律。遗传学三大定律的确定为医学遗传学奠定了坚实的基础。

### （三）医学遗传学的迅猛发展

医学遗传学的发展是在遗传学理论的推动下，并运用人类细胞遗传学和生化遗传学的知识逐步建立和完善的遗传学分支学科。

1923 年 T.Painter 用组织连续切片法进行研究，确定了人体细胞的染色体数目是 48 条。1952 年华裔学者徐道觉建立了细胞低渗制片技术，人类对染色体的研究取得了重大改进。

1956 年华裔学者蒋有兴发现利用秋水仙素能抑制纺锤丝和纺锤体的形成，促进对细胞内染色体的观察，同时，蒋有兴和 A.Levan 利用人胚肺组织培养，确定了正常人体细胞染色体数是 46 条，而非 48 条。1959 年，J.Lejeune 首次发现唐氏综合征患者是由于体细胞中多了一条 21 号染色体。1960 年，P.C.Nowell 在慢性粒细胞白血病患者的细胞中首次发现异常染色体，称为 ph' 染色体。1969 年，瑞典 T.Caspensson 用荧光染料染色，染色体可显示出不同的带型，即 Q 显带，后来相继发现了 G 显带、C 显带和 R 显带等。随着研究技术的不断发展，通过多次国际会议确定了染色体分析、命名的国际统一标准——人类细胞遗传学命名的国际体制（ISCN）。

1899 年，英国学者 A.E.Garrod 发表了有关尿黑酸尿症的论文，在 1902 ～ 1908 年深入研究了尿黑酸尿症、白化病等，并提出了代谢缺陷的概念。1909 年，首次提出“某些终身不愈疾病的病因，在于支配某一代谢步骤的酶活力的降低或丧失”。1941 年，G.W.Beadle 和 E.L.Tatum 发表了红色链孢霉生化遗传的经典论文，提出了一个基因一种酶的假说，确立了生化遗传学。1949 年，美国 L.Pauling 在镰形细胞贫血患者的红细胞内发现异常的血红蛋白分子，称为血红蛋白 S(HbS)，由此提出分子病的概念。

1944 年，O.T.Avery 用肺炎双球菌转化实验首次证明遗传物质是 DNA。1953 年，J.D.Watson 和 F.H.C.Crick 发现 DNA 双螺旋结构模型，提出了 DNA 半保留复制，由此遗传学的研究进入了分子水平阶段，分子遗传学诞生。20 世纪 60 ～ 70 年代发现限制性内切酶，DNA 重组技术的出现，80 年代聚合酶链反应（polymerase chain reaction，PCR）技术的建立等使人类对遗传病病因、发病机制、肿瘤遗传、基因诊断、基因定位和基因治疗等进入一个崭新的阶段，且取得了巨大的成就。进入 20 世纪 90 年代，人类基因组研究取得重大突破，必将推动医学遗传学的深入发展。

## 四、人类基因组计划

人类众多的生理、病理现象大多与基因密切相关。为了进一步了解基因的结构和功能，20 世纪 90 年代，由美国科学家首先提出了“人类基因组计划”（human genome project，HGP），这一计划提出后，得到各国科学家的广泛支持和积极参与，并成为全球范围内全面研究人类基因组的重大科学项目。

### （一）人类基因组的概念

一个正常人的体细胞中有两个染色体组，在生殖细胞成熟过程中，要经过减数分裂，结果每个生殖细胞中的染色体数目是母细胞的一半，因此人体生殖细胞中含有一个染色体组。一个染色体组中的全部基因称为一个基因组。人体细胞中的 DNA 主要分布在细胞核中，细胞质中的线粒体也有少量的 DNA，因此人类基因组包括细胞核基因组和线粒体基因组。一般人类基因组是指核基因组。由于人类男女性染色体的差别，人类细胞核基因组包括 1 ～ 22 号常染色体和 X、Y 两条性染色体共 24 条染色体上的全部基因信息，其上有 30 多亿碱基对序列、3 万～ 3.5 万个基因。

**链接**

**人类基因组计划的延伸**

由美国、英国共同合作的癌症基因组计划已于 2006 年在美国正式启动。作为人类基因组计划在医学实践上最直观具体的应用，其目标是把目前已有的知识、工具和手段应用于癌症基因组研究中，在 DNA 序列水平上找到 DNA 的哪些变异与癌症有关，然后再运用各种新技术进一步找到致癌的原因。此项计划总投资约 1 亿美元。目前的研究主要集中在脑癌、

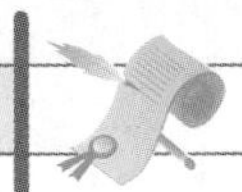

肺癌和卵巢癌。癌症基因组计划的工作量与创新程度都远远超过人类基因组计划，规模可能相当于1000个甚至10 000个人类基因组计划。

### （二）人类基因组计划的主要内容

完成人类全部23对染色体的遗传图谱、物理图谱的绘制工作，测定出总长约30多亿碱基对的DNA全部序列，并在此基础上进行人体基因的定位和分离研究。其具体内容包括以下四方面。

(1) 对人类基因组进行标记和划分。

(2) 对基因组DNA进行切割和克隆，并利用特殊的标记将这些克隆进行有序排列。

(3) 测定人类基因组的全部DNA核苷酸序列。

(4) 确定每一个基因，研究它的结构、特性和功能。

### （三）人类基因组计划的实施

1990年该计划正式启动，投资约30亿美元，先后共有美国、英国、日本、法国、德国和中国的科学家参加研究工作，中国是唯一参加这项研究工作的发展中国家；2000年6月，初步完成人类基因组序列图谱草图的绘制，2006年5月18日科学家们公布了人类最后一个染色体（1号染色体）的基因测序，这标志着解读人体基因密码的“生命之书”宣告完成，为人类基因组计划历经16年艰苦卓绝的努力工作画上了圆满的句号。

### （四）人类基因组计划的意义

人类基因组计划与曼哈顿原子弹计划和阿波罗登月计划并称为20世纪三大科学计划，该项计划将为人类遗传研究提供基本数据，揭示6000多种人类基因遗传病和若干种严重危害人类健康的多基因病致病基因或疾病易感基因，并探究出对各种基因病新的诊断和防治方法，从而推动整个生命科学和应用性研究的进展。其重大的生物学、医学和社会学意义可概括为：认识进化、种族血缘、衰老、疾病等生命现象的本质；可促进生物学不同领域（如发育生物学、神经生物学等）的发展；是战胜疾病、克服生存障碍（太空、深海）的财富；各种遗传性疾病、恶性肿瘤、心血管病和其他遗传易感染性多因子疾病可能由此得到预测、预防及早诊断、早治疗；同时与人类基因组计划发展起来的新技术、新策略也推动农业、工业和环境科学的发展。总之，人类基因组计划的实施将彻底揭开人类生长、发育、健康、长寿的奥秘，极大地提高人类的生存质量。

综上所述，随着人们对人类基因认识的加深，医学遗传学将成为一个十分活跃的领域，必将对人类做出更大的贡献，因此，医学遗传学课程已成为现代医学教育中必不可少的部分。

**小结**

随着科技的发展和人类对基因认识水平的不断提高，医学遗传学对人类遗传性疾病的诊断、治疗和预防具有极其重要的作用。医学遗传学研究遗传病的发生机制、传递方式、诊断、治疗、预后、再发风险，为控制遗传病的发生和流行提供理论基础和实际知识。遗传病的发病率正在以惊人的速度增长，遗传病严重威胁着人类的健康，因此医务工作者必须加强对遗传病的认识，努力控制其发生，尽可能降低其对人类的危害，真正提高人口素质。人类基因组计划是将人类的基因结构研究清楚，包括基因定位、DNA序列、每一个基因的表型效应等。这一计划的完成，将对人类的健康、疾病的诊断、预防和治疗，起到关键性的作用，为人类认识自我、揭开自身的奥秘提供基本数据。

## 一、名词解释

医学遗传学

## 二、简答题

遗传病对人类的主要危害有哪些?

# 2

# 第2章 遗传的细胞基础

谚语"种瓜得瓜，种豆得豆"、"一母生九子，九子各不同"反映了生物界的遗传与变异现象，这些现象是以存在于细胞中的遗传物质为基础而产生的。那么遗传物质是什么？它存在于细胞的什么结构中？它又是如何传递给后代的呢？带着问题，让我们来共同学习遗传的细胞基础。

## 第1节 细胞的结构与功能

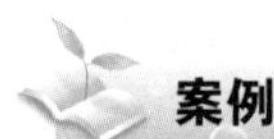

**案例 2-1**

老杨夫妇通过央视大型公益节目《等着我》寻找失散20多年的儿子，经提取血样进行DNA比对，最终找到了儿子。

**问题：**

1. DNA存在于哪里？
2. 为什么通过DNA比对能确认亲子关系？

细胞是生物结构和功能的基本单位。除病毒外，生物都是由细胞构成的。各种生物的生命活动和生命延续都是以遗传物质为基础的。遗传物质主要存在于细胞中，它的储存、复制、表达、传递和重组等重要功能都是在细胞中实现的。

### 一、细胞的类型

根据细胞结构的复杂程度把细胞分为原核细胞和真核细胞两大类。

原核细胞体积小，结构比较简单，没有成型的细胞核；遗传物质DNA分子集中在核质区，无核膜包围，称为拟核或原核；细胞质中除核糖体外，没有其他的细胞器。

真核细胞体积大，结构比较复杂，核膜包裹核物质，有真正的细胞核；核内DNA和组蛋白结合而形成染色质，而且还形成了以膜为基础的具有特定结构和功能的各种细胞器。

原核细胞和真核细胞最根本的区别在于有无核膜包裹的细胞核结构。真核细胞与原核细胞的比较见表2-1。

**表 2-1 真核细胞与原核细胞的比较**

| 区别 | 原核细胞 | 真核细胞 |
|---|---|---|
| 细胞大小 | 较小（1~10μm） | 较大（10~100μm） |
| 染色体 | 核质只有一条DNA，不与蛋白质结合 | 细胞核有多条染色体，DNA与蛋白质结合 |

续表

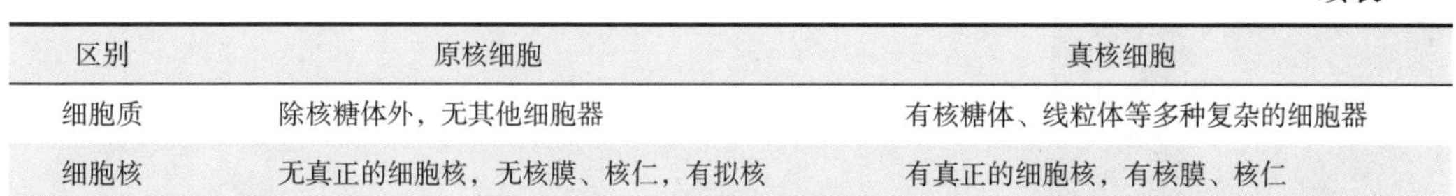

| 区别 | 原核细胞 | 真核细胞 |
| --- | --- | --- |
| 细胞质 | 除核糖体外，无其他细胞器 | 有核糖体、线粒体等多种复杂的细胞器 |
| 细胞核 | 无真正的细胞核，无核膜、核仁，有拟核 | 有真正的细胞核，有核膜、核仁 |

## 二、真核细胞的基本结构与功能

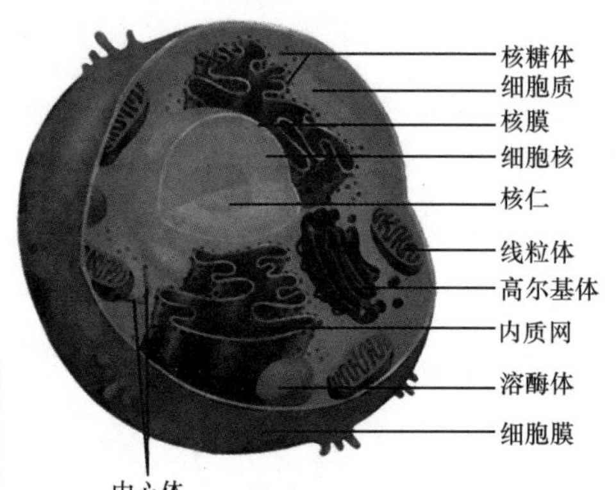


图 2-1　动物细胞亚显微结构示意图

各种真核细胞由于功能和所处的环境不同，虽然在形态、大小和结构上有很大的差别，但它们一般都有共同的基本结构：细胞膜、细胞质和细胞核（图 2-1）。

### （一）细胞膜

考点：细胞膜、生物膜、单位膜的概念。

细胞膜是把细胞质包被起来的一层薄膜，又称为质膜。除细胞膜外，细胞内还有许多膜相结构，如线粒体、溶酶体等。通常把细胞的所有膜统称为生物膜。细胞的各种膜相结构都有相似的基本结构，在电镜下观察膜的切面，可以看到三层结构，即内外两层深色的致密层和中间一层浅色的疏松层，一般把具有这三层结构的膜称为单位膜。细胞膜的主要化学成分是类脂和蛋白质，还有少量糖类。它是细胞与外界环境之间的屏障和通道，具有保护细胞内部结构、与细胞识别和细胞免疫有关、控制细胞内外物质交换等功能。

### （二）细胞质

细胞质是细胞膜与细胞核之间的部分，包括细胞基质和细胞器。细胞基质是细胞内呈液态的部分。细胞器是细胞质中具有一定化学组成、形态结构和特殊功能的小结构，主要有线粒体、内质网、高尔基体、核糖体、溶酶体、中心体等。不同的细胞器具有不同的功能。

考点：各种细胞器的功能。

**1. 线粒体**　是细胞进行有氧呼吸的场所和供能中心。它在多种酶系统的催化下，将细胞内的能源物质氧化分解，释放能量，并储存在 ATP 中，为生命活动提供能量。细胞生命活动中所需要的能量 95%以上来自于线粒体，因此线粒体是细胞的供能中心，又称为细胞的“动力工厂”。

**链接**

**线粒体与疾病**

线粒体是一种结构和功能都比较复杂而又敏感多变的细胞器。细胞内外环境因素的改变，可引起线粒体结构和功能的异常。例如，肿瘤细胞呼吸能力较弱，线粒体比正常细胞少；氰化物等毒物能影响线粒体的功能，而导致机体死亡；坏血病患者的病变组织中，可以看到融合的巨大线粒体。

**2. 内质网**　是由膜构成的网状管道系统，广泛地分布在细胞质中。它与细胞膜和核膜相连通。根据膜外表面有无核糖体附着，将内质网分为粗面内质网和滑面内质网。它对细胞内蛋白质和脂类等物质的合成和运输起着重要作用。

**3. 高尔基体**　是由单位膜围成的扁平囊、小囊泡、大囊泡等组成的圆盘状结构。高尔

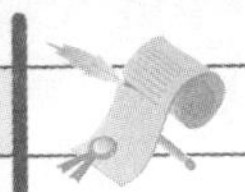

基体与细胞的分泌活动和溶酶体的形成有关，它可对分泌物进行合成、加工和运输。

**4. 核糖体**　是由 rRNA 和蛋白质组成的椭圆形小体，根据是否附着在内质网膜外表面上，将核糖体分为游离核糖体和固着核糖体。核糖体是细胞内合成蛋白质的场所。

**5. 溶酶体**　是由一层单位膜围成的球形囊状结构，内含 50 多种水解酶，能对蛋白质、核酸、糖类、脂类等各种大分子物质进行消化和分解，是细胞内的消化器官。如果溶酶体的单位膜破裂，将会导致细胞发生致命的损害。

**链接**

**溶酶体与职业病**

矽肺（硅沉着病）是工矿企业工人的一种常见职业病。矽肺的发生是由于长期在含有粉尘（$SiO_2$）的环境中作业而吸入大量粉尘，粉尘在肺中被巨噬细胞吞噬形成吞噬体，并与溶酶体结合形成吞噬溶酶体。$SiO_2$ 在溶酶体中无法消化而聚集形成硅酸，硅酸分子使膜破裂，大量水解酶和硅酸释放进入细胞，引起巨噬细胞死亡从而释放 $SiO_2$，$SiO_2$ 被其他正常细胞吞噬后重复同样的过程。巨噬细胞的大量死亡将诱导成纤维细胞增生并分泌大量胶原物质，肺部出现胶原结节而影响肺的弹性，妨碍肺的功能而形成矽肺。

**6. 中心体**　是位于细胞核附近的一种非膜相结构，它由中心粒和中心球两部分组成。在电镜下，中心粒为短圆柱形小体，每个中心体含有两个相互垂直的中心粒；在两个中心粒的周围有一小团比较致密的细胞质基质，称为中心球。中心粒的形成主要是与细胞分裂和运动有关。

**7. 细胞骨架**　细胞质中由微管、微丝和中间纤维等纤维状蛋白交织构成的网状结构，称为细胞骨架。细胞骨架对维持细胞的形状、细胞器的定位和细胞的运动等具有重要作用。

## （三）细胞核

细胞核是细胞内一个极其重要的结构，它的出现是细胞进化的重要标志。每个真核细胞大多只有一个细胞核，且通常位于细胞的中央。在细胞间期，细胞核由核膜、核仁、染色质和核基质构成（图 2-2）。在细胞分裂期，核膜、核仁消失，染色质变成染色体。

> **考点：**染色质和染色体的概念；细胞核的功能。

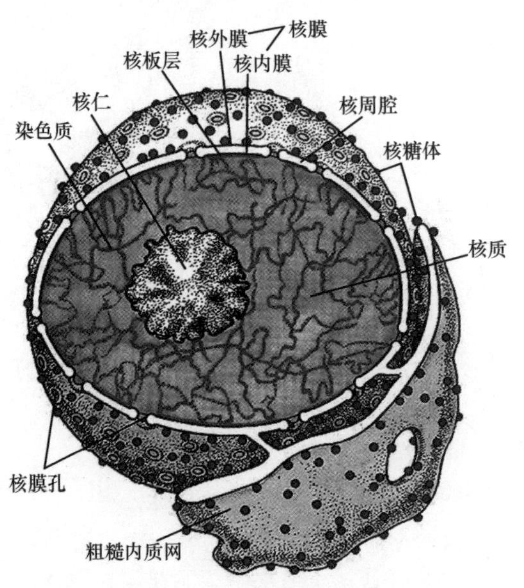


图 2-2　细胞核结构模式图

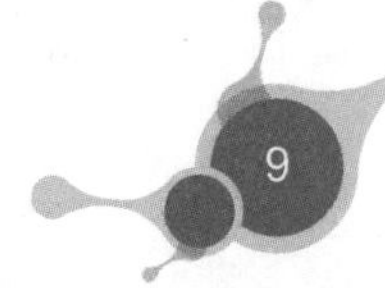

**1. 核膜**　是包围在核表面的膜，由两层单位膜构成。两层膜之间有间隙，称为核周隙。外膜的外表面上附着有核糖体，某些部位的外膜与粗面内质网相连，核周隙与粗面内质网的管道相通。核膜上分布有许多圆孔，称为核孔。核膜的主要功能是保护核内物质，并使核物质能在特定的区域内执行它的功能而不受干扰，同时控制着细胞核与细胞质之间的物质交换。

**2. 核仁**　是一个表面无膜的海绵球状结构，主要成分是蛋白质和 RNA，还有少量的 DNA。它在细胞分裂期消失，在新的细胞核形成后又重新出现。核仁的主要功能是合成 rRNA，并与核糖体的形成有关。核仁的大小与该细胞合成蛋白质的旺盛程度有关。

**3. 染色质与染色体**

(1) 染色质：在间期细胞核内易被碱性染料染色的物质称为染色质，其主要成分是 DNA 和组蛋白，还含有非组蛋白和少量 RNA 等。染色质又分为常染色质和异染色质。常染色质多位于细胞核的中心，结构疏松，染色较浅，功能活跃，进行着 DNA 的复制和 RNA 的合成。异染色质卷曲紧密，染色较深，功能不活跃，处于抑制状态，常靠近核的边缘。

每条染色质纤丝主要由一个 DNA 分子和许多组蛋白分子构成，它们的结合很有规律，通过形成基本结构单位核小体来构成染色质。每个核小体由颗粒部和连接部组成，颗粒部由一段 DNA 链在八聚体（由 8 个组蛋白分子聚合而成）表面缠绕 1.75 圈而成，连接部是颗粒部外围 DNA 分子的延伸部分，它把相邻的两个核小体连接起来，在连接部结合着一个组蛋白 H1 分子（图 2-3）。

(2) 染色体：在细胞有丝分裂时，染色质纤丝高度螺旋化，形成具有特定形态结构的染色体（图 2-4）。分裂结束后，染色体又变成染色质。一般认为，一条染色质纤丝组成一条染色单体。由此可见，染色质和染色体是同一物质在细胞不同时期的两种表现形式。染色体的形态和数目有种的特异性。

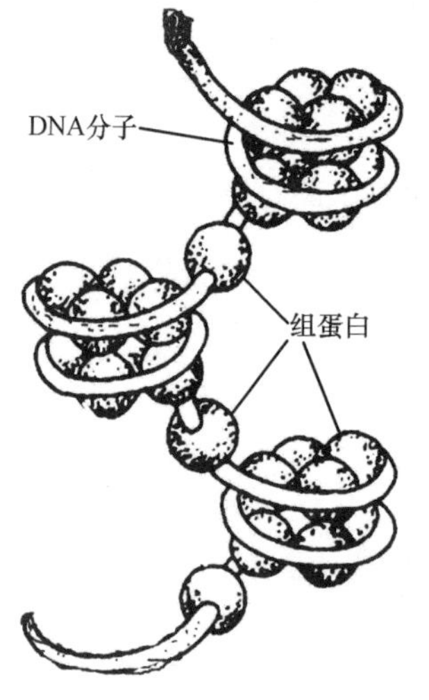


图 2-3　核小体结构模式图

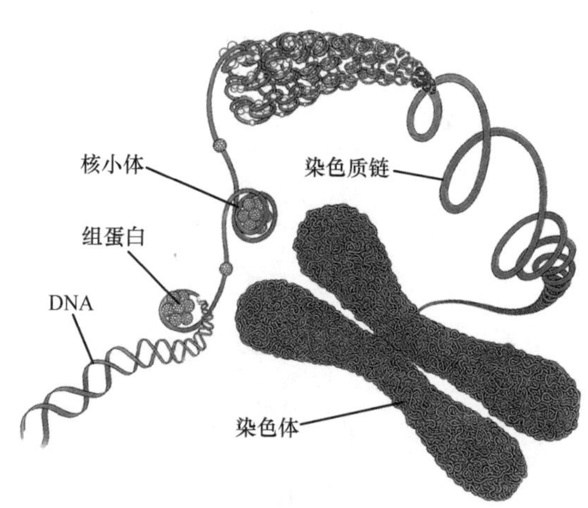


图 2-4　染色体的形成

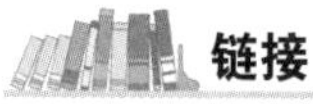
**链接**

**基因之舟——染色体**

染色体是携带遗传物质 DNA 的“基因之舟”，由它携带的一幅幅精细而复杂的“基因密码图”，控制着生物的遗传性状、生长繁衍，如同一幅幅建筑蓝图，规划着建筑物的

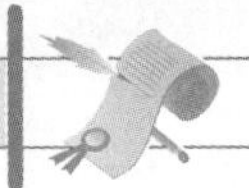

结构、造型和功能。因此，生物学家也形象地将其喻为“生命的蓝图”。德国生物学家霍夫迈斯特和弗莱明分别在花粉母细胞中，隐约看到了核内存在许多丝状物，将其称为“染色质”。1882 年，弗莱明曾在他一部描述细胞分裂过程的著作中，把整个分裂过程称为“有丝分裂”。他确信染色质在细胞分裂中起着至关重要的作用。之后德国科学家瓦尔德尔把浓缩成棒状的染色质称为“染色体”。

**4. 核基质** 又称为核液，是液态胶体状物质，它的化学成分与细胞质基质相似。

细胞核是遗传信息储存和复制的场所，通过遗传信息的转录和翻译指导和控制蛋白质的合成，从而控制着细胞的代谢、生长、分化和繁殖等活动。

**案例分析 2-1**

DNA 是人体内的遗传物质，存在于细胞核的染色质和染色体上，它通过复制传递给后代。老杨儿子的 DNA 是老杨夫妇传给他的，故老杨儿子的 DNA 与老杨夫妇的 DNA 高度吻合，可通过 DNA 比对证明他们的亲子关系。

## 三、性 染 色 质

在人类有一种可作为性别鉴定、有明显特征的染色质，称为性染色质。性染色质存在于间期细胞核中，人类的性染色质有 X 染色质和 Y 染色质。

### （一）X 染色质

在男女的体细胞中，性染色体的组成是不相同的。男性体细胞中含有一条 X 染色体和一条 Y 染色体，女性体细胞中含有两条 X 染色体，但女性 X 染色体基因的产物并不比男性多。因为女性的两条 X 染色体中，只有一条 X 染色体有转录活性，另一条 X 染色体无转录活性，呈固缩状，形成 X 染色质。所谓 X 染色质，是指人类间期细胞经特殊染色后，在核膜边缘出现的大小约 1μm 的浓染小体（图 2-5），也称为 X 小体或巴氏小体。不论细胞内有几条 X 染色体，只有一条 X 染色体是具有转录活性的，其余的 X 染色体均失活形成 X 染色质。通过检查 X 染色质数目可以计算细胞中 X 染色体的数目，其计算方法为：X 染色体数目 =X 染色质数目 +1，由此可检查体细胞中 X 染色体数目是否正常。

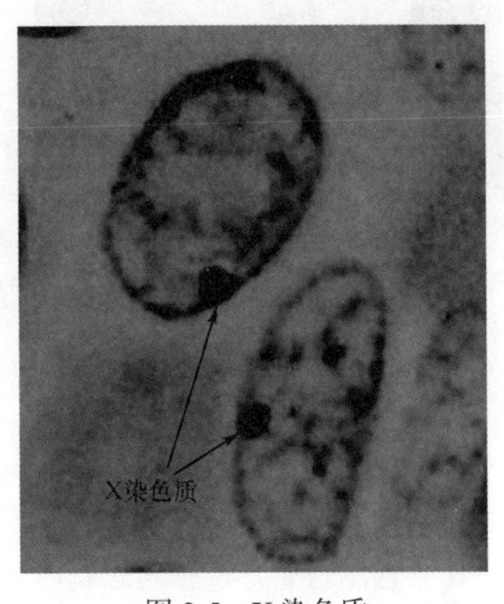


图 2-5 X 染色质

考点：X 染色质、Y 染色质的概念与数目计算。

**链接**

**X 染色质**

美国宾夕法尼亚州立大学医学院的劳拉·卡雷尔教授指出，X 染色体上的基因并不是全都失活，这也许能够用于解释男人与女人之间的一些不同。她也在《自然》杂志上发表了她的发现，X 染色体失活程度在女人之间也有很大不同。卡雷尔教授在一份声明中说：“这些来自失活染色体基因的影响有可能解释男女之间的一些差异。而男女之间的一些差异与性染色体没有关系。”

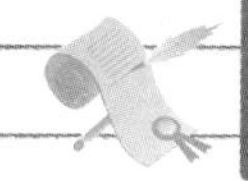


**链接**

**赖昂（Lyon）假说**

1949 年，Barr 等在雌猫的间期神经细胞核中发现紧贴核膜内缘有一深染的小体，称为 Barr 小体，而雄猫中没有。1954 年，Moone 和 Barr 在女性口腔颊膜细胞核中也发现了相似的深染小体，称为 X 染色质，而男性则无。此为 1961 年 Lyon 提出 X 假说，其要点如下。

(1) 女性的两条 X 染色体中，只有一条有转录活性，另一条 X 染色体无转录活性，在间期细胞核中螺旋化而成异固缩状态，结果形成一个大小约为 1μm、紧贴于核膜内缘的浓染小体，称 Barr 小体，即 X 染色质。

(2) 异固缩而失活的 X 染色体可以来自父亲，也可以来自母亲，即失活是随机发生的。

(3) 异固缩最早发生于胚胎发育的早期（人胚第 16 天），此后，分裂所产生的细胞中，将保持同样的失活特点，即如果一个细胞中呈异固缩的 X 染色体是父源的，那么由它分裂而来的所有细胞中，呈异固缩的 X 染色体也都是父源的。

### （二）Y 染色质

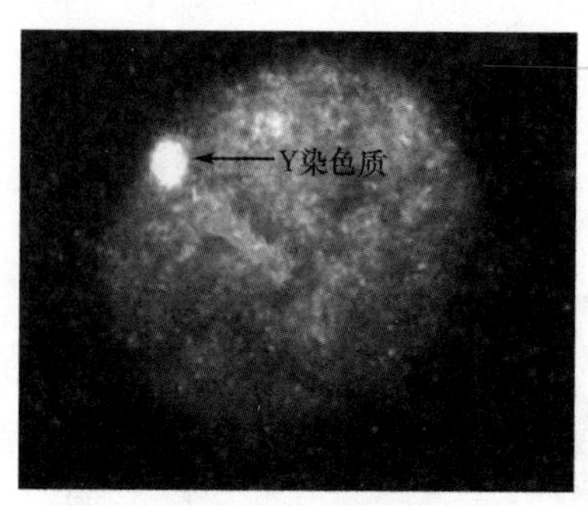


图 2-6　Y 染色质

Y 染色质是指男性间期体细胞经荧光染料染色后，在细胞核内出现的直径约 0.3μm 的强荧光小体，它是 Y 染色体长臂远端的异染色质（图 2-6）。通过检查 Y 染色质数目可以计算细胞中 Y 染色体的数目，其计算方法为：Y 染色体数目 =Y 染色质数目，由此可检查体细胞中 Y 染色体数目是否正常。

进行 X 染色质和 Y 染色质的检查，可用于胎儿性别的早期鉴定，也可用于两性畸形、性染色体数目异常疾病的诊断。

# 第 2 节　人类染色体

**案例 2-2**

染色体检查是遗传病诊断的重要手段，通过胎儿染色体核型分析，能筛查先天愚型等染色体病，从而防止患儿的出生。

**问题：**

1. 什么是染色体核型分析？
2. 为什么通过染色体核型分析，可以筛查先天愚型等染色体病？

**考点：**染色体的主要形态特征。

## 一、染色体的形态特征与分类

### （一）形态特征

在细胞分裂的不同时期，染色体表现为不同的形态。在细胞分裂中期染色体折叠、盘

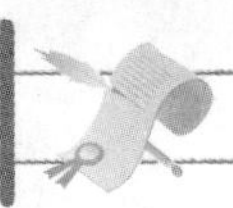

曲达到最高程度，形态结构最典型，所以观察染色体的形态一般是观察细胞分裂中期的染色体。每条中期染色体由两条染色单体（姐妹染色单体）组成，两条染色单体通过着丝粒相连，着丝粒处凹陷缩窄，称为主缢痕。着丝粒将染色体分为两部分，短的部分称为短臂（p），长的部分称为长臂（q）。有些染色体的臂上出现凹陷缩窄区，称为副缢痕。近端着丝粒染色体的短臂末端可见球状结构，称为随体（图 2-7）。

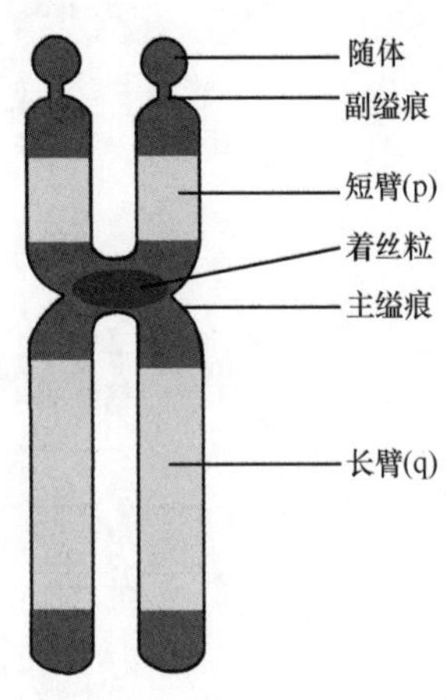


图 2-7　染色体模式图

考点：人类染色体的类型。

**链接**

### 细胞培养技术

核型分析的发展有 3 项细胞培养技术起了重要的促进作用：一是 1952 年美籍华人细胞学家徐道觉发现的低渗处理技术，使中期细胞的染色体分散良好，便于观察；二是秋水仙素的应用便于富集中期细胞分裂象；三是外源凝集素（PHA）刺激血淋巴细胞转化、分裂，使以血培养方法观察动物及人的染色体成为可能。

### （二）分类

根据着丝粒在染色体上位置的不同，人类中期染色体可分为三种类型（图 2-8）：

**1. 中央着丝粒染色体**　着丝粒位于染色体纵轴 1/2 ～ 5/8 处，染色体长臂和短臂长度相近。

**2. 亚中着丝粒染色体**　着丝粒位于染色体纵轴 5/8 ～ 7/8 处，短臂明显短于长臂。

**3. 近端着丝粒染色体**　着丝粒靠近染色体的一端，位于染色体纵轴 7/8 ～末端处，染色体两臂长度差别显著，短臂很短。

考点：人类染色体分组、核型书写。

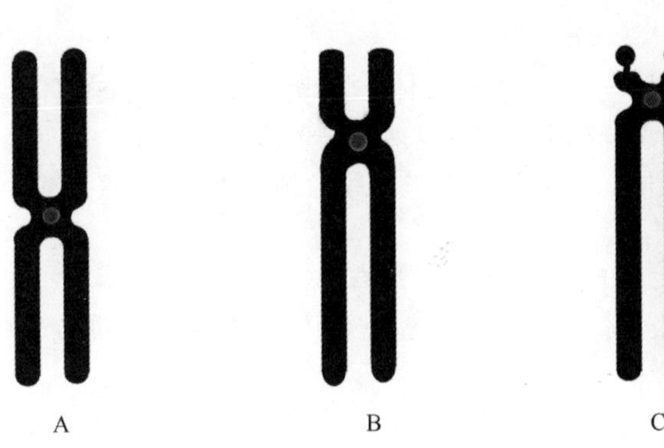


图 2-8　染色体的类型

A. 中央着丝粒染色体；B. 亚中着丝粒染色体；C. 近端着丝粒染色体

## 二、人类染色体核型

### （一）核型的概念

核型是指一个体细胞内的全部染色体按其大小和形态特征分组编号排列后所构成的图形。对这种图形进行染色体数目、形态特征的分析称为核型分析。

### （二）人类染色体分组

1960 年的丹佛会议确定了人类染色体的国际标准命名体制，人类正常体细胞中含有 46 条染色体，分为 23 对，其中 22 对为男女共有，称为常染色体，由大到小依次命名为 1 ～ 22

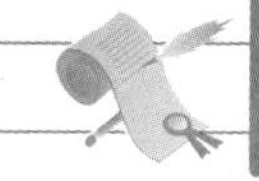



号，另一对则男女不同、与性别有关，女性为两条 X 染色体，男性为一条 X 染色体和一条 Y 染色体。X 染色体和 Y 染色体称为性染色体。根据染色体大小和着丝粒位置，将人类染色体分为 7 组，分别用大写字母 A ～ G 表示，X 染色体和 Y 染色体分别归为 C 组和 G 组（图 2-9）。

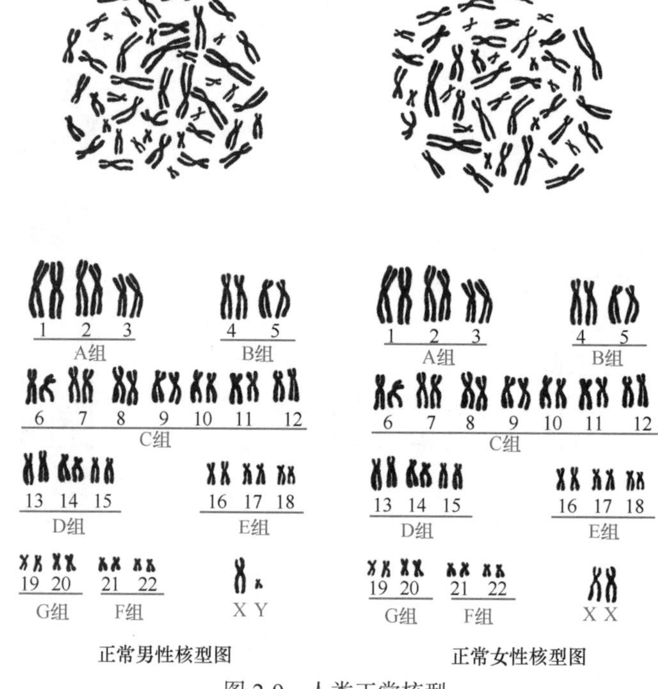


图 2-9　人类正常核型

A 组：包括 1 ～ 3 号染色体，1 号和 3 号为中央着丝粒染色体，2 号为亚中着丝粒染色体。

B 组：包括 4 ～ 5 号染色体，均为亚中着丝粒染色体，这两对染色体不易区分。

C 组：包括 6 ～ 12 号染色体和 X 染色体，均为亚中着丝粒染色体，均无随体，X 染色体大小界于 7 号和 8 号染色体之间。

D 组：包括 13 ～ 15 号染色体，均为近端着丝粒染色体，均有随体。

E 组：包括 16 ～ 18 号染色体，16 号染色体为中央着丝粒染色体，17 和 18 号染色体为亚中着丝粒染色体。

F 组：包括 19 ～ 20 号染色体，均为中央着丝粒染色体。

G 组：包括 21 ～ 22 号染色体和 Y 染色体，均为近端着丝粒染色体，21、22 号染色体有随体，Y 染色体无随体，大于 21 和 22 号染色体，其长臂常常平行靠拢。

### （三）核型描述

按国际标准，正常核型的描述包括两部分：第一部分为染色体总数，第二部分为性染色体组成，两者之间用“，”隔开。如正常男性的核型为 46，XY；正常女性的核型为 46，XX。异常核型的描述除包括以上两部分外，还包括畸变情况，也是用“，”与前面部分隔开。

## 三、显带染色体带型

### （一）染色体显带技术

常规染色方法除着丝粒和副缢痕外，整条染色体着色均匀，不能将每一条染色体的微细特征完全显示出来，因此很难确认每号染色体。20 世纪 60 年代末染色体研究技术有了新的突破，出现了染色体显带技术。采用特殊的染色方法，使染色体沿其长轴显示出明暗或

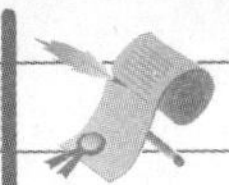

深浅相间的横纹，称为染色体带。各号染色体带的形态不同，称为带型。由于各对染色体都有其特定的带型，因而显带染色体核型分析可准确地识别每一条染色体，这大大地提高了核型分析的精确度（图 2-10）。不同的染色方法所显的染色体带各不相同，主要有以下几种。

考点：常规带型和显带染色体的命名。

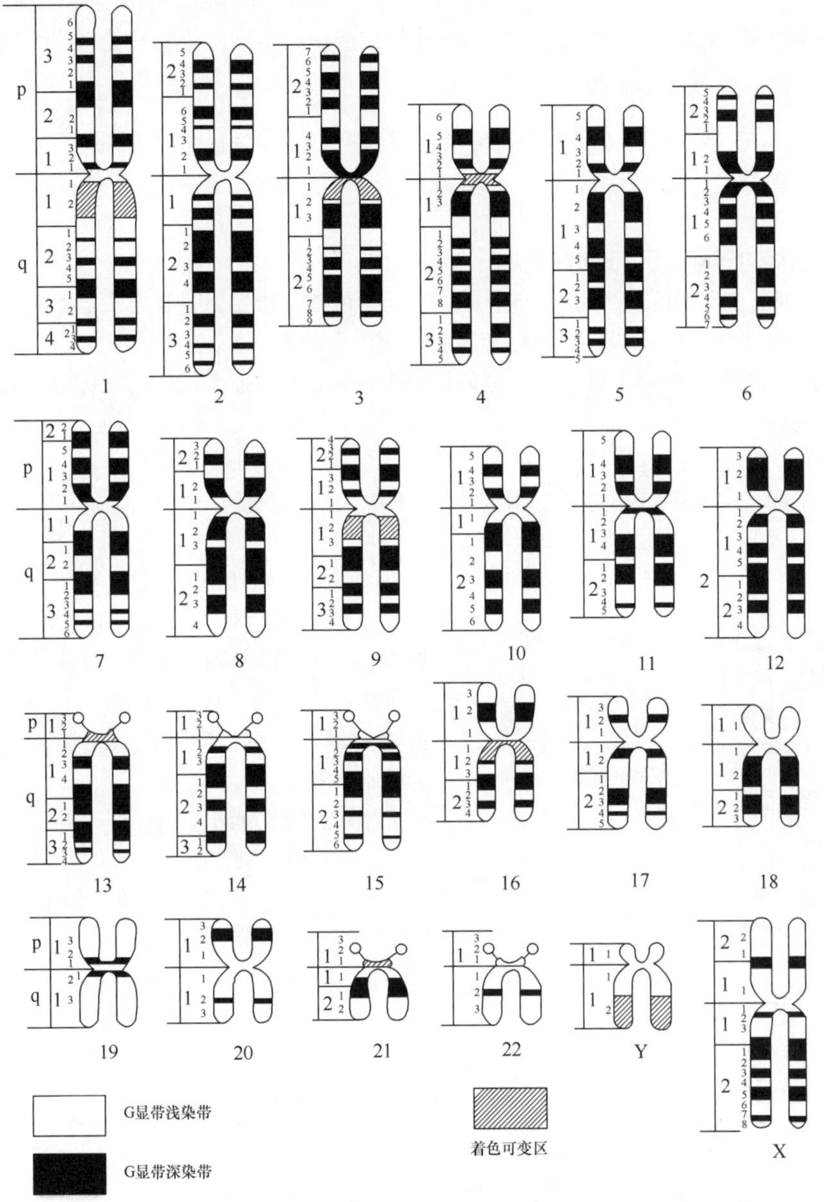

图 2-10　正常人体染色体带型模式图

**1. Q 带**　用荧光染料芥子喹吖因（QM）或盐酸喹吖因（QH）对染色体标本进行染色，在荧光显微镜下观察可见每条染色体出现宽窄和亮度不同的横纹，即荧光带或 Q 带。

**2. G 带**　用胰酶、热碱、尿素、去垢剂等预处理染色体标本后，再用 Giemsa 染色，可以显示出与 Q 带相似的带纹，称为 G 带。G 带克服了 Q 带的缺点，操作方法简便，带纹清晰，标本可长期保存，可在光学显微镜下观察，因而得到了广泛的应用，是目前进行染色体分析的常规带型。

**3. R 带**　用热磷酸缓冲液处理染色体标本，再用 Giemsa 染色，可得到与 G 带的深浅带正好相反的染色体带纹，称为 R 带。

**4. C带** 经$Ba(OH)_2$和NaOH预处理染色体标本后，再用Giemsa染色，可专门显示着丝粒区、Y染色体和副缢痕区，称为C带。

**5. T带** 加热处理染色体标本后，再用Giemsa染色，可使染色体端粒部位特异性深染，称为T带。

**6. N带** 用$AgNO_3$处理染色体标本可使核仁组织区出现深染，称为N带或NOR带。

### （二）显带染色体的命名

1971年在巴黎召开的人类细胞遗传学会议上提出了区分每个显带染色体区、带的标准系统。1978年的国际会议，制定了《人类细胞遗传学命名的国际体制（ISCN）》，提出了统一的符号和术语。

**1. 染色体的界标、区和带的定义**

(1) 界标：是识别染色体的重要指标。它是染色体上恒定、有显著形态学特征的部位，主要包括染色体两臂的末端、着丝粒和某些明显恒定的带。

(2) 区：两相邻界标之间为区，每条显带染色体根据ISCN规定的界标分为若干个区，每个区又包括若干带。

(3) 带：每条染色体都是由一系列连贯的带组成，没有非带区。

(4) 亚带与次亚带：高分辨显带技术的应用，使一个带可分为几个亚带，一个亚带又可分为几个次亚带。

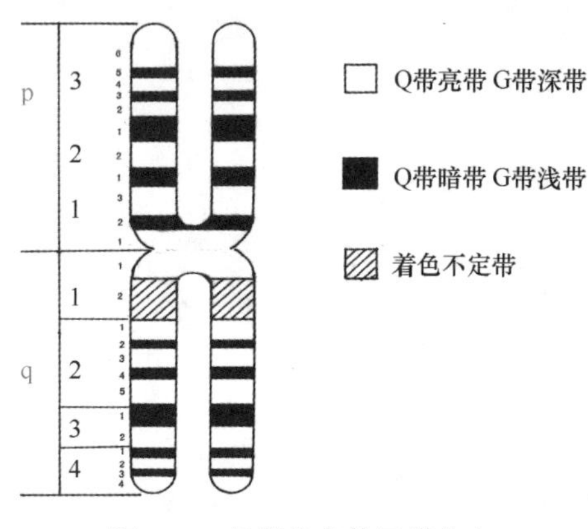

图2-11 显带染色体区带命名

每条染色体的区和带用数字命名，均从着丝粒开始，沿着染色体臂向远端依次编号。靠近着丝粒的两个区分别标记为长、短臂的1区，再由近及远依次定义为2区、3区等。每一区内离着丝粒最近的带为1带，向外依次编号，作为界标的带为远端区第1带。

**2. 带的描述方法** 描述一个特定的带包括4个部分：①染色体序号；②臂的符号；③区号；④带号。各部分之间无分隔符。如1p13表示1号染色体短臂1区3带。

在描述亚带时，在原来带号数后加上小圆点，接着写上亚带的号数，如1p22.2表示1号染色体短臂2区2带2亚带。在描述次亚带时，则在原亚带编号后面直接再加次亚带的号数，如1p31.31表示1号染色体短臂3区1带3亚带1次亚带（图2-11）。

**案例分析 2-2**

核型分析是指对一个体细胞内全部染色体的数目、形态特征进行分析。通过核型分析，知道正常男性的核型为46，XY，正常女性的核型为46，XX，如果胎儿染色体核型分析结果为47，XX(XY)，+21等异常核型，则说明胎儿为染色体病患儿，应防止出生。通过染色体核型分析，可以筛查唐氏综合征等染色体病。

## 第3节 细胞周期

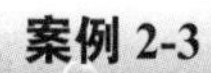
**案例 2-3**

小君刚刚进入卫校，成为了一名护理专业的学生。她的舅舅是一名医生，为了学习更

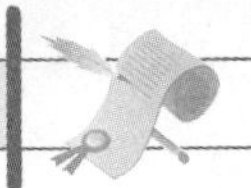

多的医学知识，她经常从舅舅那里借一些药物书来看，结果发现书中介绍的抗肿瘤药物中，“有的药物作用于细胞增殖周期S期，有的药物会抑制细胞有丝分裂，使细胞终止于M期”。她很好奇这些字母，找到舅舅给予解释。

**考点**：细胞周期概念。

**问题**：你知道细胞增殖周期的S期、M期是什么意思吗？

## 一、细胞周期概念与分期

**1. 概念**　细胞增殖周期简称为细胞周期（cell cycle），是指细胞从结束一次分裂开始到下一次分裂结束的过程。在这个过程中细胞需要积累必要的物质以完成染色体的复制及细胞的分裂，细胞通过自身严格的监视和调控机制来保证这一过程的有序进行。

**2. 细胞周期分期**　真核细胞的细胞周期包括两个主要时期：间期和分裂期（简称M期）。间期细胞虽然在形态上无变化，但是细胞内部却发生着以DNA合成为主的物质变化。间期可分为DNA合成前期（$G_1$期）、DNA合成期（S期）、DNA合成后期（$G_2$期）。分裂期则根据染色体形态变化的特点，可分为前期、中期、后期和末期四个时期。在细胞周期中，细胞的遗传物质进行复制并均等地分配给两个子细胞（图2-12）。

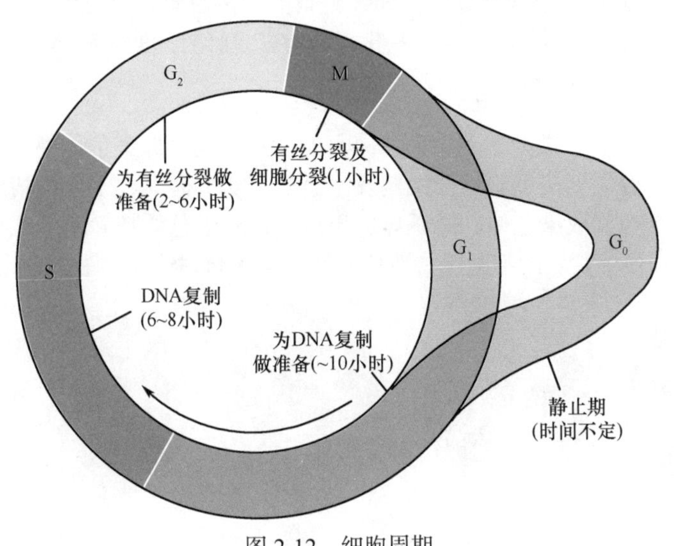


图2-12　细胞周期

有丝分裂（mitosis）是生命的基本特征，是人类体细胞的繁殖方式。在机体创伤愈合、组织再生、病理组织修复过程中，都要依赖有丝分裂。

## 二、细胞周期各时期的特点

### （一）间期

细胞从前一次分裂结束到下一次分裂开始为止的这段时间称为间期。间期是细胞周期中极为关键的一个时期，细胞内遗传物质开始复制，DNA含量倍增，同时各种细胞器及生物大分子也倍增，为细胞分裂期进行充分的物质和能量准备。

**1. $G_1$期**　是指细胞分裂完成到DNA合成开始前的阶段，这是DNA合成前的准备时期，也是细胞生长的主要阶段。这一时期的主要特点是细胞内物质代谢活跃，三种RNA、一些蛋白质和酶的合成迅速进行，为S期DNA复制做准备，细胞体积迅速增大。

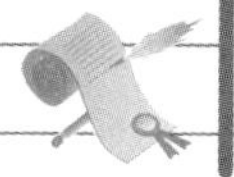


各类细胞的 $G_1$ 期时间差异很大，可以停留几天、几年甚至几十年（如神经细胞、骨骼肌细胞），有的也可以只停留几分钟。进入 $G_1$ 期的细胞，可有三种不同的增殖状态。

(1) 增殖细胞（又称周期性细胞）：这类细胞始终保持旺盛的增殖活性，如骨髓造血干细胞、皮肤基底层细胞、胃肠道黏膜细胞等。

(2) 无增殖力细胞（又称不育细胞）：这类细胞的结构和功能发生高度分化，已经丧失增殖能力，终生处于 $G_1$ 期，直到衰老死亡，如神经细胞、肌肉细胞、多形核细胞、表皮角质细胞等。

(3) 暂不增殖细胞（又称非增殖细胞或 $G_0$ 期细胞）：这类细胞处于增殖静止状态，但并未丧失增殖能力，在一定条件的诱导下，如受到损伤时可重新进入细胞增殖周期，如肝、肾的实质细胞等。

**2. S 期** 是指从 DNA 复制开始到 DNA 复制完成的这段时间，是细胞周期中最关键的阶段。此期 DNA 进行复制，其含量增加 1 倍，组蛋白、非组蛋白也不断合成。S 期结束时，每一条染色体复制成两条染色单体。S 期细胞对药物反应非常敏感，如一些抗肿瘤药物可以作用于肿瘤细胞的 S 期，干扰或阻断肿瘤细胞 DNA 复制，从而达到治疗目的。

**考点：**细胞有丝分裂各期特征。

**3. $G_2$ 期** 是指从 DNA 合成结束到分裂期开始前的阶段。此期 DNA 合成终止，主要合成一些 RNA、蛋白质，形成微管蛋白和细胞膜上的蛋白质，为细胞进入分裂期准备物质条件。此期对药物反应敏感，临床上某些化疗药物就是针对此期的肿瘤细胞。

## （二）分裂期

分裂期是指从细胞分裂开始到结束，将复制的遗传物质即染色体平均分配到两个子细胞所经历的过程。分裂期是细胞形态结构发生急速变化的时期，主要包括一系列细胞核的变化、染色质浓缩螺旋成染色体、纺锤体的出现，以及染色体精确均等地分配到两个子细胞中的过程，从而使分裂后的细胞保持遗传上的稳定性和一致性（图 2-13）。

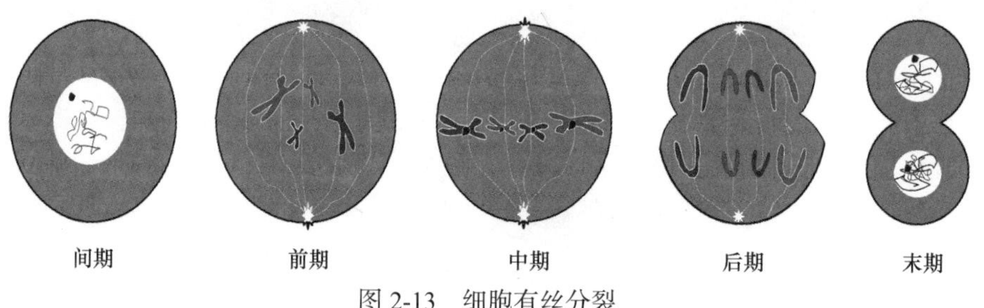


图 2-13　细胞有丝分裂

根据主要变化特征，人为地将分裂期划分为前期、中期、后期、末期四个时期（下面以动物细胞有丝分裂为例叙述）。

**1. 前期** 前期开始，细胞核内的染色质通过凝集、螺旋化和折叠，逐渐变短变粗，形成有一定数目和一定形态结构的染色体，每条染色体由两条染色单体组成，散乱分布；细胞质中复制成两对的中心粒互相分开，各向细胞两极移动，中心粒向周围放出星状细丝形成星体；两个星体分别移向细胞的两极，中间以纺锤丝相连组成纺锤体；核膜及核仁逐渐解体消失。

**2. 中期** 此时染色体达到最大程度的凝集，每条染色体都由两条染色单体通过着丝粒相连组成，在纺锤丝的牵引下，使每条染色体的着丝粒排列在细胞的赤道板上。中期染色体的形态结构最稳定、数目最清晰，便于观察。

**3. 后期** 在后期开始时，每条染色体的着丝粒纵裂为二，两条姐妹染色单体互相分开，

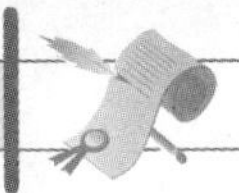

在纺锤丝的牵引下分别向细胞两极移动，形成数目和形态完全相同的两组染色体，集中在细胞的两极。

**4. 末期**　进入末期，集中在细胞两极的染色体逐渐解螺旋恢复为染色质，纺锤体消失，核膜和核仁重新出现，形成新的两个子核，细胞膜在赤道部位向胞质内陷，形成两个子细胞，完成有丝分裂，子细胞即进入下一周期的间期。

新产生的子细胞中，染色体数目与亲代相同，保持了遗传的稳定性和一致性。

**案例分析 2-3**

肿瘤的细胞周期与正常细胞一样，也分为 $G_0$ 期、$G_1$ 期、S 期、$G_2$ 期、M 期。所以，小君在药物书中看到的“S 期”就是肿瘤细胞的 DNA 合成期，而“M 期”则是肿瘤细胞的分裂期。在细胞恶性转化的初期，大部分细胞处于复制期，生长速度很快。随着肿瘤的持续生长，不断有细胞进入 $G_0$ 期，成为静止期细胞。当化疗和放疗后，大量处于增殖周期的细胞被杀灭，$G_0$ 期细胞进入增殖期，可导致肿瘤复发。

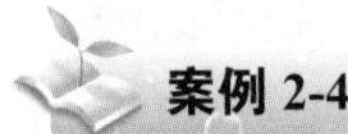

**链接**

**抗肿瘤药物和细胞周期的关系**

肿瘤细胞主要由增殖细胞群和非增殖细胞群组成。在 S 期，肿瘤细胞对干扰核酸合成的药物较敏感，如甲氨蝶呤、巯嘌呤、氟尿嘧啶、羟基脲、阿糖胞苷等；在 M 期，对长春新碱、秋水仙碱等敏感。这些作用于增殖周期某一时期的药物称为周期特异性药物，临床上以缓慢静脉滴注、肌内注射或口服为宜。可直接影响和破坏 DNA 的功能，对整个细胞周期的细胞均有杀伤作用的药物称为周期非特异性药物，如环磷酰胺、顺铂、丝裂霉素 C 等。

## 第 4 节　减数分裂与配子发生

**案例 2-4**

小李今年 32 岁，是一名公司职员，与丈夫小武结婚 3 年了。前不久，小李发现自己怀孕了，这可让夫妻俩喜出望外。小李非常喜欢女孩，希望自己能生个女孩儿，而小武则认为，不管生男生女，孩子健康聪明才是最关键的。

问题：一个新的生命是如何产生的？

### 一、减数分裂

#### （一）减数分裂的概念

生物在有性繁殖过程中，经过配子发生过程形成成熟的精子和卵子，这一过程包括增殖、生长、成熟等时期，期间虽有一些差别，但都经过了一个相同的阶段——减数分裂。

考点：减数分裂的概念。

减数分裂（meiosis）是有性生殖生物在生殖细胞成熟过程中发生的一种特殊分裂方式。在这一过程中，DNA 复制一次，细胞连续分裂两次，结果形成 4 个子细胞，子细胞的染色体数目只有母细胞的一半，故称为减数分裂。两次连续进行的分裂称为减数第一次分裂（meiotic Ⅰ）和减数第二次分裂（meiotic Ⅱ），两次分裂都可划分为前、中、后、末四个时期。

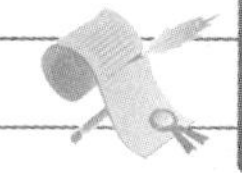



## （二）减数分裂各时期的特点

**1. 前减数分裂间期**　此期完成 DNA 合成，进行染色体复制，这是原始生殖细胞（如精原细胞或卵原细胞）进入减数分裂之前的物质准备阶段。

**2. 第一次减数分裂**（减数分裂Ⅰ）　可分为前期Ⅰ、中期Ⅰ、后期Ⅰ和末期Ⅰ。减数分裂的特殊过程主要发生在减数第一次分裂，特别是前期Ⅰ（图 2-14）。

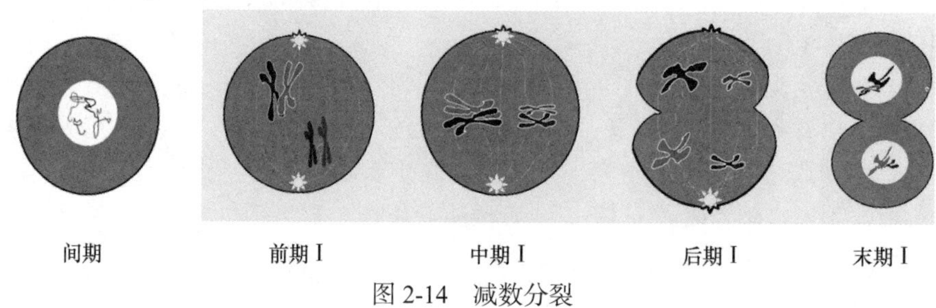


图 2-14　减数分裂

**考点**：减数分裂各时期的特点。

⑴ 前期Ⅰ：根据染色体的形态结构变化特点，可分为五个不同的时期。

1）细线期：细胞核内染色质凝集形成细长丝状的染色体，每条染色体已形成两条细线状的染色单体，但在光镜下不易分辨。

2）偶线期：此期是同源染色体配对的时期。同源染色体是指在减数分裂过程中，一条来自父体，一条来自母体，形态、大小、结构相同的一对染色体。此时，一条染色体上有两条染色单体，称为二分体。配对的两条同源染色体中，由于是由四条染色单体所组成，故称为四分体。细胞内同源染色体相互靠近配对的过程称为联会。在联会过程中，相互配对的每对同源染色体称为二价体，细胞中有 $n$ 对染色体，就有 $n$ 个二价体，人的 23 对染色体形成 23 个二价体。

3）粗线期：开始于同源染色体联会之后。染色体进一步螺旋化，变粗缩短、形态明显。一条染色体的两条染色单体之间互称为姐妹染色单体，同源染色体的染色单体之间互称为非姐妹染色单体。此时，非姐妹染色单体之间出现交叉现象，这表明同源非姐妹染色单体之间的局部片段发生了交换，这是基因的互换和重组的物质基础。

4）双线期：染色体进一步缩短变粗，联会复合体解体，同源染色体相互排斥，交叉点沿着染色体两臂向末端移动，这种现象称为交叉端化。交叉的数目和位置在每个二价体上并非是固定的，而随着时间推移向端部移动，这种移动现象称为端化，端化过程一直进行到中期。人和许多动物的双线期经历时间比较长。如人的卵母细胞在五个月胎儿中已达双线期，至 12 ～ 50 岁的排卵年龄期间，卵子的生成一直停留在双线期。

5）终变期：染色体变得更短更粗，螺旋化达到最大程度，交叉端化继续进行，但交叉数量逐渐减少，核膜、核仁消失，纺锤体逐渐形成。

⑵ 中期Ⅰ：此期核膜、核仁解体消失，纺锤体形成，各四分体移向细胞中央，排列在赤道板上。每条染色体以着丝粒与一条纺锤丝相连。

⑶ 后期Ⅰ：在纺锤丝的牵引下，同源染色体彼此分离，非同源染色体随机自由组合，形成两组染色体，分别向细胞的两极移动，集中在细胞两极。二价体中的两条同源染色体分开，分别向两极移动。由于相互分离的是同源染色体，所以染色体数目减半。同源染色体随机分向两极，使母本和父本染色体重新组合，产生基因组的变异。在人类，非同源染色体的随机组合，可形成 $2^{23}$ 种组合方式。

⑷ 末期Ⅰ：染色体到达细胞两极后，解螺旋为细丝状的染色质，核膜与核仁重新出现，

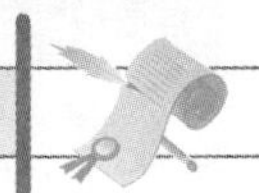

胞质分裂后，形成两个子细胞，每个子细胞中的染色体数目减少一半，每条染色体着丝粒上连接有两条染色单体。

**3. 减数分裂间期**　在减数分裂Ⅰ和减数分裂Ⅱ之间的间期很短，可出现短暂停顿。此期染色体不再复制，这时每条染色体由两条染色单体构成。有些生物甚至没有这个间期，而由末期Ⅰ直接进入减数分裂Ⅱ。

**4. 第二次减数分裂**（减数分裂Ⅱ）　其过程与有丝分裂基本相同，主要是间期Ⅰ复制的姐妹染色单体彼此分离。它包括前期Ⅱ、中期Ⅱ、后期Ⅱ、末期Ⅱ四个时期（图 2-15）。

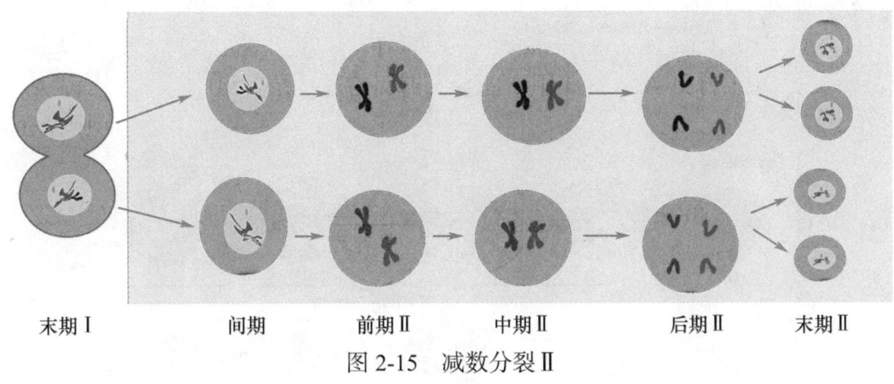


图 2-15　减数分裂Ⅱ

(1) 前期Ⅱ：染色质凝集形成染色体，核膜、核仁开始消失。每个细胞中有 $n$ 条染色体，每条染色体为二分体。

(2) 中期Ⅱ：各二分体排列在赤道面上，纺锤体形成，每个二分体的着丝粒与纺锤丝相连。

(3) 后期Ⅱ：着丝粒纵裂为二，姐妹染色单体分开，并移向两极，每一极各含有 $n$ 个单分体，即 $n$ 条染色体。

(4) 末期Ⅱ：各染色体移至两极后解旋伸展，核膜重新组装，核仁重现。纺锤体消失，细胞质分裂。

经过上述两次连续分裂，细胞最后形成 4 个子细胞，每个子细胞的染色体数目只有母细胞的一半，即形成了单倍体的生殖细胞。

## （三）减数分裂的意义

(1) 减数分裂既保证了人类染色体数目在遗传上的恒定，也保证了物种及遗传性状的相对稳定。人类染色体数目为 46 条，经减数分裂形成的精子或卵子的染色体数目减少一半，精子与卵子受精形成的受精卵，其染色体数目又恢复为原来的 46 条，从而保证了亲代与子代之间染色体数目的恒定。

(2) 减数分裂是人类遗传复杂性的细胞学基础，也是形成生物个体多样性的基础。在减数分裂过程中，由于同源染色体彼此分离，非同源染色体自由组合，从理论上推算，人类的 23 对染色体经减数分裂可形成 $2^{23}$=8 388 608 种不同染色体组成的配子。另外，再加上同源非姐妹染色单体之间发生片段局部交叉互换，更增加了配子中染色体组合的多样性。这也是有性生殖过程中表现的复杂遗传变异现象的基础。

(3) 减数分裂是遗传学三大基本定律的细胞学基础。减数分裂是配子形成的关键，同源染色体彼此分离，是分离定律的细胞学基础；非同源染色体随机自由组合进入同一生殖细胞中，是自由组合定律的细胞学基础；由于联会，同源染色体的非姐妹染色单体发生局部交换，是连锁及互换定律的细胞学基础。

## 二、配子的发生过程

配子发生是指有性生殖过程中精子和卵子的形成过程。精子和卵子是高度特化的生殖细胞，它们一方面是父体和母体的产物，另一方面又是子体的来源，成为连接上下两代的桥梁和传递遗传信息的唯一媒介。精子和卵子的发生虽然存在一些差异，但都有一个共同的特点，即在成熟期中进行减数分裂。精子和卵子通过受精作用结合，形成受精卵，每个人的生命都是从受精卵开始的。

### （一）精子发生

产生精子的器官是睾丸，精子是在睾丸的精曲小管中发生的。精子发生经过增殖、生长、成熟、变形四个基本时期，在成熟期进行减数分裂（图 2-16）。

**考点**：精子和卵子的发生过程。

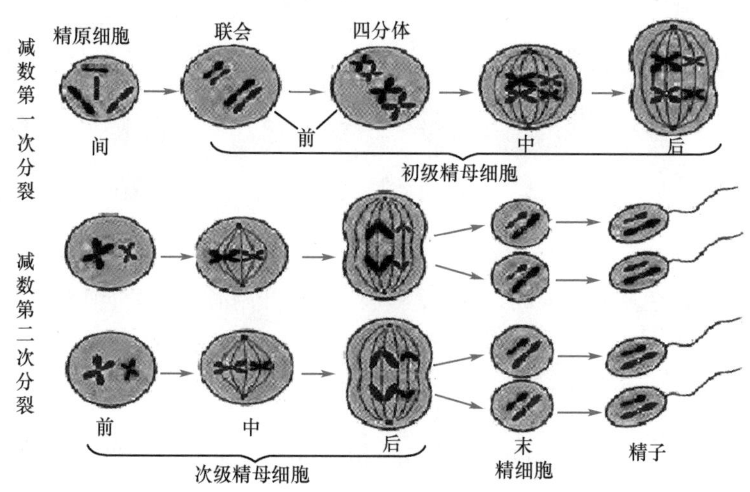


图 2-16　精子形成过程示意图

**1. 增殖期**　睾丸的精曲小管上皮中的精原细胞经过多次有丝分裂不断增殖，细胞核中具有 46 条（23 对）染色体，为二倍体（$2n$）。

**2. 生长期**　精原细胞经过多次增殖后，一部分精原细胞继续增殖，另一部分精原细胞则进入生长期，细胞体积逐渐增大而成为初级精母细胞，此时细胞核中的染色体数仍为 46 条（$2n$）。

**3. 成熟期**（减数分裂时期）　初级精母细胞进行减数分裂。经过减数第一次分裂后，产生 2 个染色体数目减少一半（$n$=23 条）的次级精母细胞；每个次级精母细胞很快进行减数第二次分裂，各形成 2 个精细胞（$n$=23 条），结果，一个初级精母细胞经过两次连续的分裂，共形成 4 个精细胞。2 个精细胞核型为 23，X；2 个精细胞核型为 23，Y。

**4. 变形期**　精细胞逐渐变形，经过顶体形成、核染色质凝集和尾部形成等一系列变化，由圆形的精细胞转变为蝌蚪状的精子。

男性的精子发生一个周期约需 2 个月。一个人一生中产生的精子总数约为 $10^{12}$ 个，一次射精射出的精液中含 2 亿以上个精子。

### （二）卵子发生

卵子的发生开始于胚胎发育早期的卵巢中，其基本过程与精子发生相似，但是无变形期（图 2-17）。

**1. 增殖期**　在卵巢表面上皮中有许多原始的生殖细胞（即卵原细胞），它们经过有丝分裂大量增殖，细胞核中具有 46 条染色体，为二倍体（$2n$）。

**2. 生长期**　此期经历的时间较长，在胚胎发育的第 3 个月左右，卵原细胞开始进入生长期，经过生长，体积显著增大，最终发育成初级卵母细胞。此时，细胞核中的染色体数仍为 46 条（$2n$）。

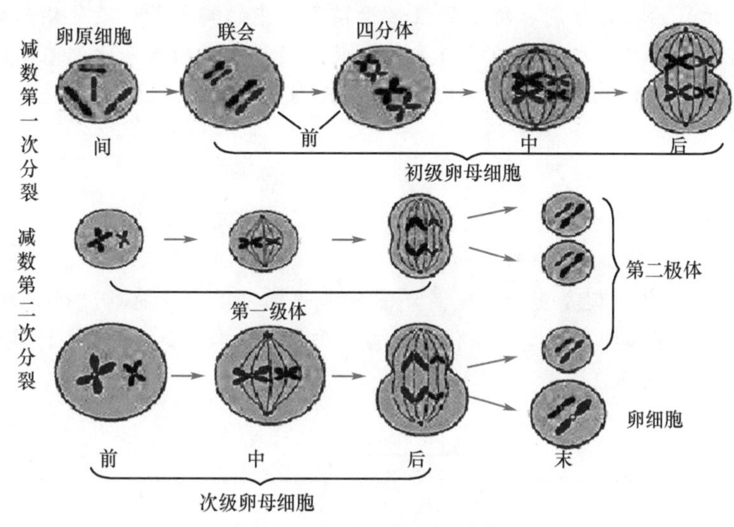


图 2-17　卵子形成过程示意图

**3. 成熟期**　初级卵母细胞形成后便进入成熟期，开始减数分裂。经过第一次减数分裂后，形成一个次级卵母细胞和一个体积较小的第一极体细胞，此时染色体数目减半，每个细胞核中只有 23 条染色体（$n$），为单倍体细胞。经过第二次减数分裂，次级卵母细胞分裂成一个体积较大的卵子和体积较小的第二极体。而第一极体则形成两个第二极体。卵细胞和极体中均含有 23 条染色体（$n$）。极体属于无功能细胞，不能继续发育而逐渐退化消失，卵细胞则成为卵子。

## 三、精子与卵子发生的区别

睾丸精曲小管上皮中的精原细胞，在青春期前，精原细胞进行有丝分裂，其数量不断增加，进入青春期后，受雄激素的诱导作用，精原细胞经生长发育成为初级精母细胞，初级精母细胞经过减数分裂产生精细胞，精细胞再经过一系列变化形成蝌蚪状的精子，其染色体数目减半（$n$=23 条）。成熟男性直到老年，精子仍继续发生。

人卵的发生不是一个连续的过程，比精子的发生过程复杂，经历时间也较长。卵原细胞的增殖在胚胎发育的早期就开始进行，卵原细胞总数为 400 万～ 500 万个，大约在胚胎发育第 6 个月，卵原细胞就生长成为初级卵母细胞。女婴出生后，绝大部分的初级卵母细胞逐渐退化消失，只有大约 400 个初级卵母细胞得到继续发育，且始终停留在减数分裂前期 Ⅰ 的双线期，停滞阶段可持续 10 余年至 50 年之久。女性性成熟后，在性激素的刺激下，一般每月有一个初级卵母细胞继续发育成次级卵母细胞，完成第一次减数分裂，形成一个成熟卵泡。在输卵管内，次级卵母细胞进行第二次减数分裂，并停留在中期 Ⅱ，此时如果与精子相遇，发生受精作用，即可完成减数分裂 Ⅱ，形成一个成熟的卵细胞并释放第二极体；如果未受精，次级卵母细胞则不再继续分裂而崩解消失，导致月经的发生。

**链接**

### 生男生女的奥秘

人类性别是由受精时精子和卵子中的性染色体决定的。精原细胞经减数分裂后可以产生含有X或Y染色体的精子，而卵原细胞经减数分裂后只能形成一种含有X染色体的卵子。受精时，携带X染色体的精子与卵子结合，形成性染色体组成为XX的受精卵，将发育成为女性；携带Y染色体的精子与卵子结合，则形成性染色体组成为XY的受精卵，将发育成为男性。因此，胎儿的性别取决于男性精子染色体中的哪一种性染色体与卵子结合。在自然状态下，不同的精子与卵子的结合是随机的，因此人类的男女比例基本保持平衡。社会上所谓的控制生男生女的“秘方”，其实是毫无科学根据的。

**案例分析 2-4**

男性睾丸的精曲小管产生精子，精子发生经历了增殖、生长、成熟和变形四个基本时期，并在成熟期进行减数分裂；而女性卵子发生开始于胚胎发育早期的卵巢中，基本过程与精子发生相似，但是无变形期。精子和卵子都可以在成熟期进行减数分裂，使染色体数目减半。精子和卵子通过受精作用结合而形成受精卵之后，染色体数目又恢复正常，一个新的生命就开始孕育了。

**护考链接**

吴女士，29岁，因“阴道持续不规则流血”就诊，经诊断为绒毛膜上皮癌。在医生的建议下，她开始接受化疗。

1. 在化疗期间，为了监测药物可能造成的骨髓抑制，应进行下列哪项检查（　　）

A. 血常规检查　　B. 尿常规检查　　C. 肝功能检查
D. 肾功能检查　　E. 磁共振检查

**点评**：为监测药物可能造成的骨髓抑制反应，应定期对吴女士进行血常规检查，当出现白细胞减少及血小板下降时，应及时处置，故选A。

2. 抗肿瘤药物造成骨髓抑制，是因为骨髓中的造血干细胞属于（　　）

A. 不育细胞　　B. 增殖细胞　　C. 暂不增殖细胞
D. 分裂期细胞　　E. 减数分裂细胞

**点评**：骨髓中的造血干细胞属于增殖细胞，可连续分裂进行增殖，易受抗肿瘤药物的影响，出现骨髓抑制，故选B。

**小结**

细胞是生物结构和功能的基本单位，分为原核细胞和真核细胞。真核细胞的基本结构包括细胞膜、细胞质和细胞核。细胞核是遗传信息储存和复制的场所，染色质和染色体是遗传物质的载体。观察染色体形态结构最典型的时期在中期。对核型进行染色体数目、形态特征的分析称为核型分析。间期细胞经过特殊染色，可观察性染色质，通过性染色质的观察，可计算性染色体数目和判断性别。细胞分裂包括有丝分裂和减数分裂。减数分裂是生殖细胞在成熟过程中发生的一种特殊分裂方式，DNA复制一次，细胞连续分裂两次，结果形成的4个子细胞的染色体数目只有母细胞的一半。它既保证人类染色体数目在遗传上的恒定，也保证物种及遗传性状的相对稳定，同时构成了遗传学三大基本定律的细胞学基础。

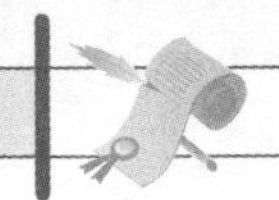

# 自 测 题

## 一、名词解释

1. 染色质　2. 染色体　3. 细胞周期　4. 核型

## 二、填空题

1. 细胞内的动力工厂是______。
2. 染色体根据着丝粒位置不同分为______、______、______。
3. 分泌物的合成、加工、包装车间是______。
4. 细胞内的消化器官是______。
5. 蛋白质的合成场所是______。
6. 真核细胞的基本结构包括______、______、______。
7. 精子的形成经过了______、______、______和______四个时期。
8. 减数分裂过程中前期 I 可分为______、______、______、______和______期。其中二价体出现在______期，交叉互换出现在______期。

## 三、选择题

**$A_1$ 型题**

1. 原核细胞与真核细胞的本质区别是（　　）
   A. 细胞核　B. 细胞膜　C. 细胞质　D. 细胞器　E. 内质网
2. 直接影响蛋白质合成的药物具体影响的细胞器是（　　）
   A. 中心体　B. 高尔基体　C. 核糖体　D. 溶酶体　E. 线粒体
3. 与形成矽肺密切相关的细胞器是（　　）
   A. 内质网　B. 中心体　C. 核糖体　D. 溶酶体　E. 高尔基体
4. 组成染色质和染色体的主要物质是（　　）
   A. DNA 和 RNA　B. 蛋白质和 DNA　C. 蛋白质和 RNA　D. DNA 和脂类　E. DNA 和糖类
5. 染色质的基本组成单位为（　　）
   A. 核酸　B. 核苷酸　C. 染色体　D. 核小体　E. DNA
6. 染色质和染色体的关系是（　　）
   A. 两种物质不同时期的两种表现
   B. 两种物质同一时期的两种表现
   C. 同种物质不同时期的两种表现
   D. 同种物质同一时期的两种表现
   E. 两种物质同一时期的一种表现
7. 人类一个正常体细胞的染色体数为（　　）
   A. 45 条　B. 46 条　C. 47 条　D. 48 条　E. 49 条
8. 细胞增殖周期观察染色体最清晰的时期是（　　）
   A. 前期　B. 中期　C. 后期　D. 末期　E. 晚期
9. 国际上以“人类染色体命名的国际体制”为标准，将人类染色体分为（　　）
   A. 5 组　B. 6 组　C. 7 组　D. 8 组　E. 9 组
10. X 染色体依据形态大小分在（　　）
    A. A 组　B. C 组　C. E 组　D. G 组　E. F 组
11. 1p13 表示（　　）
    A. 1 号染色体长臂 1 区 3 带
    B. 1 号染色体短臂 1 区 3 带
    C. 1 号染色体长臂 13 带
    D. 1 号染色体短臂 13 带
    E. 1 号染色体长臂 13 亚带
12. 正常女性核型表示为（　　）
    A. 46，XX　B. 46，XY　C. 23，X　D. 23，Y　E. 23，XX
13. X 染色体数为 1，Y 染色质数为 1，核型为（　　）
    A. 47，XY　B. 46，XX　C. 47，XXY　D. 46，XY　E. 48，XXXY

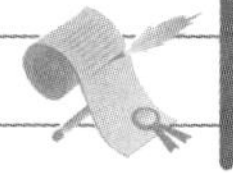



14. 对X染色质的叙述正确的是（　　）
    A. 间期细胞经特殊染色才能观察
    B. 只有女性细胞才有
    C. 只有男性细胞才有
    D. 分裂期经特殊染色才能观察
    E. 部分男性和部分女性细胞才有
15. 下列对人类染色体的描述正确的是（　　）
    A. 13、14、15号染色体为亚中着丝粒染色体
    B. 16号染色体为中央着丝粒染色体
    C. Y染色体为亚中着丝粒染色体
    D. Y染色体不具有随体
    E. 1、2、3号染色体为亚中着丝粒染色体
16. 对Y染色体叙述正确的是（　　）
    A. 男性细胞或部分精细胞才有
    B. 只有男性细胞才有
    C. 部分女性细胞才有
    D. 男女细胞都有
    E. 只有女性细胞才有
17. 在减数分裂过程中，染色体的复制发生在（　　）
    A. 前减数分裂间期　B. 联会时
    C. 形成四分体时　D. 减数分裂间期
    E. 减数第二次分裂后期
18. 同源染色体分离，非同源染色体随机组合发生在（　　）
    A. 前期Ⅰ　B. 中期Ⅰ
    C. 后期Ⅰ　D. 末期Ⅰ
    E. 后期Ⅱ
19. 一个初级精母细胞和一个初级卵母细胞经减数分裂后形成的精子数目和卵子数目分别为（　　）
    A. 1和1　B. 3和1
    C. 1和4　D. 4和3
    E. 4和1
20. 有丝分裂过程中，细胞染色体形态结构最稳定、数目最清晰，便于观察的时期是（　　）
    A. 前期　B. 中期
    C. 后期　D. 末期
    E. 晚期

**$A_2$ 型题**

21. 李某，男，58岁。13年前因患胃癌接受了手术治疗，并在术后进行了化疗，恢复良好。近期因胃部出现持续疼痛而就诊，经诊断为胃癌复发。导致肿瘤复发的根源是哪一类细胞（　　）
    A. $G_0$ 期细胞　B. $G_1$ 期细胞
    C. $G_2$ 期细胞　D. S期细胞
    E. M期细胞
22. 王某，男，49岁。因骨肉瘤接受甲氨蝶呤治疗。甲氨蝶呤可选择性地作用于肿瘤细胞增殖周期的S期，S期是指（　　）
    A. DNA合成前期　B. DNA合成期
    C. DNA合成后期　D. 分裂期
    E. 前减数分裂间期
23. 吴某，女，19岁。因急性淋巴细胞白血病接受长春新碱治疗。长春新碱属于周期特异性药物，主要作用于肿瘤细胞分裂期，分裂期是指（　　）
    A. S期　B. $G_1$ 期
    C. $G_2$ 期　D. $G_0$ 期
    E. M期

**$A_3/A_4$ 型题**

24. 刘某，男，46岁。因患胰腺癌正在用丝裂霉素C进行化疗。化疗期间，定期进行血常规检查的目的主要是（　　）
    A. 监测骨髓抑制反应　B. 监测肾脏功能
    C. 监测肝功能　D. 监测神经系统功能
    E. 监测胃肠道功能
25. 该患者在治疗期间，出现了剧烈的恶心、呕吐反应，食欲明显下降，并且有脱发现象，这是因为胃肠道黏膜细胞与头皮的毛囊细胞属于（　　）
    A. 分裂期细胞　B. 暂不增殖细胞
    C. 增殖细胞　D. 减数分裂细胞
    E. 不育细胞

## 四、简答题

1. 请简述动物细胞减数分裂各个时期的特点。
2. 请简述卵子的形成过程。
3. 请说出减数分裂与有丝分裂的区别。

# 3

# 第 3 章 遗传的分子基础

生物能够保持主要特征从上一代传递到下一代，最根本的原因是由于存在于细胞内的遗传物质，该物质是瑞士外科医生米歇尔（Miescher）于 1868 年首次从外科绷带上脓细胞核中分离出的含磷的酸性化合物，称为核素，后改称核酸。研究核酸的结构与功能，将有助于人类从分子水平上了解和认识生命的现象与本质。

## 第 1 节　遗传物质的结构与功能

### 一、核酸的组成

#### （一）核酸的化学组成

核酸是由 C、H、O、N 和 P 五种元素组成，在酶的作用下水解为核苷酸，每个单核苷酸由三部分组成，即磷酸、戊糖（五碳糖）和含氮碱基（碱基）。核酸的基本组成单位是核苷酸。核酸的化学组成见图 3-1。

**考点**：核酸的组成。

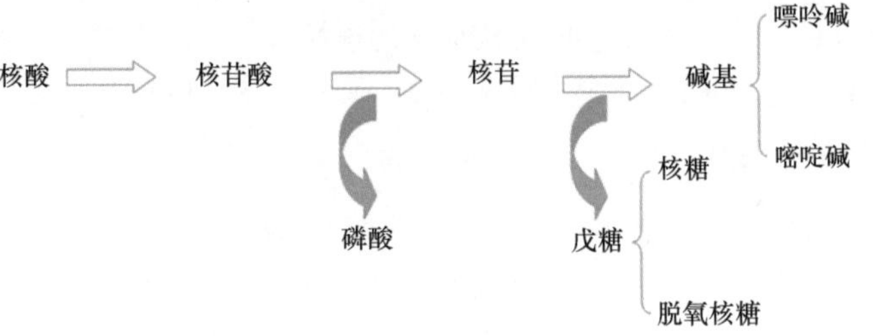


图 3-1　核酸的组成

核酸中所含的糖是五碳糖，即戊糖。组成核酸的戊糖有两种，即核糖和脱氧核糖。为与含氮碱基中碳原子相区别，戊糖中碳原子顺序以 1′ 到 5′ 表示。戊糖结构式见图 3-2。

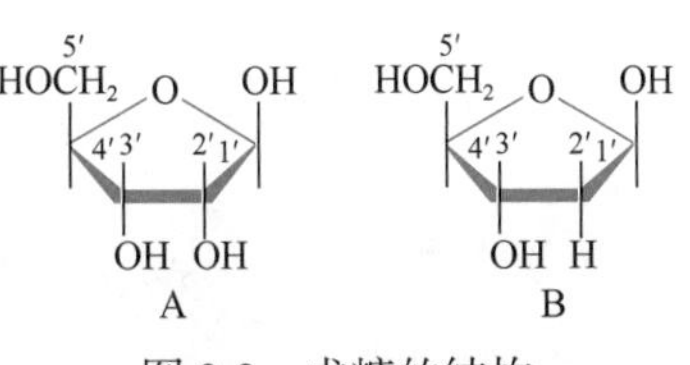


图 3-2　戊糖的结构

A. 核糖；B. 脱氧核糖

核酸中的碱基是两类含氮的杂环化合物，即嘌呤和嘧啶的衍生物。嘌呤碱有两种：腺嘌呤（简称 A）和鸟嘌呤（简称 G）。嘧啶碱有 3 种：胞嘧啶（简称 C）、胸腺嘧啶（简称 T）和尿嘧啶（简称 U）。碱基的结构式见图 3-3。

戊糖和碱基之间通过糖苷键连接而成的化合物称为核苷（图 3-4），核苷与磷酸之间通过磷酸酯键连接而成的化合物称为核苷酸（图 3-5）。

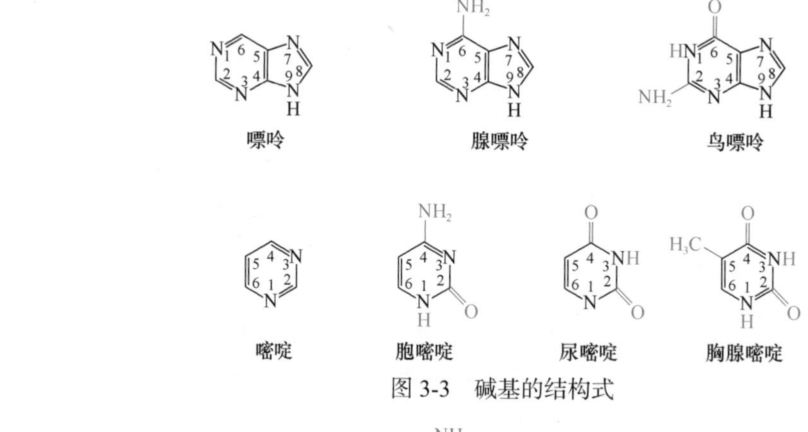


图 3-3　碱基的结构式

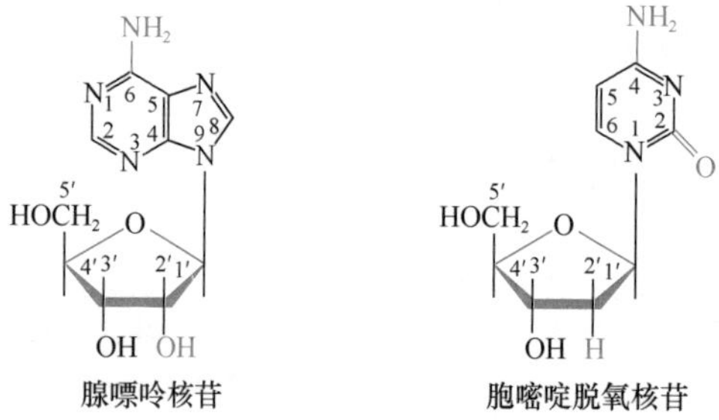

腺嘌呤核苷

胞嘧啶脱氧核苷

图 3-4　核苷的结构

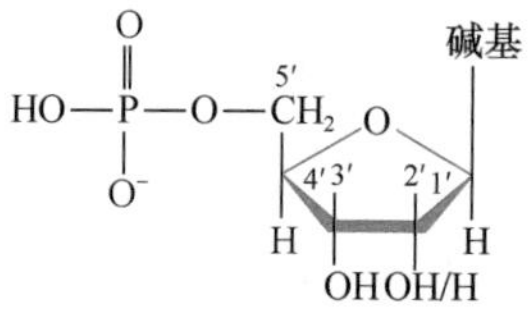

碱基

图 3-5　核苷酸的结构式

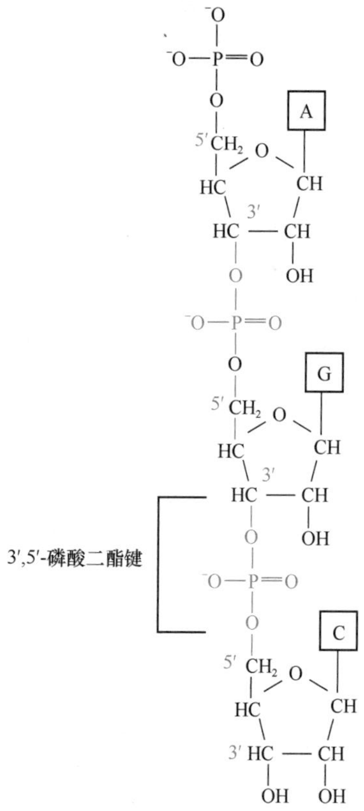

核酸分子由多个单核苷酸通过磷酸二酯键相互连接而成，即一个核苷酸 C-3′ 上羟基与下一个核苷酸 C-5′ 上磷酸脱水缩合而形成的化学键（也称 3′，5′- 磷酸二酯键），它也是核苷酸的连接方式（图 3-6）。多核苷酸链具有方向性，即 5′ → 3′（磷酸末端→羟基末端）。

## （二）核酸的种类

核酸是细胞中最重要的生物大分子，是生物体保持遗传的基础。核酸分两类，一类是脱氧核糖核酸(deoxyribonucleic acid，DNA)，其功能是储存生命活动的各种遗传信息，主要存在于真核细胞的细胞核与线粒体中；另一类是核糖核酸 (ribonucleic acid，RNA)，其功能是在遗传信息表达为蛋白质的过程中起作用，主要存在于细胞质中。在生物界中，除 RNA 病毒外，其他所有生物均以 DNA 作为遗传物质。DNA 和 RNA 的化学组成见图 3-7。组成 DNA 和 RNA 的碱基、核苷及核苷酸的种类和名称见表 3-1。

3′,5′-磷酸二酯键

图 3-6　核苷酸的连接

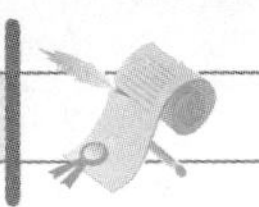

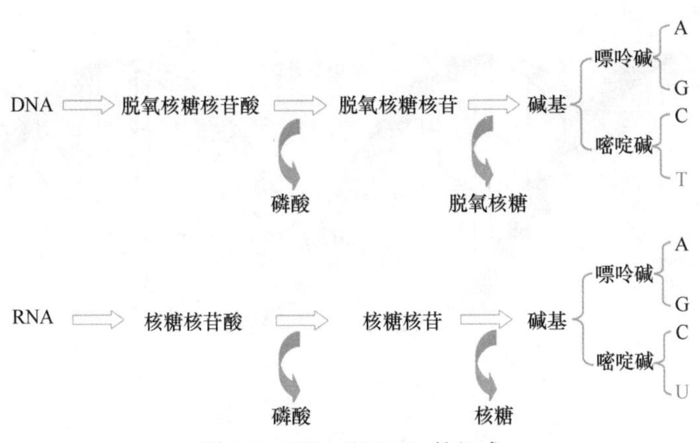


图 3-7　DNA 和 RNA 的组成

**表 3-1　组成 DNA 和 RNA 的碱基、核苷和核苷酸**

| 类别 | 碱基 | 核苷 | 核苷酸 |
|---|---|---|---|
| DNA | 腺嘌呤（A） | 腺嘌呤脱氧核糖核苷 | 腺嘌呤脱氧核糖核苷酸（dAMP） |
| | 鸟嘌呤（G） | 鸟嘌呤脱氧核糖核苷 | 鸟嘌呤脱氧核糖核苷酸（dGMP） |
| | 胞嘧啶（C） | 胞嘧啶脱氧核糖核苷 | 胞嘧啶脱氧核糖核苷酸（dCMP） |
| | 胸腺嘧啶（T） | 胸腺嘧啶脱氧核糖核苷 | 胸腺嘧啶脱氧核糖核苷酸（dTMP） |
| RNA | 腺嘌呤（A） | 腺嘌呤核糖核苷 | 腺嘌呤核糖核苷酸（AMP） |
| | 鸟嘌呤（G） | 鸟嘌呤核糖核苷 | 鸟嘌呤核糖核苷酸（GMP） |
| | 胞嘧啶（C） | 胞嘧啶核糖核苷 | 胞嘧啶核糖核苷酸（CMP） |
| | 尿嘧啶（U） | 尿嘧啶核糖核苷 | 尿嘧啶核糖核苷酸（UMP） |

## 二、DNA 的结构

DNA 的结构分为一级结构和空间结构，空间结构又分二级结构和三级结构。

### （一）DNA 的一级结构

DNA 一级结构呈单链线形结构。一级结构是指脱氧核苷酸链中脱氧单核苷酸的种类、数量及排列顺序。构成 DNA 的脱氧单核苷酸有 4 种，四种脱氧单核苷酸以不同的数量、比例和排列顺序，通过 3′，5′- 磷酸二酯键相连接，构成多种不同结构的多脱氧核苷酸链。由于构成 DNA 的四种脱氧单核苷酸的差别仅是碱基的不同，所以 DNA 分子中碱基的排列顺序就可代表四种脱氧单核苷酸的排列顺序。因此，不同的生物具有不同的 DNA 分子，而 DNA 分子的不同就是指 DNA 分子中所含碱基的种类、数量和排列顺序的不同。

### （二）DNA 的二级结构

1953 年，美国生物学家 J.D.Watson 和英国物理学家 F.H.C.Crick 依据 DNA 的 X 线衍射图谱及其他研究，提出了 DNA 双螺旋结构模型（图 3-8），阐述了 DNA 分子的二级结构。其要点为：

> **考点：**DNA 的双螺旋结构。

(1) DNA 分子由两条走向相反且平行的脱氧核糖核苷酸链围绕同一中心轴向右盘旋，形成右手双螺旋结构。

(2) 在双螺旋结构外侧，磷酸和脱氧核糖交替排列，构成 DNA 分子的基本骨架。

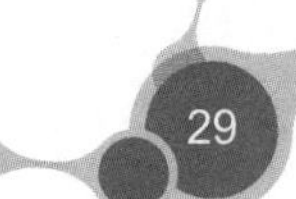

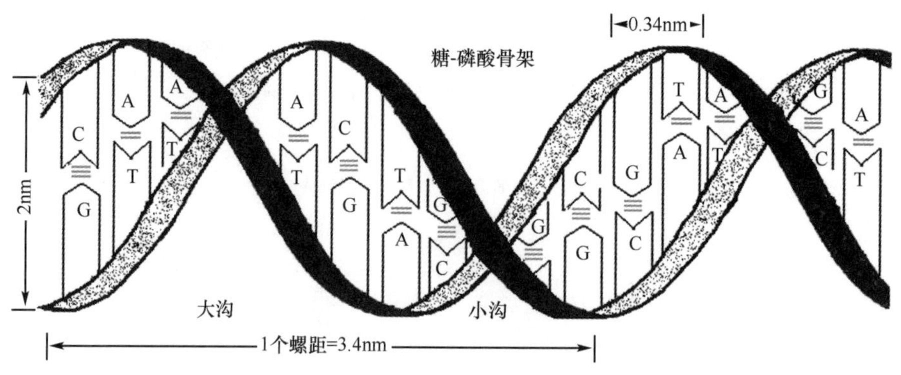


图 3-8 DNA 的双螺旋结构

(3) 碱基位于双螺旋结构的内侧，两条链上的碱基一一对应，彼此间通过氢键相连，组成互补的碱基对，A 与 T 以两个氢键相连（A═T 表示），C 与 G 以三个氢键相连（C≡G 表示）。DNA 分子中这种碱基互补配对的关系称为碱基互补规律。

(4) DNA 分子每螺旋一周包含 10 对脱氧核糖核苷酸或 10 个碱基对（bp），螺距为 3.4nm，螺旋直径为 2nm。

(5) 氢键是维持 DNA 双螺旋结构稳定的重要化学键。

### （三）DNA 的三级结构

DNA 三级结构是在 DNA 双螺旋结构基础上，进一步盘曲折叠而形成的复杂高级空间结构，又称超螺旋结构。生物进化程度越高，其细胞核 DNA 分子越大、结构越复杂。

## 三、DNA 的功能

DNA 的主要功能是储存、复制和转录生物遗传信息。

### （一）储存遗传信息

**考 点：** DNA 的功能、DNA 的复制。

DNA 分子含有四种脱氧核糖核苷酸，四种脱氧核糖核苷酸中所含的磷酸、脱氧核糖是相同的，彼此交替排列、顺序不变，不可能储存遗传信息；不同的仅是碱基，尽管 DNA 的碱基只有四种，但 DNA 分子质量巨大，所含的碱基对数目很多，其排列顺序是随机的，这就决定了其复杂性和多样性。在不同的 DNA 中，碱基的排列顺序各不相同。假设某一段 DNA 分子中含有 1000 个碱基对，则该段碱基就有 $4^{1000}$ 种不同的排列组合方式，就可以形成 $4^{1000}$ 种不同类型的 DNA，所以决定生物体千差万别的各种特征的遗传信息就储存于碱基对的排列顺序中。如果 DNA 分子中碱基对的排列顺序发生变化，就意味着它所储存的遗传信息将发生改变。

### （二）自我复制

一个 DNA 分子可以复制出与自己完全一样的 DNA 分子。以 DNA 分子的两条单链为模板，在 DNA 聚合酶作用下互补合成子代 DNA 的过程，称为自我复制。DNA 复制时，首先在解旋酶作用下，DNA 双螺旋结构局部解开，然后分别以两条亲代链为模板，在 DNA 聚合酶作用下利用细胞核内的四种脱氧核糖核苷酸，按碱基互补配对原则（A═T、C≡G）合成两条子链。这样原有的一个 DNA 分子就复制成两个与之完全相同的子代 DNA，原来 DNA 分子上的遗传信息也因此完全复制到子代 DNA 分子中。在新合成的子代 DNA 分子中，

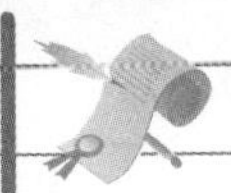

一条链是新合成的，另一条链来自亲代 DNA，这种复制方式又称为半保留复制（图 3-9）。

**链接**

**DNA 亲子鉴定**

DNA 亲子鉴定可通过人体任何组织取样（如口腔上皮细胞），也可以在孩子未出世前进行。该方法是目前亲子测试中最准确的一种，具有精巧、简便、快速、经济、实用的特点。利用 DNA 进行亲子鉴定，只需做十几至几十个 DNA 位点检测，如果全部一样，就可以确定亲子关系，如果有 3 个以上的位点不同，则可排除亲子关系，有一两个位点不同，则应考虑基因突变的可能，应加做一些位点的检测进行辨别。DNA 亲子鉴定，否定亲子关系的准确率几近 100%，肯定亲子关系的准确率可达到 99.99%。

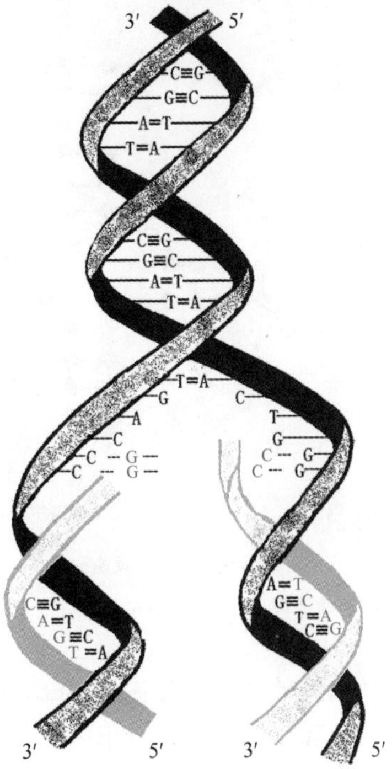

图 3-9　DNA 半保留复制示意图

### （三）转录

转录是指以 DNA 为模板，在 RNA 聚合酶作用下合成 mRNA 的过程。因此，我们把以 DNA 为模板合成 RNA 的过程称为转录（图 3-10）。

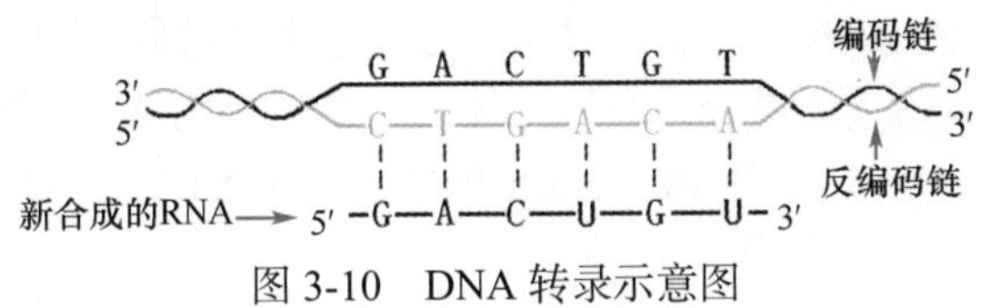


图 3-10　DNA 转录示意图

在解旋酶作用下 DNA 局部解旋，以其中一条链为模板，在 RNA 聚合酶作用下利用核内的四种核糖核苷酸，按碱基配对原则合成一条单链 RNA，由此 DNA 将遗传信息传递给 RNA。在碱基互补配对时，由于 RNA 分子中没有胸腺嘧啶（T），故由尿嘧啶（U）代替 T，与 DNA 中的 A 配对。

**考点：**RNA 的结构和功能。

## 四、RNA 的结构与功能

RNA 主要存在于细胞质中，是 DNA 经转录生成的，分子质量较 DNA 小，多为单链线形结构，其许多区域自身发生回折，使可配对的碱基相遇（A═U、C ═ G）构成双螺旋或称发夹式结构，不能配对的碱基形成环状突起，组成 RNA 的二级结构和三级结构。RNA 主要参与完成细胞内蛋白质的合成。按结构和功能不同将 RNA 分为三种：mRNA、tRNA 和 rRNA。

### （一）mRNA 的结构与功能

mRNA 又称为信使 RNA，占三种 RNA 总量的 1%～5%，呈线形结构。由于生物的

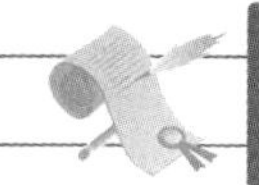


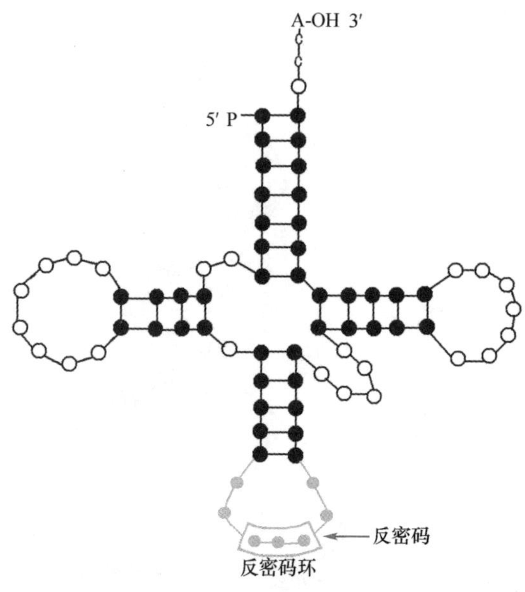

图 3-11　tRNA 三叶草结构示意图

遗传信息存在于 DNA 分子上，DNA 存在于细胞核内，而蛋白质的合成是在细胞质中完成的，同时 DNA 无法通过核孔到达细胞质中，所以 DNA 分子中的遗传信息只能经转录传递给 mRNA，由 mRNA 指导蛋白质的合成。其主要功能是作为蛋白质合成的指令，指导蛋白质的生物合成。

### （二）tRNA 的结构与功能

tRNA 又称转运 RNA，是分子质量最小的 RNA，占三种 RNA 总量的 5%～15%，由 70～90 个单核苷酸构成。局部形成假双链，呈“三叶草”形结构（图 3-11）。

柄部有 3 个碱基 CCA，用以连接活化的氨基酸，与之对应的反密码环上有反密码子，反密码子由 3 个碱基组成，恰好与 mRNA 分子上的密码子的 3 个碱基互补配对。在蛋白质合成中 tRNA 运输活化氨基酸到核糖体的特定位点。tRNA 转运氨基酸具有严格的选择性，即一种 tRNA 只识别和转运一种氨基酸。其主要功能是在蛋白质合成过程中转运活化的氨基酸。

### （三）rRNA 的结构与功能

rRNA 又称为核糖体 RNA，呈线形结构，是细胞中含量最多的 RNA，约占 RNA 总量的 82%，是组成核糖体的重要成分，而核糖体又是合成蛋白质的重要场所。rRNA 单独存在时不执行其功能，它与多种蛋白质结合成核糖体，作为蛋白质生物合成的“装配机”。

DNA 和 RNA 的比较见表 3-2。

**表 3-2　DNA 与 RNA 的比较**

| 种类 | 主要场所 | 特有碱基 | 戊糖 | 分子结构 | 功能 |
|---|---|---|---|---|---|
| DNA | 细胞核 | T | 脱氧核糖 | 双螺旋 | 遗传物质基础 |
| RNA | 细胞质 | U | 核糖 | 单链线形 | 参与蛋白质合成 |

**考点：** 基因的概念。

## 第 2 节　基因的概念与结构

### 一、基因的概念

1865 年奥地利遗传学家孟德尔通过 8 年的豌豆杂交试验，提出了生物的各种性状是由细胞内的“遗传因子”决定的。1909 年，丹麦学者 W.Johannsen 提出了“基因”（gene）一词，它代替了孟德尔的“遗传因子”，并沿用至今。1910 年美国遗传学家 T.H.Morgan 用果蝇开展遗传学研究，证实了孟德尔的遗传因子在染色体上呈直线排列，提出了基因的连锁互换规律，发表了著名的《基因论》。

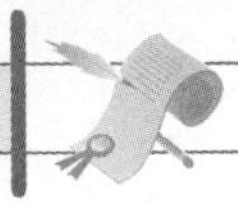

特别是在 20 世纪 90 年代以来，随着分子生物学和分子遗传学的迅猛发展，人类对基因结构和功能的认识日新月异。目前认为，基因是特定的 DNA 片段，带有遗传信息，可以通过 RNA 控制蛋白质的合成，从而决定生物的性状。由此看出，基因的化学本质是 DNA，它是具有遗传效应的 DNA 分子片段。基因是遗传信息传递、表达和生物性状形成的基础。每一条染色体上都有一个 DNA 分子，每个 DNA 分子上又有许多基因，每个基因包含着成百上千数目不等的脱氧核苷酸，这些脱氧核苷酸特定的排列顺序决定了该基因特定的遗传信息。基因与基因之间有基因间隔区，基因间隔区在 DNA 分子中是没有遗传效应的片段。遗传效应是指通过 DNA 转录和翻译指导与控制蛋白质的合成，从而决定生物的性状。

基因是指具有遗传效应的 DNA 片段，是控制生物性状的遗传物质的结构和功能单位。基因具备三个基本功能：①进行自我复制。DNA 分子通过自我复制使其所含的基因得以复制。②决定生物性状。基因通过转录和翻译决定蛋白质的合成，再通过一系列生理生化过程表现出生物的各种性状。③可以发生突变和重组。基因有时会发生分子结构的改变或基因的重新组合，从而导致生物性状的改变。

依据基因的功能不同，基因可以分为结构基因和调控基因。结构基因是指能决定蛋白质或酶分子结构的基因，而调控基因是指调节控制结构基因表达的基因。

## 二、基因的结构

原核生物结构基因的编码序列通常是连续的，即基因中所有核苷酸的遗传信息最终可全部表达出相应的氨基酸，而在真核生物和人类中，绝大多数结构基因的编码序列是不连续的，被非编码序列所分隔，形成嵌合排列的断裂形式，称为断裂基因。

构成基因的 DNA 有两条多核苷酸链，其中一条链是编码链，其碱基排列顺序储存着遗传信息；另一条链为反编码链，是转录合成 RNA 的模板，与编码链互补。在显示基因结构时，通常只写编码链的核苷酸序列，并把编码链 5′ 端放在左边，3′ 端放在右边，即编码链的走向为 5′ 到 3′。基因中某结构位点（如转录起点）的 5′ 端区域称为该位点的上游；其 3′ 端区域为该位点的下游。以该位点为坐标原点 ($O$)，上游碱基对以 −bp 表示，下游碱基对用 +bp 表示。人类结构基因可分为编码区和侧翼序列（图 3-12）。

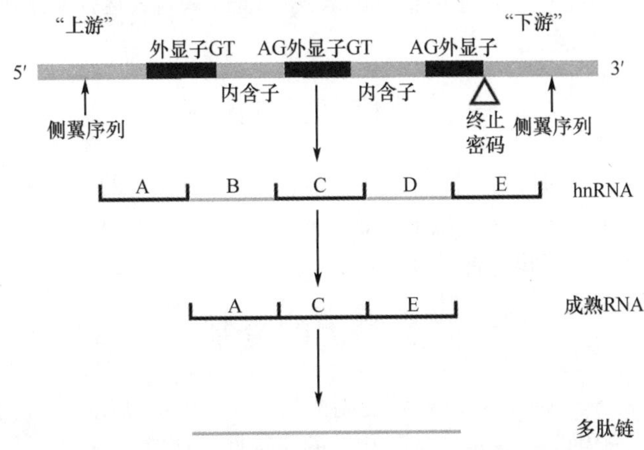


图 3-12 真核细胞基因的结构及表达示意图

### （一）编码区

编码区是指能转录相应的 mRNA，进而指导多肽链合成的区段，包括外显子、内含子

和外显子 - 内含子接头序列三部分。

**1. 外显子** 能够编码氨基酸的序列称为外显子。它与内含子同时被转录生成初级mRNA（hnRNA），再经过一系列复杂变化，最终连接起来形成成熟的mRNA。

**2. 内含子** 位于两个外显子之间的不能够编码氨基酸的序列称为内含子。它与外显子同时被转录生成hnRNA，但在hnRNA形成成熟mRNA的过程中其转录产物被剪切掉。

一般来说，每一个能够编码蛋白质的结构基因都含有若干个外显子和内含子，不同结构基因的结构复杂程度不同，所含外显子和内含子的数目也就不同。

**3. 外显子与内含子接头序列** 外显子与内含子相连接的部位是高度保守的特定序列，是RNA剪接的信号，即剪去内含子产物、使外显子产物连接在一起的部位，称为接头序列。每个内含子的5′端以GT开始，在3′端以AG结束，所以又称为GT-AG法则。

### （二）侧翼序列

侧翼序列是指第一个外显子和最后一个外显子外侧存在的非编码区，主要包括启动子、增强子和终止子等结构，它们参与基因表达的调控。

**1. 启动子** 是指与转录启动有关的特异序列，位于基因转录起始点的上游，是RNA聚合酶的结合部位，能启动和促进转录过程，而自身并不转录。

**2. 增强子** 是一段能增强启动子转录效率的特定序列。它可以位于启动子的上游或下游，可以距离启动子很远，也可以距离启动子较近。增强子通常与特异性细胞因子相互作用而加强转录，决定基因表达的组织特异性。

**3. 终止子** 是基因末端的一段特异序列，位于转录终止点上游，为反向重复序列，具有终止转录的功能。反向重复序列经转录后，可以形成发夹式结构，从而阻碍了RNA聚合酶的移动，使转录终止。

# 第3节　基因的功能

基因是DNA分子上具有遗传效应的DNA片段，基因的功能实际上就是DNA的功能。基因的基本功能包括三个方面：一是遗传信息的储存；二是遗传信息的扩增和传代，通过基因的复制传递遗传信息；三是遗传信息的表达，通过基因表达控制细胞内蛋白质和酶的合成，从而决定生物的性状。

**考点：**基因的功能。

## 一、遗传信息的储存

基因是DNA分子上的特定片段，其遗传信息储存于DNA的四种脱氧核糖核苷酸的排列顺序中，遗传信息通过转录传递给mRNA，mRNA上密码子的排列顺序决定了多肽链合成过程中氨基酸的起始、终止、种类及排列顺序。

## 二、基因的复制

在细胞分裂过程中，基因随DNA的复制而复制，从而将其遗传信息予以扩增和（或）传代，完整地传递给子细胞，保证了遗传物质的连续性与稳定性。

## 三、基因的表达

基因的表达是指将一个基因所携带的遗传信息转变成具有生物活性的蛋白质的过程。它包括转录和翻译两个过程。

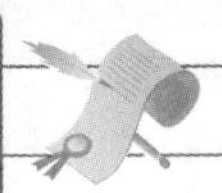

## （一）转录

转录就是将基因上储存的遗传信息传递给 mRNA 的过程，这个过程是在细胞核中进行的。转录之后形成的 mRNA 通过核孔进入细胞质，控制蛋白质的合成。因此基因是通过控制 RNA 的合成来实现对蛋白质（或酶）合成的控制的。基因经过转录产生的三种类型的 RNA 最初并无生物活性，我们将它们分别称为 mRNA 前体、tRNA 前体和 rRNA 前体。这三种 RNA 前体必须经过戴帽、剪接、加尾等过程，才能形成成熟的 RNA，这个过程也是在细胞核内完成的。

**考点：** 遗传密码的概念；基因表达的过程；中心法则。

## （二）翻译

以 mRNA 为模板合成蛋白质分子的过程称为翻译，实际上就是将 DNA 转录到 mRNA 的遗传信息"解读"为多肽链的氨基酸种类和排列顺序的过程。

在 mRNA 中，每三个相邻的碱基构成一个三联体，作为一个密码子，称为遗传密码。一种密码子决定多肽链中的一种氨基酸。mRNA 中的四种碱基可以组成 64 种遗传密码，在 64 种密码子中，有 1 种为起始密码子（AUG），3 种为终止密码子（UAA、UAG、UGA）（表 3-3）。遗传密码的特点：①兼并性：多个遗传密码决定同一种氨基酸。②通用性：所有生物统一为同一套遗传密码。③连续性：mRNA 上的遗传密码是连续排列的。④方向性：遗传密码的阅读方向是 5′ 端到 3′ 端。

通过转录，遗传信息传递到了 mRNA，然后 mRNA 又以遗传密码的形式储存起来，到细胞质中控制蛋白质的合成，决定多肽链中氨基酸的种类和排列顺序。

**表 3-3　遗传密码表**

| 第一碱基（5′ 端） | 第二碱基 | | | | 第三碱基（3′ 端） |
|---|---|---|---|---|---|
| | U | C | A | G | |
| U | UUU 苯丙氨酸 | UCU 丝氨酸 | UAU 酪氨酸 | UGU 半胱氨酸 | U |
| | UUC 苯丙氨酸 | UCC 丝氨酸 | UAC 酪氨酸 | UGC 半胱氨酸 | C |
| | UUA 亮氨酸 | UCA 丝氨酸 | UAA 终止 | UGA 终止 | A |
| | UUG 亮氨酸 | UCG 丝氨酸 | UAG 终止 | UGG 色氨酸 | G |
| C | CUU 亮氨酸 | CCU 脯氨酸 | CAU 组氨酸 | CGU 精氨酸 | U |
| | CUC 亮氨酸 | CCC 脯氨酸 | CAC 组氨酸 | CGC 精氨酸 | C |
| | CUA 亮氨酸 | CCA 脯氨酸 | CAA 谷氨酰胺 | CGA 精氨酸 | A |
| | CUG 亮氨酸 | CCG 脯氨酸 | CAG 谷氨酰胺 | CGG 精氨酸 | G |
| A | AUU 异亮氨酸 | ACU 苏氨酸 | AAU 门冬酰胺 | AGU 丝氨酸 | U |
| | AUC 异亮氨酸 | ACC 苏氨酸 | AAC 门冬酰胺 | AGC 丝氨酸 | C |
| | AUA 异亮氨酸 | ACA 苏氨酸 | AAA 赖氨酸 | AGA 精氨酸 | A |
| | AUG 甲硫氨酸或起始密码 | ACG 苏氨酸 | AAG 赖氨酸 | AGG 精氨酸 | G |
| G | GUU 缬氨酸 | GCU 丙氨酸 | GAU 门冬酰胺 | GGU 甘氨酸 | U |
| | GUC 缬氨酸 | GCC 丙氨酸 | GAC 门冬酰胺 | GGC 甘氨酸 | C |
| | GUA 缬氨酸 | GCA 丙氨酸 | GAA 谷氨酸 | GGA 甘氨酸 | A |
| | GUG 缬氨酸 | GCG 丙氨酸 | GAG 谷氨酸 | GGG 甘氨酸 | G |

注：AUG 在原核生物中为甲酰甲硫氨酸。

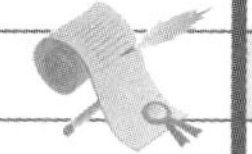

遗传信息的翻译过程也就是蛋白质的生物合成过程，可大概分为以下四个阶段（图3-13）。

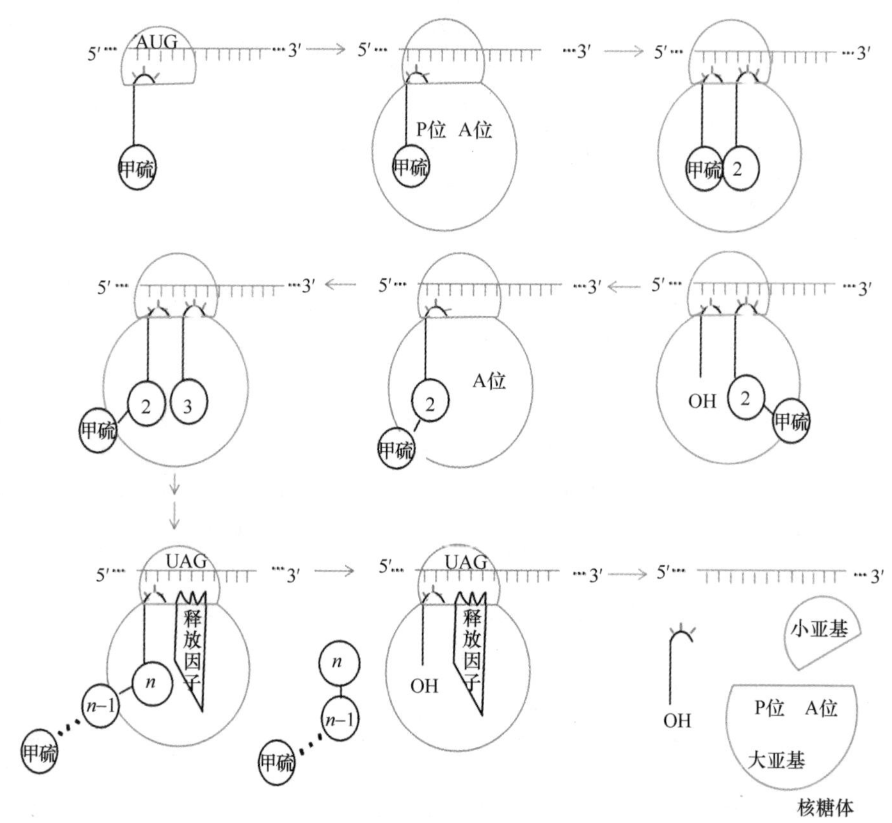


图 3-13　真核细胞肽链合成

**1. 氨基酸的活化**　氨基酸参与多肽链合成之前，必须经过活化，然后再与对应的 tRNA 结合，形成氨基酰 -tRNA。

**2. 肽链合成的起始**　在起始因子的作用下，核糖体的小亚基识别 mRNA 的起始部位并与之结合。然后甲硫氨酰 -tRNA 以其反密码子与 mRNA 的起始密码子（AUG）互补结合，进入 P 位，三者共同形成起始复合物。此时，大亚基与小亚基结合形成完整的核糖体，为肽链的延长做准备。

**3. 肽链合成的延长**　在有关因子的作用下，第二个氨基酰 -tRNA 识别 mRNA 上的密码子，进入核糖体大亚基上的 A 位，这一过程称为进位。P 位上有一种转肽酶，在其作用下，使甲硫氨酰离开 P 位上的 tRNA 转移到 A 位上的 tRNA 上去，并与 A 位上的氨基酰缩合形成二肽，这一过程称为转肽。P 位上的 tRNA 失去了氨基酸后，便从核糖体上脱落下来，再去转运相应的氨基酸。核糖体向 mRNA 的 3′ 端移动一个密码子的距离，同时原来在 A 位上的肽酰 -tRNA 移到 P 位上，空出的 A 位准确地定位于第三个密码子上，这一过程称为移位。此后是循环过程，每经过一次进位、转肽和移位，多肽链就增加一个氨基酸残基，使肽链得以不断延长。

**4. 肽链合成的终止与释放**　当核糖体 A 位出现终止密码子时，多肽链的合成即终止。在释放因子的作用下，多肽链与 tRNA 分离，mRNA 与核糖体分离，就形成了一条多肽链。翻译后的初始产物大多数是无功能的，需要经过进一步的加工，才可成为具有一定生物活

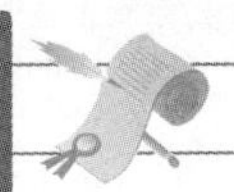

性的蛋白质。

实际上，翻译过程通常有 5 ～ 6 个甚至数十个核糖体与 1 个 mRNA 分子结合，同时进行翻译,结果多个核糖体可以在同一条mRNA模板上,按不同进度翻译出多条相同的多肽链。这些多肽链经过翻译后修饰形成各种不同的蛋白质。

综上所述，真核生物 DNA 分子中储存的遗传信息通过 DNA 分子的复制传递给子细胞，同时经过转录还可传递给 mRNA，由 mRNA 再将遗传信息翻译成特定的氨基酸序列。这样 DNA 的复制、转录和翻译便构成了一个完整的遗传信息传递的过程，这一过程被称为信息流。最初认为遗传信息流的传递方向是 DNA → RNA →蛋白质，单方向传递，不可逆转。Crick 把这一原则称为中心法则。1970 年，Temin 和 Baltimore 对中心法则又做了重要补充，发现 RNA 病毒中有一种反转录酶，在反转录酶的作用下，RNA 反转录形成 DNA，从而修正了中心法则（图 3-14）。

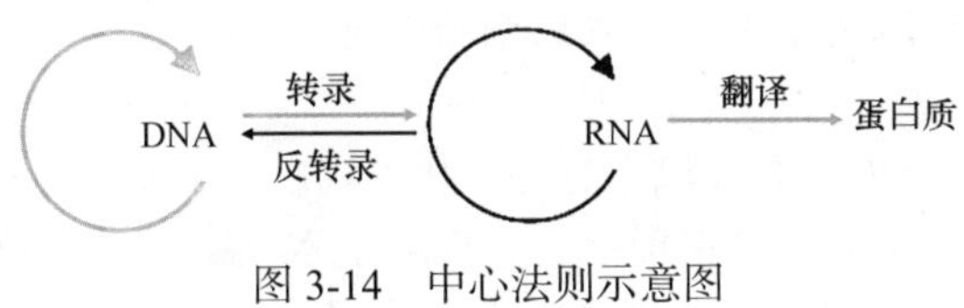


图 3-14　中心法则示意图

# 第 4 节　基 因 突 变

一切生物细胞的基因都能够保持其遗传的相对稳定性，但这种稳定性不是绝对的，在一定内外因素的影响下遗传物质可能发生变化。这种遗传物质的变化及其所引起的表型改变称为突变，包括染色体畸变和基因突变。染色体畸变将在第 5 章第 3 节中介绍，本节着重讨论基因突变。

## 一、基因突变的概念

基因突变是指基因的分子结构发生碱基对组成或排列顺序的改变。由于突变发生在基因的某一位点上，又称点突变。

基因突变可以发生在个体发育的任何阶段，既可发生在体细胞中，也可发生在生殖细胞中。如果发生在体细胞中则称为体细胞突变，体细胞突变只能引起当代个体自身发生形态或生理等特征上的变化，而不能将突变基因传给下一代，但突变的体细胞经过有丝分裂，形成具有相同遗传改变的细胞群，这些细胞可构成癌变的基础。基因突变如果发生在生殖细胞中，对突变者本身可能无直接影响，但可以通过受精卵将突变基因传给后代，引起后代遗传性状的改变。

**考点：**基因突变的概念。

## 二、基因突变的因素

根据基因突变发生的原因，可将基因突变分为自发突变和诱发突变两类。

### （一）自发突变

在自然条件下，未经人工处理就发生的突变称为自发突变。自发突变并不是无原因的突变，而是由自然环境中的各种物理、化学及生物等因素引起的。如人类单基因遗传病，大部分都是自发突变的结果。

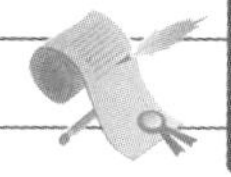



### （二）诱发突变

诱发突变是指人们有目的地利用某种理化因素去诱发基因突变。许多因素可诱发突变，主要分为物理因素、化学因素和生物因素三个方面。

**1. 物理因素** 如 α 射线、β 射线、γ 射线、X 射线等电离射线及紫外线等非电离射线。

**链接**

**X 射线与白血病**

1911 年有人研究了 X 射线与白血病的关系，提出了从事 X 射线工作的人患白血病可能性大的报告。后来又有人提出了关于职业性工作人员中白血病发病率高于一般人群的报告，如放射科医生白血病的发病率高于非放射科医生。科学家研究发现原子弹爆炸地（广岛、长崎两个地方）幸存者的白血病发病率明显高于其他地区。此外，射线照射还可能诱发其他癌症，如甲状腺癌、乳腺癌、骨癌、皮肤癌等。

**2. 化学因素** 在人类的生存环境中有许多化学物质可诱发基因突变。如烟熏或腌制食品中的亚硝酸盐、霉变花生及其他粮食中的黄曲霉毒素、临床上使用的某些药物（如氮芥、氯丙嗪、甲丙氨酯、咖啡因）、农业生产中大量使用的杀虫剂、除草剂、植物生长调节剂等都可引起基因突变。

**3. 生物因素** 在生物因素中，病毒诱发基因突变的影响最大，如麻疹病毒、风疹病毒、流感病毒、腺病毒等的感染均可引致基因突变。

## 三、基因突变的特性

### （一）多向性

考点：基因突变的特性。

一个基因可以向不同方向发生突变。这种一个基因可以向不同方向发生多次独立突变的现象称为基因突变的多向性。例如，一个基因 B 可以突变为等位基因 $b_1$、$b_2$、$b_3$ 等，从而构成复等位基因，即具有三个或三个以上等位基因。但对于每一个人来说，只能具有其中的两个基因。人类 ABO 血型就是由 $I^A$、$I^B$、i 三个基因构成的一组复等位基因所决定的，其原始基因是 i，在进化过程中，由 i 基因突变形成了 $I^A$、$I^B$ 基因。

### （二）可逆性

基因突变的方向是可逆的，即基因 B 可以突变为等位基因 b，等位基因 b 也可以突变成基因 B，前者称正突变，后者称回复突变。人类中出现的返祖现象，就是因基因发生了回复突变引起的。一般情况下回复突变的频率低于正突变频率。这个特性也是基因突变与染色体畸变的根本区别点，因为染色体畸变是不可逆的。

### （三）有害性

基因突变一般不利于个体的生长发育，大部分基因突变是有害的。因为基因突变破坏了经长期的自然选择和进化过程中所形成的遗传的均衡系统，因而产生不利的影响。人类的单基因遗传病都是由基因突变造成的。

### （四）稀有性

在自然条件下，基因突变的频率很低。人类基因的突变率为 $10^{-6}$ ～ $10^{-4}$ 生殖细胞 / 代，即每代 1 万～ 100 万个生殖细胞中有一个基因突变。所以，自然状态下基因突变是一种稀有事件。

### （五）重复性

重复性指在同种生物中，相同的基因突变可以在不同个体间反复出现。如人类白化病基因，可以在人群中的不同个体重复表现。

## 四、基因突变的类型

DNA 分子中核苷酸序列的变化是基因突变的基础，突变的主要方式有碱基置换、移码突变和整码突变。

### （一）碱基置换

考点：基因突变的种类。

碱基置换是指DNA分子中某个碱基被另一个碱基所取代。其中，同类碱基（嘧啶与嘧啶、嘌呤与嘌呤）的互换称为转换（图 3-15）；不同类碱基（嘧啶与嘌呤）的替换称为颠换。碱基置换可引起遗传密码的改变，从而影响多肽链氨基酸的种类或顺序。在自然界中的基因突变中，转换多于颠换（图 3-15）。根据碱基置换对密码子影响的不同，可将碱基置换引起的基因突变分为四种主要类型：同义突变、错义突变、无义突变和终止密码突变。

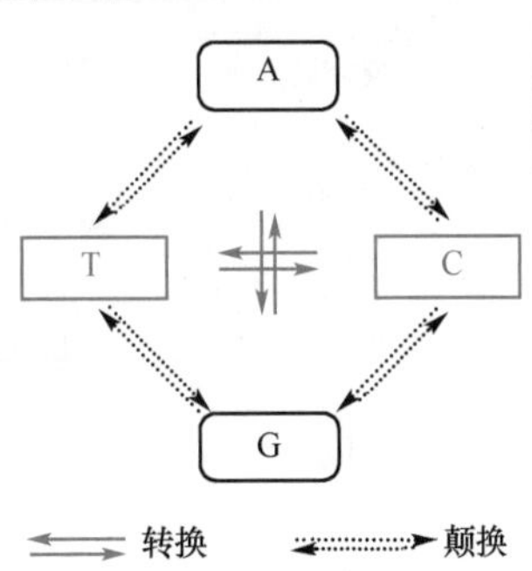

图 3-15　碱基转换与颠换

**1. 同义突变**　如果一个遗传密码因碱基置换变为另一个遗传密码，改变后和改变前的遗传密码所决定的氨基酸相同，这种突变称为同义突变。这种突变对生物的性状特征不会造成任何的改变（图 3-16）。

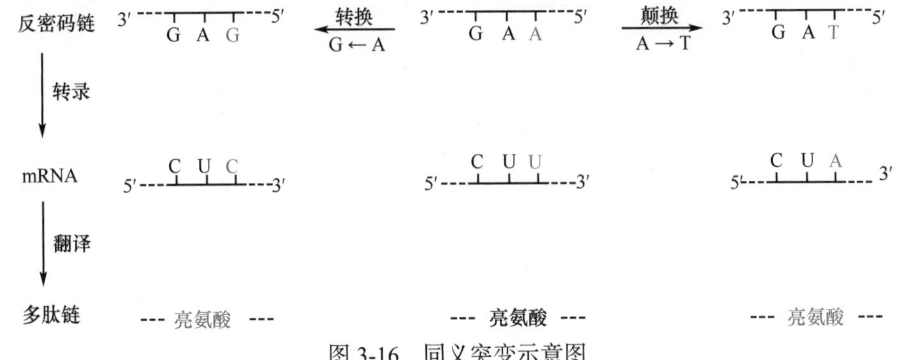

图 3-16　同义突变示意图

**2. 错义突变**　DNA 分子中单个碱基被置换后，其所在的三联体遗传密码变化为编码另一种氨基酸的遗传密码，导致多肽链中氨基酸发生改变（图 3-17）。错义突变会产生异常蛋白质或酶，人类的异常血红蛋白多由错义突变引起。

**3. 无义突变**　DNA 分子中单个碱基被置换后，导致原遗传密码改变为终止密码（UAA、UAG、UGA）时，多肽链合成提前终止，这种突变称为无义突变。从而产生不完全、没有活性的多肽链，多数没有正常功能（图 3-18）。

**4. 终止密码突变**　遗传密码中的终止密码发生单个碱基置换，变成编码某一氨基酸的遗传密码时，多肽链的合成将继续进行下去，直至遇到下一个终止密码子方可停止，结果产生过长的异常肽链，又称为延长突变（图 3-19）。

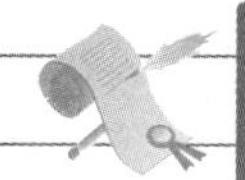

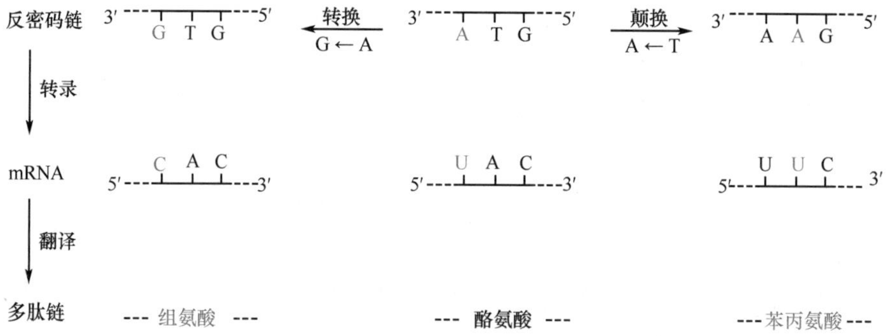

| | | | | | |
|---|---|---|---|---|---|
| 反密码链 | 3′-GTG-5′ | 转换 G←A | 3′-ATG-5′ | 颠换 A←T | 3′-AAG-5′ |
| 转录 ↓ | | | | | |
| mRNA | 5′-CAC-3′ | | 5′-UAC-3′ | | 5′-UUC-3′ |
| 翻译 ↓ | | | | | |
| 多肽链 | ---组氨酸--- | | ---酪氨酸--- | | ---苯丙氨酸--- |

图 3-17　错义突变示意图

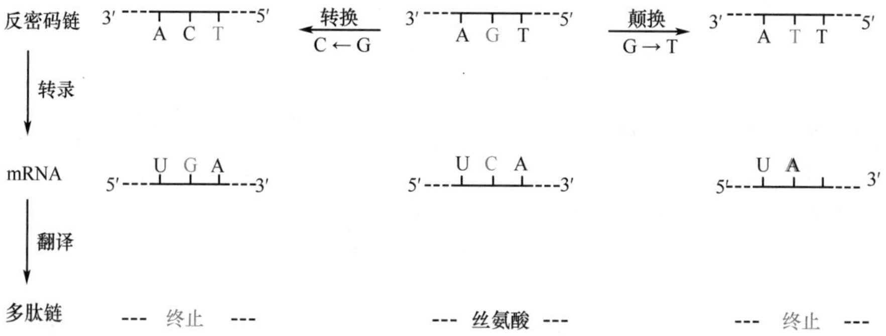

| | | | | | |
|---|---|---|---|---|---|
| 反密码链 | 3′-ACT-5′ | 转换 C←G | 3′-AGT-5′ | 颠换 G→T | 3′-ATT-5′ |
| 转录 ↓ | | | | | |
| mRNA | 5′-UGA-3′ | | 5′-UCA-3′ | | 5′-UA-3′ |
| 翻译 ↓ | | | | | |
| 多肽链 | ---终止--- | | ---丝氨酸--- | | ---终止--- |

图 3-18　无义突变示意图

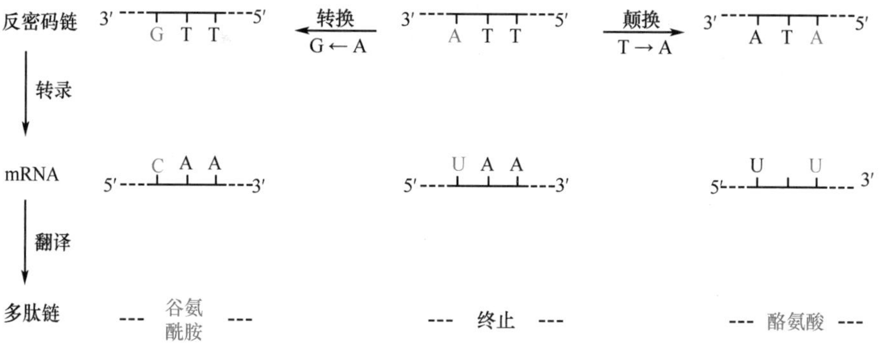

| | | | | | |
|---|---|---|---|---|---|
| 反密码链 | 3′-GTT-5′ | 转换 G←A | 3′-ATT-5′ | 颠换 T→A | 3′-ATA-5′ |
| 转录 ↓ | | | | | |
| mRNA | 5′-CAA-3′ | | 5′-UAA-3′ | | 5′-U U-3′ |
| 翻译 ↓ | | | | | |
| 多肽链 | ---谷氨酰胺--- | | ---终止--- | | ---酪氨酸--- |

图 3-19　延长突变示意图

## （二）移码突变

移码突变是指 DNA 分子上插入 1 个、2 个或多个碱基时，导致插入点的下游的碱基发生位移，遗传密码重新组合，引起插入点及其以后的多肽链的氨基酸种类和排列顺序的改变（图 3-20）。如吖啶类染料可引起移码突变。这类物质插入到 DNA 分子中，从而引起碱基的增加或减少，导致移码突变。按照移码突变基因合成的多肽链，在插入或缺失点以后的氨基酸种类和排列顺序均可发生改变，最终形成异常蛋白质，扰乱细胞的正常生理功能。移码突变可造成终止密码的提前或延后，使多肽链缩短或延长。

## （三）整码突变

整码突变是指在 DNA 分子上插入或缺失一个或几个遗传密码，导致遗传密码增加或

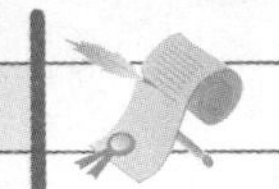

减少一个或几个，引起多肽链氨基酸增加或减少一个或几个，变化点的前后氨基酸不发生变化。此种突变又称为密码子插入或缺失（图 3-21）。

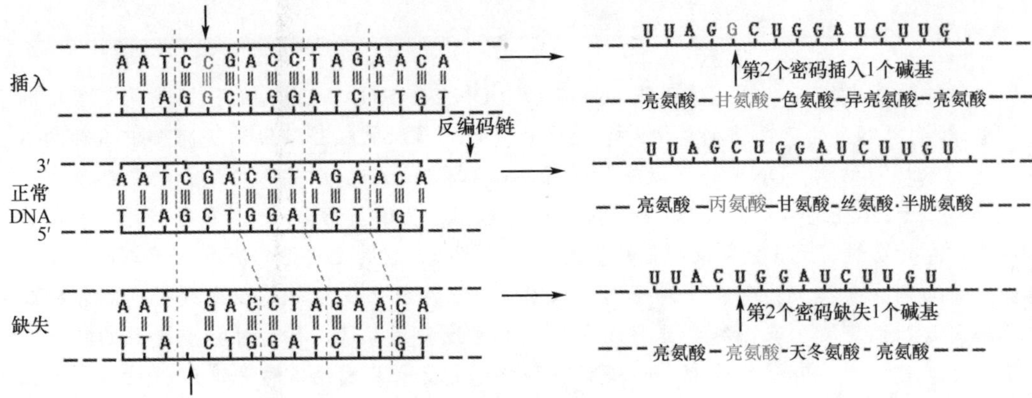


图 3-20　移码突变示意图

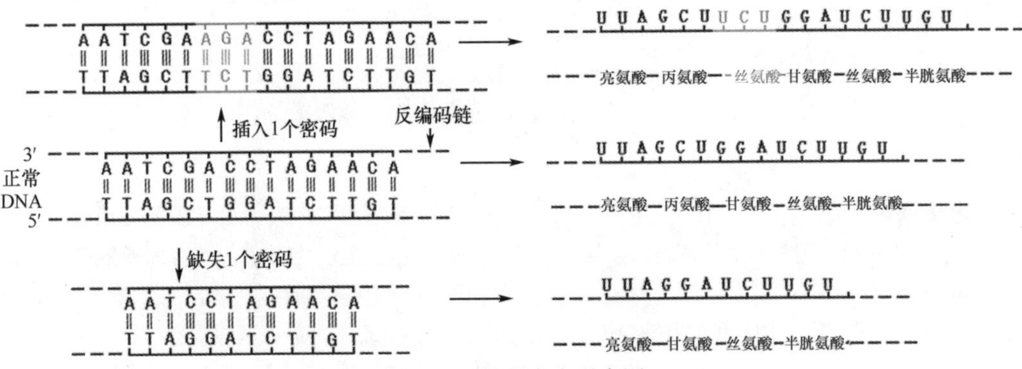


图 3-21　整码突变示意图

## 五、基因突变的表型效应

基因突变可对机体造成不同程度的影响，依据影响程度的不同分为以下几种情况。

### （一）对机体不产生可察觉的效应

如同义突变，基因虽有突变，但突变前后的蛋白质完全相同。

### （二）造成正常人体的遗传学差异

如 ABO 血型，在人类进化过程中，由 i 基因突变形成了 $I^A$、$I^B$ 基因，构成了人类 ABO 血型系统，不同的人可以表现为 A、B、AB 或 O 型血，但一般对机体无影响。

### （三）产生有利于机体生存的积极效应

如非洲人血红蛋白的 HbS 突变基因杂合子比正常的 HbA 纯合子的个体更具有抗恶性疟疾的能力，有利于个体生存。

### （四）引起遗传性疾病

基因突变多数对生物体是有害的，严重的致死突变可导致死胎、自然流产或出生后夭折，

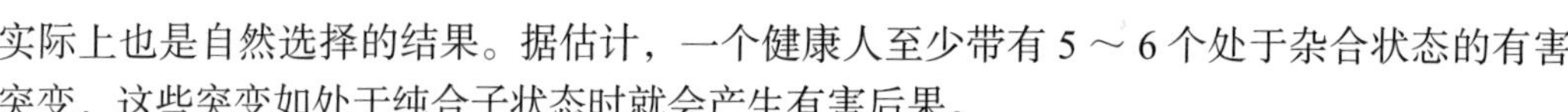


实际上也是自然选择的结果。据估计，一个健康人至少带有 5 ～ 6 个处于杂合状态的有害突变，这些突变如处于纯合子状态时就会产生有害后果。

**小结**

核酸的基本组成单位是核苷酸，核酸分为 DNA 和 RNA。DNA 的一级结构是单链的线形结构，DNA 的二级结构是由两条相反且平行的多脱氧核苷酸链围绕同一中心轴向右盘旋的双螺旋结构，DNA 的三级结构是 DNA 双螺旋进一步盘旋卷曲形成的复杂结构。DNA 分子上具有遗传效应的 DNA 片段就构成基因，基因与 DNA 一样具有储存、复制和遗传信息的功能。大多数真核细胞的基因是断裂基因，它的主要结构有外显子与内含子、外显子与内含子接头序列、侧翼序列。基因在分子结构上发生碱基组成或排列顺序的改变而引起基因突变。基因突变具有多向性、可逆性、有害性、稀有性和重复性的特点。基因突变类型主要有碱基置换、移码突变和整码突变。基因的表达是通过转录和翻译来实现的，在表达过程中离不开 RNA 的参与。RNA 多为单链线形结构，依据结构和功能不同分为 mRNA、tRNA 和 rRNA。

## 自 测 题

### 一、名词解释

1. 基因　2. 半保留复制　3. 遗传密码　4. 翻译

### 二、填空题

1. 组成 DNA 分子的四种脱氧核苷酸是______、______、______和______。
2. 组成 RNA 分子的四种碱基是______、______、______和______，其中______是 DNA 分子中没有的碱基。
3. 诱发基因突变的因素有______因素，如______；______因素，如______；________因素，如______。
4. 基因突变是指基因的分子结构发生碱基的______或______的改变，可以发生在______和______。
5. 核酸由______、______、______、______和______五种元素组成。
6. 基因的基本功能包括三个方面：一是______；二是______；三是______。
7. 在碱基互补配对时，RNA 分子中没有______碱基，由______碱基代替，与 DNA 中的______配对。
8. 如果一个遗传密码因碱基置换变为另一个遗传密码，改变后和改变前的遗传密码所决定的______相同，这种突变称为同义突变。
9. 整码突变是指在 DNA 分子上插入或缺失一个或几个______，导致______增加或减少一个或几个，引起多肽链______增加或减少一个或几个，变化点的前后氨基酸不变。
10. 基因表达是指生命过程中，储存在基因中的______，通过______和______，合成______或______，形成生物体特定性状的过程。

### 三、选择题

**$A_1$ 型题**

1. 关于转录描述正确的是（　　）
   A. 以 DNA 为模板合成 RNA 的过程
   B. 以 DNA 为模板合成 DNA 的过程
   C. 以 RNA 为模板合成 RNA 的过程
   D. 以 RNA 为模板合成 DNA 的过程
   E. 以 mRNA 为模板合成蛋白质的过程
2. 核酸分子中多个单核苷酸的连接方式是（　　）
   A. 糖苷键　B. 肽键
   C. 磷酸二酯键　D. 氢键
   E. 离子键
3. 生物体内各组织细胞所含有的遗传物质均相同，其根本原因是（　　）
   A. 全部细胞均来源于同一细胞

B. 体细胞分裂时同源染色体分离

C. DNA 的复制

D. 全部细胞均来源于同一个性细胞

E. DNA 的转录

4. 以 DNA 为模板合成 RNA 的过程称为（ ）

A. 转录 B. 复制

C. 翻译 D. 反转录

E. 以上均不对

5. 维持 DNA 双螺旋结构稳定的化学键是（ ）

A. 磷酸二酯键 B. 盐键

C. 氢键 D. 糖苷键

E. 肽键

6. DNA 的多样性和特异性是由于（ ）

A. DNA 具有特殊的双螺旋结构

B. DNA 是一种高分子化合物

C. DNA 能自我复制

D. DNA 碱基排列顺序不同

E. DNA 能互补合成 RNA

7. 基因的化学本质是（ ）

A. 蛋白质 B. DNA

C. 糖类 D. 脂类

E. RNA

8. 关于真核细胞的基因结构，以下说法正确的是（ ）

A. 基因的编码区一般是连续的

B. 每一个基因中的外显子和内含子数目相同

C. 不同基因的内含子数目相同

D. 不同基因的外显子数目相同

E. 不同基因的外显子和内含子数目不相同

9. 下列关于基因的叙述错误的是（ ）

A. 所有 DNA 分子片段都是基因

B. DNA 分子片段不一定是基因

C. 是具有遗传效应的 DNA 分子片段

D. 可发生突变

E. 能自我复制

10. 组成 DNA 的碱基不包括（ ）

A. A B. T

C. G D. C

E. U

11. 基因表达时，遗传信息的主要流动方向是（ ）

A. RNA → DNA →蛋白质

B.tRNA → mRNA →蛋白质

C. DNA → tRNA →蛋白质

D. mRNA → tRNA →蛋白质

E. DNA → RNA →蛋白质

12. 基因突变时，正突变频率与回复突变频率之间的关系为（ ）

A. 一般正突变频率远远超过回复突变频率

B. 一般正突变频率远远小于回复突变频率

C. 一般正突变频率等于回复突变频率

D. 一般正突变频率大于回复突变频率

E. 一般正突变频率小于回复突变频率

13. DNA 中的一个碱基对发生置换后，导致蛋白质中的氨基酸也发生改变，这种突变称为（ ）

A. 中性突变 B. 同义突变

C. 终止密码突变 D. 错义突变

E. 移码突变

14. 在 DNA 编码序列中一个嘌呤碱基被另一个嘧啶碱基替代，这种突变称（ ）

A. 转换 B. 颠换

C. 移码突变 D. 动态突变

E. 片段突变

15. 人的 ABO 血型是由 i、$I^A$ 和 $I^B$ 三个基因决定的，推测基因 $I^A$ 和 $I^B$ 由基因 i 突变而来，这说明基因突变具有（ ）

A. 多向性 B. 可逆性

C. 有害性 D. 稀有性

E. 重复性

16. 亚硝胺是一种化学诱变剂，它作用于 DNA 分子可引起（ ）

A. 碱基替代 B. 碱基缺失

C. 碱基插入 D. 碱基类似物掺入

E. 动态突变

17. DNA 编码序列中插入或缺失 1 ～ 2 个碱基可能导致（ ）

A. 一个基因的全部密码子改变

B. 改变点以前的密码子改变

C. 改变点及以后的密码子改变

D. 改变点的密码子改变

E. 改变点前后相邻的几个密码子改变

18. 下列碱基替代中属于颠换的是（ ）

A. G ←→ T B.A ←→ G

C. T ←→ C　　D. C ←→ U

E. T ←→ U

19. 下列碱基替代中属于转换的是（　　）

A. A ←→ C　　B. T ←→ A

C. G ←→ T　　D. C ←→ G

E. T ←→ C

20. DNA 编码序列中插入 1 个三联体碱基（AAA）可能导致（　　）

A. 一个基因的全部密码子改变

B. 改变点及以前的密码子改变

C. 改变点及以后的密码子改变

D. 改变点的密码子改变

E. 在插入点多出一个遗传密码，其他遗传密码不会改变

## 四、简答题

1. 比较 DNA 与 RNA 的主要区别。
2. 简述 DNA 双螺旋结构模型的主要内容。
3. 人类遗传信息是如何传递的？

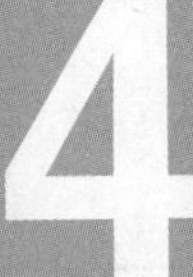

# 第4章　遗传的基本定律

> 引言：遗传和变异是生命的基本特征之一，世代间传递的并非是简单的性状，而是遗传基因。人们对生物的遗传现象很早就有所认识，但是直到奥地利人孟德尔和美国人摩尔根通过大量的生物实验，在前人的基础上才发现了遗传的三大定律，即“分离定律”、“自由组合定律”和“连锁与互换定律”。这三大定律奠定了遗传学的基础，它们不但适用于动植物遗传，也完全适用于人类遗传。

## 第1节　分离定律

**案例 4-1**

直发(A)的小杨与卷发(a)的女友小琳婚后生有一卷发女孩，今年响应政策准备生育第二胎。

**问题：**

1. 第二胎还会是卷发吗？
2. 第二胎卷发的概率是多少？

### 一、性状的分离现象

孟德尔选取了合适的研究材料——豌豆，通过科学的研究方法，经过8年的艰苦研究，总结出了前人没有发现的规律。作为实验材料，豌豆有三个特点：①稳定可分的性状。②闭花授粉的植物。③成熟后籽粒留在豆荚中。

实验中，孟德尔选择了豌豆的七对相对性状进行研究。所谓相对性状是指同一单位性状的相对差异（如花色中的红花与白花）；而单位性状则是指每一个可区分开的具体性状（如花色、茎高、子叶颜色、种子形状等）。孟德尔用纯种的红花豌豆与纯种白花豌豆进行杂交（×），子一代($F_1$)全是开红花的豌豆。由此，孟德尔总结出具有相对性状的双亲杂交后，$F_1$中所表现出来的亲本性状称为显性性状（如红花）。相反，$F_1$中不表现出来的亲本性状称为隐性性状（如白花）。接着，孟德尔将$F_1$豌豆播种生长，让其自交，结果所产生的子二代($F_2$)中，有开红花的，也有开白花的，这种在$F_2$中出现不同性状的现象称为性

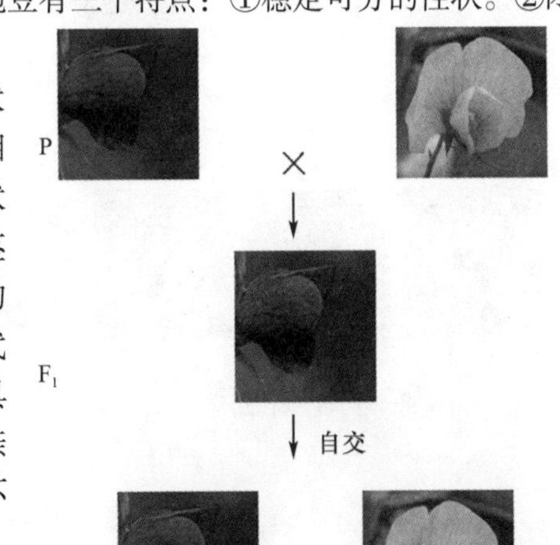


图4-1　红花与白花豌豆杂交图

状分离。经过统计发现，在$F_2$的929株中，红花705株，白花224株，红与白之比为3.15 ∶ 1，接近3 ∶ 1（图4-1）。其他几对相对性状的杂交实验也得到了相同的结果（表4-1）。

**表4-1　孟德尔豌豆杂交实验结果**

| 性状类别 | 亲代相对性状 | $F_1$性状表现 | $F_2$性状表现 | | |
|---|---|---|---|---|---|
| | | | 显性性状 | 隐性性状 | 比率 |
| 子叶颜色 | 黄色×绿色 | 黄色 | 6022 | 2001 | 3.01 ∶ 1 |
| 种子形状 | 圆滑×皱缩 | 圆滑 | 5474 | 1850 | 2.96 ∶ 1 |
| 豆荚形状 | 饱满×皱缩 | 饱满 | 882 | 299 | 2.95 ∶ 1 |
| 豆荚颜色 | 绿色×黄色 | 绿色 | 428 | 152 | 2.82 ∶ 1 |
| 花的位置 | 腋生×顶生 | 腋生 | 651 | 207 | 3.13 ∶ 1 |
| 茎的高度 | 高茎×矮茎 | 高茎 | 787 | 277 | 2.84 ∶ 1 |

## 二、分离现象的解释

**考点**：常用遗传术语（如杂合体、显性基因、测交等）的概念。

根据实验结果，孟德尔提出了如下假设：①遗传性状是由遗传因子（基因）决定的。②基因在体内是成对存在的。③在形成生殖细胞时，每对基因要彼此分开，分别进入生殖细胞中，每个生殖细胞只能得到每对基因中的一个。④雌、雄生殖细胞的结合是随机的。

由于性状由基因决定，控制显性性状的基因称为显性基因，通常用大写字母表示（如控制红花的基因表示为A）；而控制隐性性状的基因称为隐性基因，用小写字母表示（如控制白花的基因表示为a）。位于一对同源染色体的相同基因座位上，控制相对性状的一对基因称为等位基因。

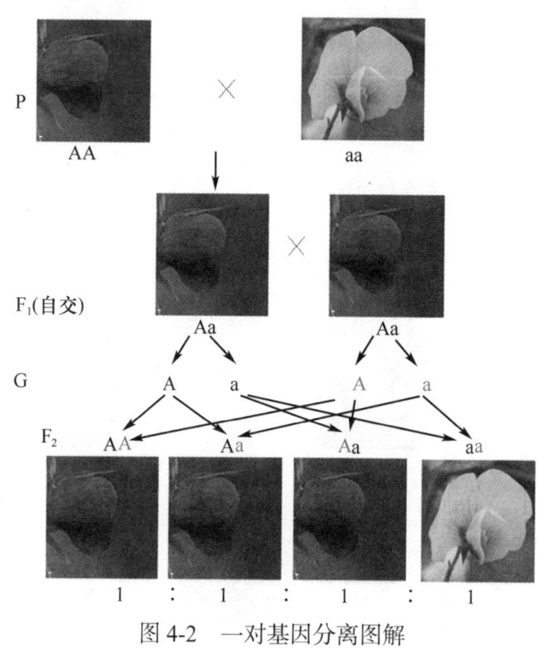

图4-2　一对基因分离图解

若假设成立，亲本(P)纯合体（由两个相同的显性基因或两个相同的隐性基因构成的个体），红花豌豆的基因型应为AA，白花豌豆的基因型应为aa。基因型是指生物的基因组成。$F_1$的基因型应为Aa，表型为红花。表型是指生物所表现出来的具体性状，是肉眼看得见或用理化方法可以测定的。$F_1$则产生了两种数目相等的配子：A和a。$F_1$自交（基因型相同的个体间的婚配）后，$F_2$就会出现三种基因型AA、Aa、aa，分离比为1 ∶ 2 ∶ 1。其中AA、Aa的表型为红花，aa的表型为白花，表型红花与白花之比为3 ∶ 1，与实验结果一致（图4-2）。

## 三、分离现象解释的验证

一种假设是否成立，不但要能解释已经发生的实验结果，还要能够预测未发生的实验结果。为此，孟德尔设计了一个验证实验，即测交。测交是指用基因型未知的杂合体与隐性纯合亲本进行杂交，用以测定杂合体基因型的方法。如假设成立，当用$F_1$红花豌豆(Aa)

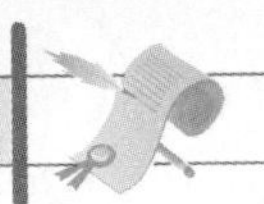


与隐性纯合白花豌豆（aa）进行杂交时，由于 $F_1$ 可形成含A和a两种数目相等的配子，隐性亲本只能产生一种含a的配子，配子结合必将形成Aa和aa两种合子，发育成开红花和开白花两种表型的后代，并且数目相等。

考点：分离定律的内容、细胞学基础。

孟德尔随后的实验结果和上述理论分析完全一致，从而证明了假设的成立。由此总结出孟德尔第一定律，又称分离定律，即成对的等位基因在杂合状态下独立存在，互不影响；在形成生殖细胞时，等位基因彼此分离，分别进入不同的配子中，形成两种数目相等的配子。

等位基因位于同源染色体上，因此，减数分裂中，同源染色体彼此分离是分离定律的细胞学基础。

**案例分析 4-1**

人的毛发有直发和卷发之分，已知直发受A控制，卷发受a控制。小琳卷发，其基因型为aa，她的第一个女孩为卷发，其基因型为aa。小杨直发，其基因型为Aa，产生配子A、a的概率均为1/2，小琳产生a的概率为1，所以第二胎孩子基因型为Aa和aa的概率为1/2。即他们第二个孩子可以是卷发，也可以是直发，卷发和直发的概率均为1/2。

# 第2节　自由组合定律

**案例 4-2**

直发（A）的小杨与卷发（a）的小琳婚后第二胎生了个有鱼鳞病的卷发男孩。

**问题：**

1. 这一家三口的基因型分别是什么？
2. 这对夫妻如再生育，出现鱼鳞病的直发男孩的概率是多少？

以分离现象为基础，孟德尔又对两对及两对以上相对性状的遗传进行了研究，总结出了自由组合定律。

## 一、性状的自由组合现象

### （一）两对相对性状的杂交实验

孟德尔选取了豌豆的两对相对性状进行分析。用纯种的子叶黄色形状圆滑（简称黄圆）豌豆和子叶绿色形状皱缩（简称绿皱）豌豆进行杂交，$F_1$ 全是黄圆豌豆。接着，孟德尔用 $F_1$ 黄圆豌豆自交，得到 $F_2$ 共556粒种子，分四种类型：黄圆（315粒）、黄皱（101粒）、绿圆（108粒）、绿皱（32粒），接近9∶3∶3∶1的比例。在 $F_2$ 这四种表型中，黄圆和绿皱称为亲本组合类型，黄皱和绿圆称为重新组合类型。

考点：含多对等位基因的个体形成的配子类型。

### （二）自由组合现象的解释

孟德尔认为含有多对等位基因的个体，在形成生殖细胞时，每对基因都要彼此分开，不同对的等位基因以均等的机会自由组合到生殖细胞中去，这就是自由组合定律。

上述两对相对性状的遗传分别受两对等位基因控制，用D、d表示一对分别控制子叶颜色黄色与绿色的等位基因，用R、r表示另一对分别控制种子形状圆滑与皱缩的等位基因。因此，纯合黄圆亲本的基因型为DDRR，纯合绿皱亲本的基因型为ddrr。根据分离定律，在形成配子时，黄圆亲本（DDRR）与绿皱亲本（ddrr）分别产生含DR与含dr的配子。两种

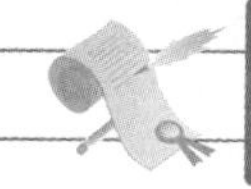



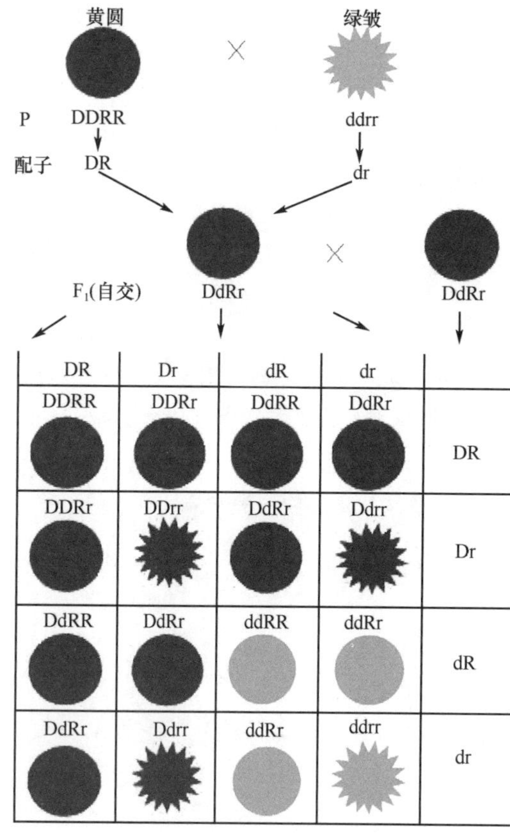


图 4-3　黄圆与绿皱豌豆的杂交结果

配子结合形成 $F_1$，基因型为 DdRr，表型为黄圆。$F_1$ 自交产生配子时，等位基因 D 与 d、R 与 r 彼此分离，同时非等位基因自由组合，分别进入不同的配子中，即 D 与 R、D 与 r、d 与 R、d 与 r 有相同的概率组合在一起，形成数量相等的四种配子：DR、Dr、dR、dr。受精时，这四种类型的雌雄配子随机结合出现 16 种组合方式，形成 9 种基因型、4 种表型的 $F_2$，4 种表型的数量比为 9 ∶ 3 ∶ 3 ∶ 1（图 4-3）。

### （三）测交验证

为证实自由组合假设的正确性，孟德尔仍用测交实验加以验证。他用 $F_1$ 黄色圆滑豌豆（DdRr）与隐性纯合绿色皱缩豌豆（ddrr）进行杂交。根据孟德尔等位基因相互分离，非等位基因自由组合的假设，$F_1$ 将产生 4 种数量相等的配子：DR、Dr、dR、dr。而绿皱豌豆只产生一种配子：dr。雌雄配子随机结合后，后代将出现四种表型，即黄圆（DdRr）、黄皱（Ddrr）、绿圆（ddRr）、绿皱（ddrr），而且其比值为 1 ∶ 1 ∶ 1 ∶ 1。测交实验结果与预期完全一致，从而证实了自由组合假设的正确性。

**案例分析 4-2**

鱼鳞病为 X 连锁隐性遗传病（见第 5 章中单基因遗传），正常基因 $X^D$ 对致病基因 $X^d$ 是显性，由于小杨和小琳表型正常，生了个鱼鳞病男孩，所以此病中小杨、小琳和男孩的基因型分别为 $X^DY$、$X^DX^d$、$X^dY$；而直、卷发这对相对性状的基因型应为 Aa、aa、aa。综合得出这一家三口的基因型为 $AaX^DY$、$aaX^DX^d$、$aaX^dY$。按自由组合定律，父亲小杨产生四种生殖细胞 $AX^D$、AY、$aX^D$、aY；母亲小琳只产生两种生殖细胞 $aX^D$、$aX^d$；8 种组合后代中只有一种为鱼鳞病的直发男孩（基因型为 $AaX^dY$），概率为 1/8。

## 二、自由组合定律的实质

**考点：**自由组合定律的实质。

孟德尔根据上述实验结果总结出自由组合定律：位于非同源染色体上的两对或两对以上的基因，在形成配子时，等位基因彼此分离，非等位基因自由组合，进入不同的配子中。

## 三、自由组合定律的应用条件及细胞学基础

**考点：**自由组合定律的应用条件及细胞学基础。

自由组合定律适用于解释生物体两对或两对以上相对性状的遗传，且控制这两对或两对以上相对性状的基因分别位于不同的同源染色体上。

等位基因位于同源染色体上，而非等位基因位于非同源染色体上。在减数分裂形成配

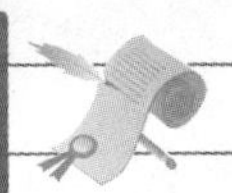

子的过程中，同源染色体彼此分离，非同源染色体随机自由组合进入不同配子中是自由组合定律的细胞学基础。

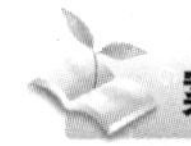

**链接**

**多对基因的联合遗传问题**

先用分离定律分别计算出一对基因的遗传结果，再用乘法原理得出叠加结果。如按自由组合定律，基因型为 AaDdRr 的个体自交，问产生 Aaddrr 基因型后代的概率是多少？

分析：

用分离定律分别得出产生 Aa、dd、rr 后代的概率分别是 1/2、1/4、1/4。产生 AaDdRr 的概率为：1/2×1/4×1/4=1/32。

# 第 3 节　连锁与互换定律

**案例 4-3**

指甲 - 髌骨综合征 (nail-patella syndrome) 是一种以指甲和髌骨发育异常或缺如为特征的综合征（简称甲髌综合征）。AB 型血的甲髌综合征患者与 O 型血的正常人婚配后，子女多出现甲髌综合征，患者都是 A 型血，正常人都是 B 型血。

**问题：**

1. 甲髌综合征和 ABO 血型的传递规律能否用自由组合定律解释？
2. 从本案例中大家能得到什么启示？

孟德尔提出的分离定律和自由组合定律在得到遗传学界的公认之后，受到了广泛关注。因此，许多生物学家开始用其他的动植物为材料，进行杂交实验。但他们却在两对相对性状的杂交实验中发现，并不是所有的结果都与自由组合定律吻合。1910 年，美国遗传学家摩尔根 (T.H.Morgan，1866 ～ 1945) 和他的同事们利用果蝇作实验材料，进行大量的杂交实验，不仅证实了分离定律和自由组合定律，而且以此为基础提出了连锁和互换定律。

## 一、完 全 连 锁

果蝇体型小、生命力强、世代交替短，而且相对性状差异明显，是理想的遗传学研究材料。在实验过程中，摩尔根等发现果蝇有野生型和突变型两种，野生型果蝇身体为灰色，翅膀很长，而突变型果蝇身体为黑色，翅膀残缺。他们将纯合的灰身长翅 (BBVV) 果蝇和黑身残翅 (bbvv) 果蝇进行杂交，得到的子一代 ($F_1$) 全是灰身长翅 (BbVv)。这说明，果蝇的灰色 (B) 对黑色 (b) 是显性，长翅 (V) 对残翅 (v) 是显性。然后用子一代 ($F_1$) 灰身长翅 (BbVv) 雄果蝇和黑身残翅 (bbvv) 雌果蝇进行测交，根据自由组合定律，测交的后代 ($F_2$) 应该出现 4 种类型：灰身长翅 (BbVv)、灰身残翅 (Bbvv)、黑身长翅 (bbVv)、黑身残翅 (bbvv)，并且成 1 ：1 ：1 ：1 的比例。然而，实验结果却大相径庭，子一代 ($F_1$) 灰身长翅 (BbVv) 果蝇和黑身残翅 (bbvv) 果蝇测交后，只出现了灰身长翅 (BbVv) 和黑身残翅 (bbvv) 两种类型，且比例为 1 ：1，各占 50%（图 4-4）。

**考点：**完全连锁的含义。

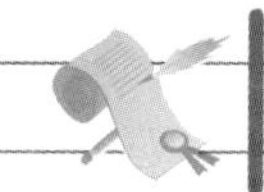


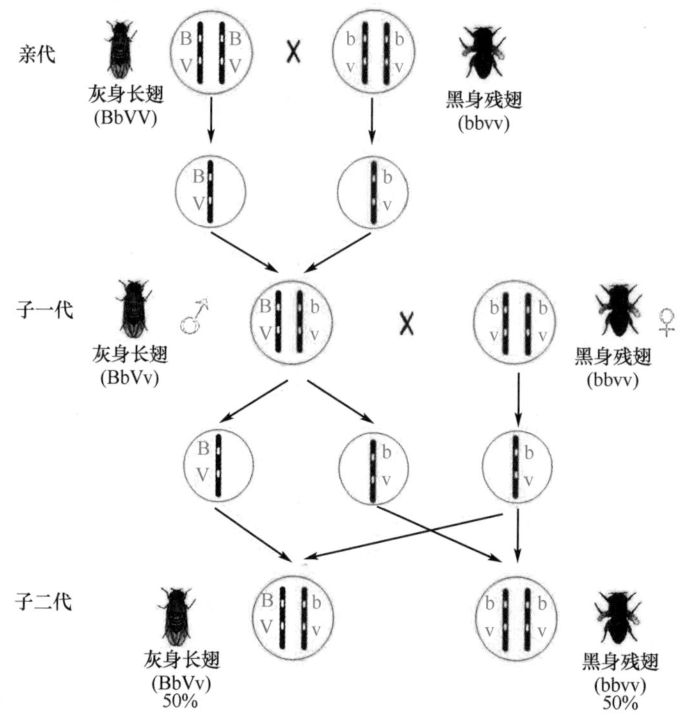


图 4-4　果蝇的完全连锁遗传分析

为什么会出现这种结果呢？按照自由组合定律，$F_1$ 灰身长翅（BbVv）雄果蝇应该产生 4 种精子——BV、Bv、bV、bv，比例为 1 ∶ 1 ∶ 1 ∶ 1，$F_1$ 黑身残翅（bbvv）雌果蝇产生 1 种卵细胞 bv，通过受精作用形成 $F_2$，应该出现灰身长翅（BbVv）：灰身残翅（Bbvv）：黑身长翅（bbVv）：黑身残翅（bbvv）= 1 ∶ 1 ∶ 1 ∶ 1 的情况。然而实验结果表明，$F_1$ 灰身长翅（BbVv）雄果蝇只产生了数量相等的 BV 和 bv 两种精子，从而使得 $F_2$ 最终只出现数量相等的灰身长翅（BbVv）和黑身残翅（bbvv）两种类型。为了解释上述情况，摩尔根进行了大胆的假设。他认为，控制这两对相对性状的基因位于同一对同源染色体上，灰色（B）基因和长翅（V）基因位于一条染色体上，黑色（b）基因和残翅（v）基因位于另一条染色体上。这样，在形成精子的过程中，BV 和 bv 只能随着各自所在的染色体进行传递，而不能进行基因间的自由组合。因此，只能形成数量均等的 BV 和 bv 两种精子，与 bv 的卵细胞受精后，最终也只能形成灰身长翅（BbVv）和黑身残翅（bbvv）两种类型，比例为 1 ∶ 1。

当两对或两对以上基因位于同一对染色体上时，在形成配子的过程中，同一条染色体上的不同基因连在一起不分离，这种现象称为连锁。如果连锁的基因作为一个整体传递给后代，不发生基因互换，使得测交后代完全是亲本组合的现象，称为完全连锁。完全连锁现象在生物界非常少见，仅发现雄果蝇和雌家蚕有此情况，而其他生物普遍存在的是不完全连锁。

## 二、不完全连锁

**考点：** 不完全连锁的含义。

在接下来的果蝇实验中，摩尔根用子一代（$F_1$）灰身长翅（BbVv）雌果蝇和黑身残翅（bbvv）雄果蝇进行测交，结果出现了灰身长翅（BbVv）、黑身残翅（bbvv）、灰身残翅（Bbvv）、黑身长翅（bbVv）4 种类型，但没有出现 1 ∶ 1 ∶ 1 ∶ 1 的比例。产生的 4 种类型中，前两种与亲本性状相同的，称为亲本组合，各占41.5%，后两种与亲本性状不同，称为重新组合，各占8.5%。上述实验结果既与雄果蝇的完全连锁不同，又无法用自由组合定律进行解释（图 4-5）。

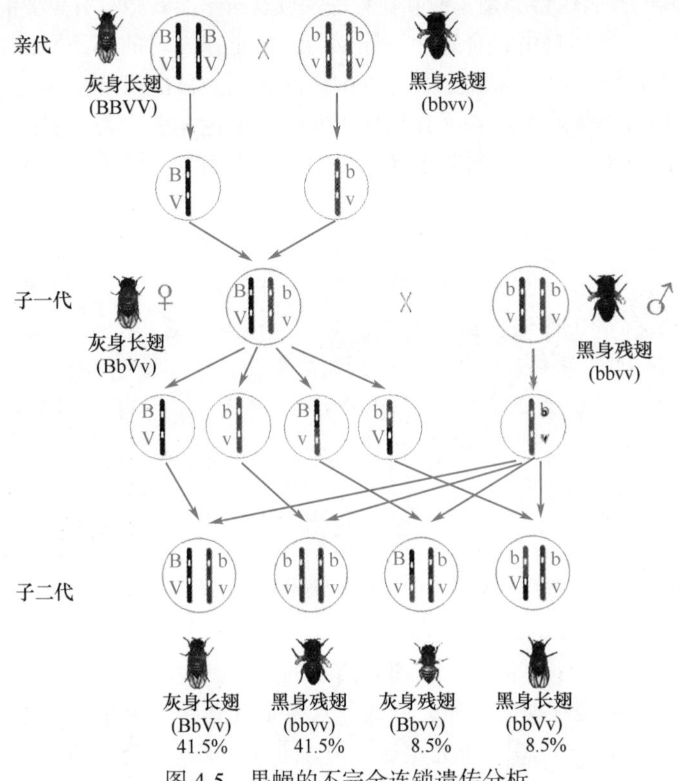


图 4-5　果蝇的不完全连锁遗传分析

如何解释这一实验结果呢？摩尔根提出，基因的连锁关系不是绝对的，少数情况下也可能发生改变。在 $F_1$ 灰身长翅（BbVv）雌果蝇的卵细胞形成过程中，大多数情况下 B 和 V 、b 和 v 分别保持原有的连锁关系；而少数情况下，由于减数分裂过程中同源染色体部分片段发生交换，使得原连锁的 BV 和 bv 之间发生互换，导致基因重新组合，从而形成了 Bv 和 bV 两种新的卵细胞。这样，$F_1$ 灰身长翅（BbVv）雌果蝇形成了 BV、bv、Bv、bV 四种卵细胞，在与黑身残翅（bbvv）雄果蝇产生的 bv 精子结合后，$F_2$ 出现灰身长翅（BbVv）、黑身残翅（bbvv）、灰身残翅（Bbvv）、黑身长翅（bbVv）四种类型。由于发生染色体片段交换的细胞数量少，$F_1$ 灰身长翅（BbVv）雌果蝇产生的 BV 和 bv 数量多，Bv 和 bV 数量少，最终 $F_2$ 出现亲本组合灰身长翅（BbVv）和黑身残翅（bbvv）数量多，占 83%，重新组合灰身残翅（Bbvv）和黑身长翅（bbVv）数量少，占 17%。

当两对或两对以上基因位于同一对染色体上时，在形成配子的过程中，同一条染色体上的不同基因大部分连锁传递，仅有小部分由于染色体片段交换而发生基因重组，这种现象称为不完全连锁。发生不完全连锁的测交后代，亲本组合类型多，重新组合类型少。

## 三、连锁与互换定律的应用条件

**考点：**连锁与互换定律的应用条件。

摩尔根认为，生物在形成生殖细胞的过程中，位于同一条染色体上的基因彼此不分离，作为一个整体向后代传递，彼此形成一个连锁群。一种生物所具有的连锁群数量通常与其配子中的染色体数量相当。对于人类而言，体细胞中含有的 23 对染色体，其中 22 对常染色体构成22个连锁群，而X染色体和Y染色体各自构成1个连锁群，因此女性有23个连锁群，男性有24个连锁群。而一对同源染色体上由于染色体片段交换导致基因重组，改变原有基因连锁关系，形成新的基因组合类型，使其在育种领域及医学实践中具有重要的应用价值。

需要注意的是，虽然自由组合定律和连锁与互换定律针对的都是两对或两对以上的相对性状，但是两大定律在应用条件上又有着本质的区别。自由组合定律的应用条件是控制两对或两对以上相对性状的等位基因分别位于非同源染色体上。若控制两对或两对以上相对性状的等位基因位于同一对同源染色体上，则符合连锁与互换定律的应用条件，需要用连锁与互换定律进行解释。

**案例分析 4-3**

由于决定ABO血型和甲髌综合征这两对相对性状的两对等位基因都位于人类的第9对同源染色体上，其中甲髌综合征致病基因R与A型血基因$I^A$在一条染色体上，正常基因r与B型血基因$I^B$在另一条染色体上，所以它们的遗传不能用自由组合定律解释，而适用于连锁与互换定律。从本案例中出现的现象也体现出，位于一条染色体上的基因，有更多的机会将随这条染色体一起进入生殖细胞，一起遗传给后代。

## 四、连锁与互换定律的细胞学基础

**考点：**连锁与互换定律的细胞学基础。

在配子形成的减数分裂过程中，同源染色体发生联会，同源非姐妹染色单体之间发生交换，这是连锁与互换定律的细胞学基础。

同一条染色体上的不同基因共同传递是连锁的实质，同源非姐妹染色单体由于发生交叉互换而导致基因重组是互换的实质。连锁和互换是自然界普遍存在的现象。在完全连锁中，仅存在基因连锁这一种情况；不完全连锁中，同时存在基因连锁和基因互换两种情况，但连锁仍然占主体。

**小结**

基因的分离定律、自由组合定律、连锁互换定律是遗传的三大基本定律。分离定律指成对的等位基因在杂合状态下独立存在、互不影响，在形成生殖细胞时彼此分离，分别进入不同的配子中。自由组合定律是指含有多对等位基因的个体，在形成生殖细胞时，每对基因都要彼此分开，不同对的基因以均等的机会自由组合到生殖细胞中。连锁与互换定律是指当多对等位基因同时位于一对同源染色体上时，①完全连锁（连锁律）：位于一条染色体上的基因将随这条染色体一起进入生殖细胞，一起遗传给后代，永不分离，后代中只有亲本组合类型。②不完全连锁（互换律）：一对同源染色体上的等位基因之间可以发生交换，其后代多数是亲本组合类型，少数是重组合类型。

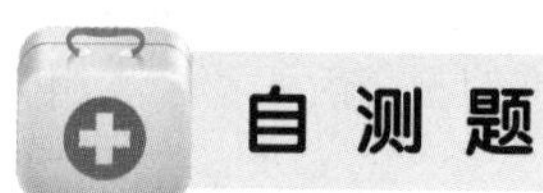


**一、名词解释**

1. 相对性状 2. 显性性状 3. 隐性性状 4. 显性基因 5. 隐性基因 6. 纯合体 7. 杂合体 8. 完全连锁 9. 等位基因 10. 基因型 11. 表型

**二、填空题**

1. 基因型为Aa的个体能产生_____种生殖细胞；

其自交后代出现_____、_____、_____三种基因型，其分离比为_____。

2. 基因型为 Aa 的个体与 AA 的个体婚配，可出现_____种基因型的后代，分离比为_____；完全显性中，出现______种表型的后代；在不完全显性中，出现_____种表型的后代。
3. 按自由组合定律，基因型为 AaDd 的个体自交，后代表型分离比为 9 ∶ 3 ∶ 3 ∶ 1，其中占 9 份的性状组合为_____，占 3 份的性状组合为_____，占 1 份的性状组合为_____。
4. 自由组合定律的应用条件是控制相对性状的等位基因分别位于_____上；而连锁与互换定律则是控制相对性状的等位基因分别位于_____上。

## 三、选择题

**$A_1$ 型题**

1. 下列基因型中，属杂合体的是（　　）

A.rr　　B.RR
C.Rr　　D.rrTT
E.RRtt

2. 按自由组合定律，基因型为 AaDdRr 的个体，能产生的配子种类有（　　）

A.4 种　　B.5 种
C.6 种　　D.7 种
E.8 种

3.AaBb 个体按自由组合定律与 Aabb 个体结合产生 aabb 基因型个体的概率为（　　）

A.1/16　　B.1/8
C.1/4　　D.1/2
E.3/8

4. 在连锁现象中，$F_2$ 个体性状只有两种亲本组合的情况属于（　　）

A. 不完全连锁　　B. 完全连锁
C. 性连锁显性　　D. 性连锁隐性
E.Y 连锁

5.$F_1$ 灰身长翅雄果蝇与黑身残翅雌果蝇测交后，$F_2$ 的表型是（　　）

A. 全是黑身残翅　　B. 全是灰身长翅
C. 灰身长翅：黑身残翅 =1 ∶ 1
D. 灰身长翅：黑身残翅 =2 ∶ 1
E. 灰身长翅：黑身残翅 =3 ∶ 1

6.$F_1$ 灰身长翅雌果蝇与黑身残翅雄果蝇测交后，$F_2$ 的表型有（　　）

A.2 种　　B.3 种
C.4 种　　D.5 种
E.6 种

**$A_2$ 型题**

7. 人类湿耳垢（G）对干耳垢（g）是显性，都是湿耳垢的一对夫妇婚后生了一个干耳垢的男孩，则该男孩的基因型是（　　）

A.GG　　B.gg
C.Gg　　D.GGgg
E.GgGg

8. 双眼皮（A）对单眼皮（a）是显性，惯用右手（B）对惯用左手（b）是显性，双亲的基因型都是 AaBb 的家庭，其子女双眼皮惯用右手所占的比例是（　　）

A.1/16　　B.1/8
C.3/16　　D.1/4
E.9/16

9. 人类褐色眼（D）对蓝色眼（d）是显性，有耳垂（H）对无耳垂（h）是显性，不同对基因独立遗传。现有一蓝色眼无耳垂的男人与一褐色眼有耳垂的女人婚配，而该女人的母亲为蓝色眼无耳垂，则（　　）

A. 该女人的基因型为 DdHH
B. 这对夫妇后代可能出现的基因型有 4 种
C. 这对夫妇后代中出现褐色眼无耳垂的概率为 1/8
D. 这对夫妇后代可能出现的表型有 2 种
E. 这对夫妇后代中出现褐色眼有耳垂的概率为 9/16

## 四、问答题

1. 比较自由组合规律和连锁与互换规律的异同。
2. 父亲是红绿色盲患者，母亲表型正常，出生的女儿中 50% 患有红绿色盲，50% 为正常人；出生的儿子中，45% 患有血友病，45% 患有红绿色盲，5% 患血友病且红绿色盲，5% 为正常人。请问如何解释？

# 5 第5章 遗传病及人类性状的遗传方式

引言：遗传病是指生殖细胞或受精卵的遗传物质发生改变而引起的疾病，可按一定的方式传给后代。据统计，人类遗传病已超过6000种，对人类的健康形成很大的威胁。人类性状的遗传方式因决定该性状的基因位于染色体的位置及显隐性质的不同而不同。

## 第1节 单基因遗传

**案例 5-1**

英国维多利亚女王生了9个孩子，小儿子奥尔巴尼是血友病患者，奥尔巴尼婚后生育的两个儿子都患有血友病，女儿正常；女王的小女儿比特丽丝生了3男1女，其中两个儿子患有血友病，女儿尤金尼娅虽然正常，但她远嫁西班牙后，又生了两个患有血友病的儿子。

**问题：**

1. 血友病属于什么遗传方式？
2. 是什么原因导致王室中这么多人患有同一种疾病呢？

单基因遗传是指某一性状或疾病受一对等位基因控制的遗传，符合孟德尔遗传规律，也称孟德尔式遗传。单基因遗传病指受一对等位基因控制而发生的疾病，简称单基因病，也称为孟德尔式遗传病。单基因遗传病目前发现有6600多种，并且每年在以10～50种的速度递增。

**考点：**单基因遗传病的分类。

根据控制性状或疾病的基因所存在染色体的位置（常染色体或性染色体）及其性质（显性或隐性）不同，可将单基因遗传分为常染色体显性遗传、常染色体隐性遗传、X连锁显性遗传、X连锁隐性遗传、Y连锁遗传等不同的遗传方式。在医学遗传学中，常用系谱分析法来判断单基因遗传病的遗传方式。系谱是指从先证者（某家族中第一个被确诊患某种遗传病的人）开始入手，调查其所有家族成员的情况（包括性别、亲属关系、遗传病性状等），并按照一定方式绘制成的图谱。

**考点：**常用的系谱符号。

根据绘制的系谱图进行家系分析，对所要调查的某一疾病或性状的遗传方式作出判断，从而确定该疾病或性状的遗传方式和传递规律，预测家系各成员的基因型及再发风险。系谱分析时，应尽可能调查比较多的家庭成员，不仅要包括具有某种疾病或性状的个体，也应包括家族中的其他成员。系谱越大，反映的情况越真实客观。绘制系谱时常用的符号见图5-1。

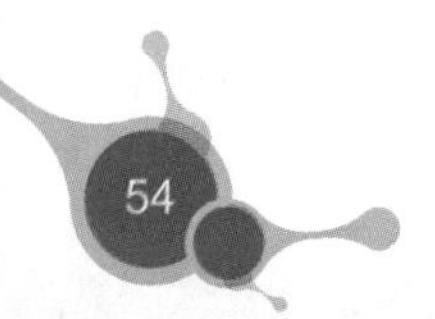

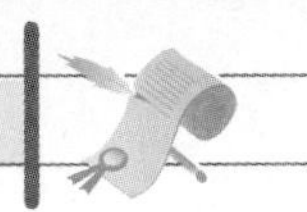

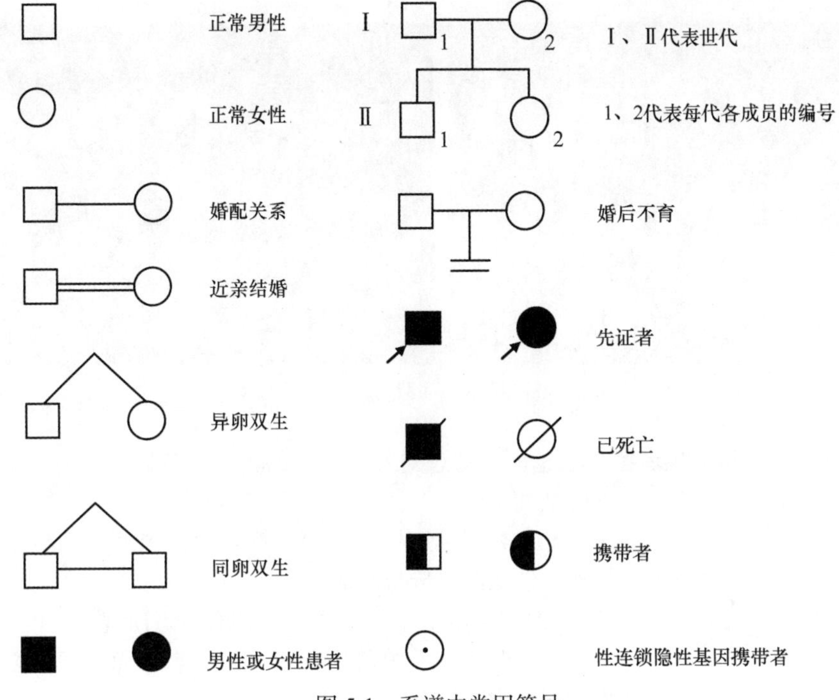


图 5-1　系谱中常用符号

## 一、常染色体显性遗传

控制遗传性状或遗传病的基因位于常染色体上，该基因的性质是显性的，这种遗传方式称为常染色体显性遗传（AD）。由常染色体上的显性致病基因控制的疾病称为常染色体显性遗传病。据统计，常染色体显性遗传病目前已达到 4000 多种。比较常见的常染色体显性遗传病有：家族性多发性结肠息肉、软骨发育不全症、慢性进行性舞蹈病、视网膜母细胞瘤、多囊肾、并指（趾）、多指（趾）、短指（趾）等。

**考点**：常染色体显性遗传的遗传方式；AD、AR、XD、XR 遗传系谱的特点。

在常染色体显性遗传中，如果 A 表示某种显性性状的基因，a 表示某种隐性性状的基因，杂合子 Aa 应表现出基因 A 控制的显性性状或疾病。但由于基因表达受内外环境多种复杂因素的影响，杂合子可能出现不同的表现形式。因此可将常染色体显性遗传分为以下几种不同的遗传方式。

### （一）完全显性遗传

在常染色体显性遗传中，杂合子（Aa）的表型与显性纯合子（AA）的表型完全相同，称为完全显性遗传。

并指（趾）症可作为常染色体完全显性遗传病的实例。本病为较常见的手足部畸形，患者两指（趾）或多指（趾）相连，可能是肌肉皮肤的连接，也可能是指（趾）骨连在一起（图 5-2）。

假设 A 表示决定并指（趾）的显性基因，a 表示正常的等位基因，则患者的基因型有两种：纯合子（AA）和杂合子（Aa），他们在表现症状上没有区别。但在临床上所见到的大多数患者都是杂合子（这是因为按照孟德尔分离定律，纯合子患者基因型中的两个 A 必然一个来自父方，一个来自母方，即父母双方都必须带有显性致病基因 A。父母均为患者的这种婚配机会很少见）。杂合子（Aa）患者与正常人（aa）婚配，后代中患者与正常人的比例为 1 ： 1，即子女中将有 1/2 的概率发病（图 5-3）。

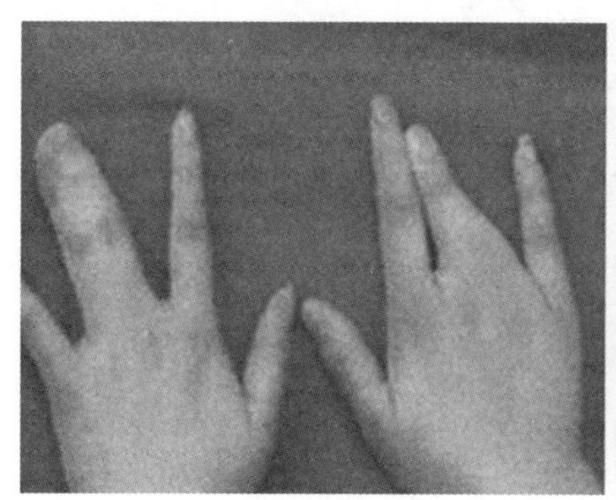
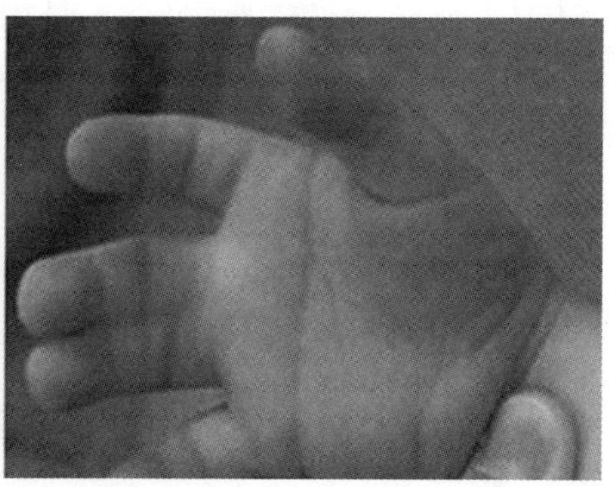

图 5-2　并指症

图 5-4 为一并指症患者家族系谱图，通过对其分析可以将常染色体完全显性遗传的特点归纳如下。

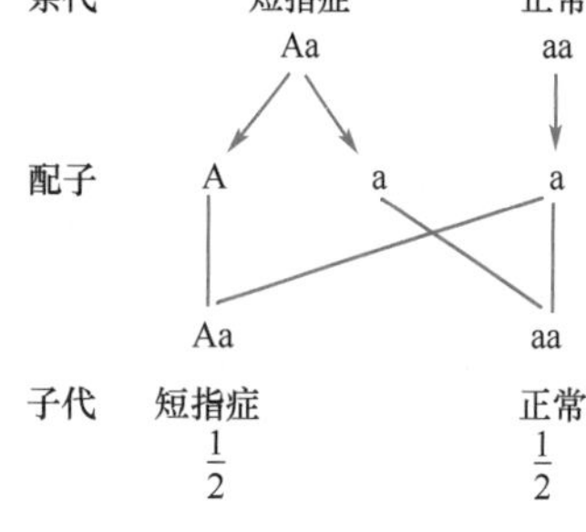


图 5-3　并指症患者与正常人婚配

(1) 男女患病机会均等。这是由于致病基因位于常染色体上，性状的遗传与性别无关。

(2) 连续传递，系谱中每代均有患者出现。

(3) 患者双亲中往往有一方是患者，而且常为杂合子。患者同胞中，约有 1/2 是患者。

(4) 双亲无病，子女一般不发病。只有在基因突变的情况下，才能看到双亲无病子女患病的个别病例。

需要注意的是，男女发病均等及患者同胞 1/2 为患者的比例需要在大的样本观察中方能反映出来，在子女较少的小家庭往往不能反映出这种比例特点而出现偏差。

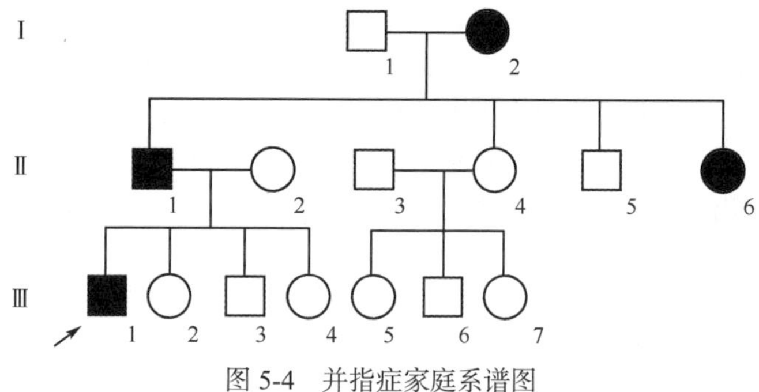


图 5-4　并指症家庭系谱图

## (二) 不完全显性遗传

在常染色体显性遗传中，杂合子 (Aa) 的表型介于显性纯合子 (AA) 和隐性纯合子 (aa) 表型之间，表现了他们的中间类型，这种遗传方式称为不完全显性遗传。不完全显性遗传的杂合子 (Aa) 中，显性基因 A 和隐性基因 a 的作用都得到一定程度的表达。

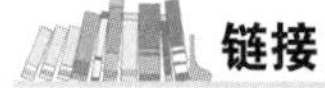
**链接**

**地中海贫血**

本病是由于血红蛋白肽链合成异常而发生的血红蛋白病，因原发于地中海而得名，又称珠蛋白生成障碍性贫血，我国也有发现。致病基因位于 11p15.5，本病临床上分为轻型和重型两种，患者大部分为轻型，重型患者出生几个月便可出现溶血反应。遗传方式为不完全显性遗传。

软骨发育不全症（图 5-5）就是典型的不完全显性遗传。纯合子（AA）患者病情严重，多死于胎儿期或新生儿期。临床所见到的患者多为杂合子（Aa），患者四肢短粗，躯干较长，下肢内弯，腰椎明显前突，臀部后突，手指粗短，各指平齐，具特殊面容（头大，前额突出，鼻梁塌陷，下颚突出），身高为 130cm 左右。隐性纯合子（aa）为健康人。两个杂合子（Aa）患者婚配后，后代中显性纯合子患者、杂合子患者、正常人的比例为 1 ∶ 2 ∶ 1，即子女中将有 1/4 的概率为显性纯合子患者（AA），1/2 为杂合子患者（Aa），1/4 为正常人（aa）（图 5-6）。

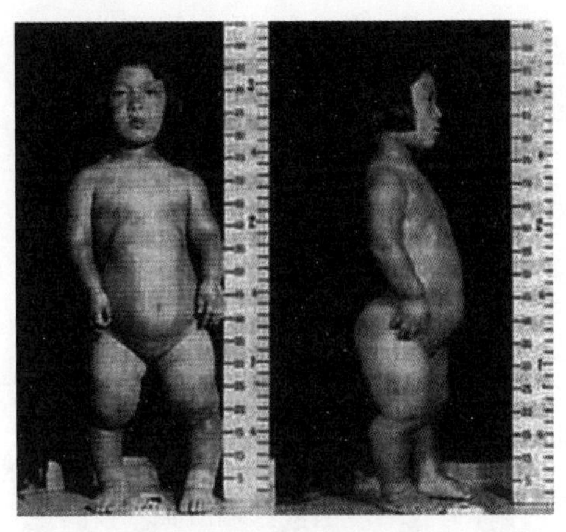

图 5-5　软骨发育不全症

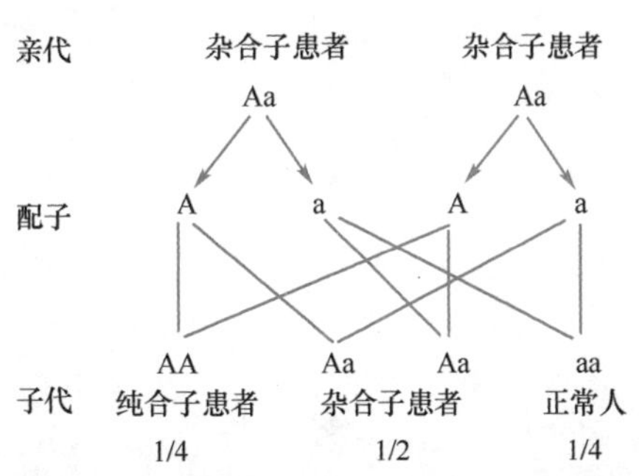


图 5-6　软骨发育不全症杂合子婚配图解

## （三）共显性遗传

一对等位基因彼此没有显性、隐性的区别，在杂合子状态下，两种基因的作用同时得到完全表达，分别独立地产生基因产物，这种遗传方式称为共显性遗传。人类 ABO 血型系统中 AB 血型的遗传就是共显性遗传的实例。ABO 血型的基因位于 9q34 上，由三个复等位基因即 $I^A$、$I^B$ 和 i 决定。复等位基因是指在一对同源染色体的某一特定位点有 3 种或 3 种以上的基因，但对每个个体来说最多只能拥有其中任意两个基因。$I^A$ 决定红细胞表面产生 A 抗原，$I^B$ 决定红细胞表面产生 B 抗原，i 决定红细胞表面既不产生 A 抗原，也不产生 B 抗原。$I^A$ 和 $I^B$ 对 i 为显性基因，而 $I^A$ 和 $I^B$ 没有显性和隐性之分，为共显性，所以基因 $I^AI^B$ 个体表型为 AB 血型。ABO 血型分为四种：A、B、AB 和 O 型，而基因型有 6 种。它们之间的关系见表 5-1。

**考　点**：ABO 血型的遗传规律。

**表 5-1　ABO 血型系统特点**

| 血型 | 基因型 | 红细胞抗原 | 血清中抗体 |
| --- | --- | --- | --- |
| A | $I^AI^A$、$I^Ai$ | A | β |
| B | $I^BI^B$、$I^Bi$ | B | α |
| AB | $I^AI^B$ | A、B | — |
| O | ii | — | α、β |

根据孟德尔分离定律，已知双亲血型就可以推断出子女可能出现的血型和不可能出现的血型（表 5-2），已知双亲一方和子女的血型也可以推断出双亲另一方可能有的血型和不可能有的血型。这在法医学的亲子鉴定中有一定意义。

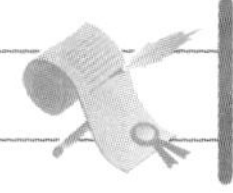



**表 5-2　双亲和子女之间 ABO 血型的遗传关系**

| 双亲血型 | 子女中可能出现的血型 | 子女中不可能出现的血型 |
| --- | --- | --- |
| A×A | A，O | B，AB |
| A×O | A，O | B，AB |
| A×B | A，B，AB，O | — |
| A×AB | A，B，AB | O |
| B×B | B，O | A，AB |
| B×O | B，O | A，AB |
| B×AB | A，B，AB | O |
| AB×O | A，B | O，AB |
| AB×AB | A，B，AB | O |
| O×O | O | A，B，AB |

### （四）不规则显性遗传

带有显性基因的杂合子（Aa）个体没有表现出显性基因控制的相应性状或疾病的遗传现象称为不规则显性遗传，也称外显不全。杂合子在不同条件下，既可以表现相应的显性性状，也可以表现隐性性状，从而导致显性遗传规律出现不规则现象。这可能是受遗传背景或环境因素影响所致。在出现不规则显性的遗传病中，尽管有些杂合子个体表现正常，但由于其携带致病基因，当他与正常人婚配后，子女仍可能患病，因此系谱中可以出现隔代遗传现象。例如，多指（趾）症就有外显不完全现象（图 5-7）。

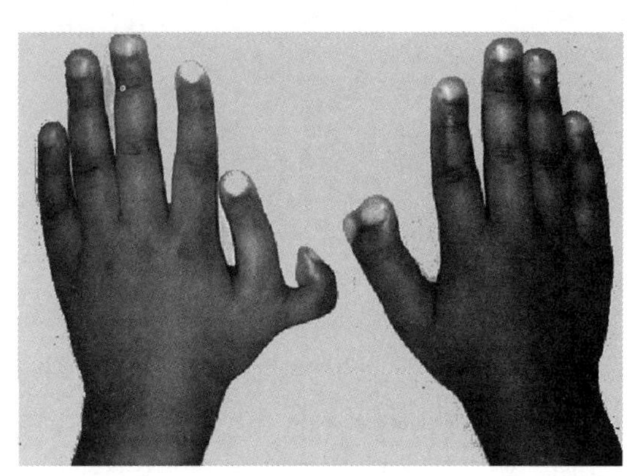

图 5-7　多指症

### （五）延迟显性遗传

有些常染色体显性遗传病，并非出生后即表现出来，而是到一定的年龄阶段才出现症状，这种遗传现象称为延迟显性遗传。较为常见的如慢性进行性舞蹈病、脊髓小脑共济失调Ⅰ型和家族性、多发性结肠息肉等。

慢性进行性舞蹈病为常染色体显性遗传病，致病基因位于 4p16。杂合子（Aa）在 20 岁时只有 1% 发病，多在 40 岁以后发病，随年龄增大发病率逐渐增加，到 60 岁随时发病率可达 94%。患者有进行性加重的不自主舞蹈样动作并可合并肌强直。病情严重时，患者可出现精神症状，如抑郁症，并伴有智力减退，最终成为痴呆。

## 二、常染色体隐性遗传

### （一）常染色体隐性遗传病的遗传特点

控制遗传性状或遗传病的基因位于常染色体上，该基因的性质是隐性的，这种遗传方式称为常染色体隐性遗传（AR）。由常染色体上的隐性致病基因控制的疾病称为常染色体隐性遗传病。据统计，常染色体隐性遗传病目前已达到 1631 种。比较常见的常染色体隐性遗

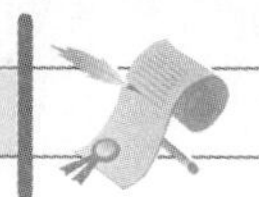

传病有：白化病、先天性耳聋 (AR 型)、苯丙酮尿症、尿黑酸尿症、半乳糖血症、肝豆状核变性、高度近视、镰状红细胞贫血症等。

在常染色体隐性遗传病中，如果 A 表示某种显性正常基因，a 表示某种隐性致病基因，则 AA 和 Aa 的个体表型正常，aa 的个体患病。杂合体 Aa 虽不患病，但为致病基因的携带者（即带有致病基因但表现正常的个体）。临床上所见患者 (aa) 往往是两个携带者 (Aa) 婚配的子女（图 5-8)。

白化病是由于患者体内酪氨酸酶缺乏造成黑色素生成障碍，导致皮肤呈白色或淡红色，毛发银白或淡黄色，虹膜及瞳孔淡红色，畏光（图 5-9)。酪氨酸酶缺陷基因位于 11q14 ～ q21。

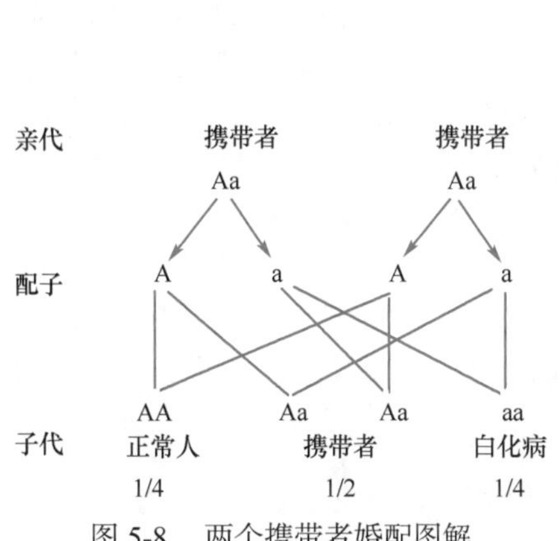


图 5-8　两个携带者婚配图解

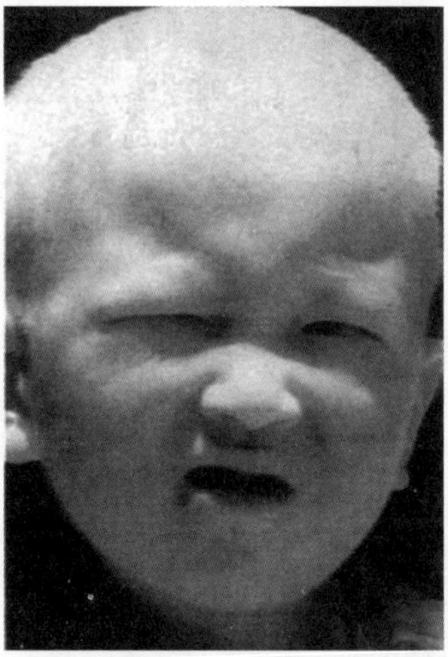

图 5-9　白化病患者

图 5-10 是白化病的一个家系，通过系谱分析可将常染色体隐性遗传的系谱特点归纳如下。

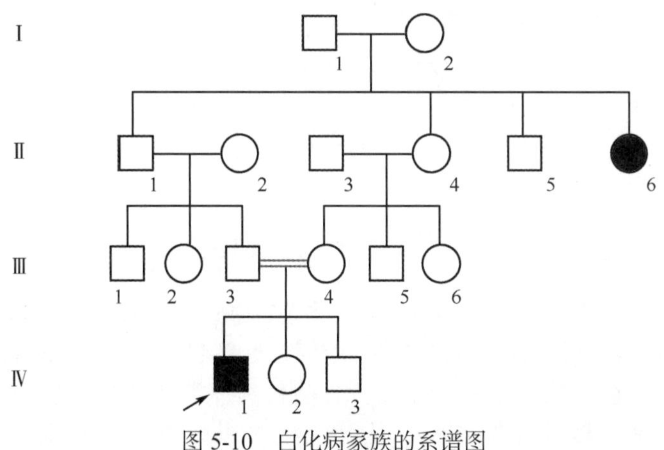


图 5-10　白化病家族的系谱图

(1) 男女患病机会均等。这是因为致病基因位于常染色体上，性状的遗传与性别无关。

(2) 不连续传递，即隔代遗传。系谱中患者的分布往往是散在的，有时甚至只能看到先证者一个患者。

(3) 患者双亲无病，但都是致病基因的携带者。患者同胞中，约有 1/4 的概率患病。不

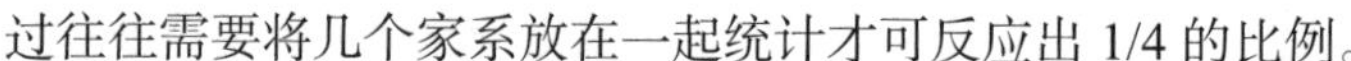

过往往需要将几个家系放在一起统计才可反应出 1/4 的比例。

(4) 近亲婚配时，子女发病风险高。这是由于他们有共同的祖先，同时具有某种相同致病基因的可能性较大。

### (二) 近亲婚配及其危害

考点：近亲婚配的危害。

近亲婚配是指 3 ～ 4 代以内有共同祖先的个体之间婚配。近亲婚配子女患病风险比非近亲婚配高，这是由于他们可能带有从共同祖先继承的某种相同致病基因，他们后代基因纯合的概率比随机婚配高。个体之间的血缘关系远近可用亲缘系数表示。血缘关系越近，携带相同致病基因的概率越高。父母和亲生子女之间、同胞兄弟姐妹之间，基因相同的可能性是 1/2，亲缘系数为 1/2 称为一级亲属；祖孙之间、伯、叔、舅、姑、姨与内外侄女、侄舅之间，基因相同的可能性为 1/4，亲缘系数为 1/4 称为二级亲属；堂兄弟姐妹、姑表、姨表兄弟姐妹之间相同的可能性为 1/8，亲缘系数为 1/8 称为三级亲属。

人群中致病基因一般是少见的，频率多为 0.001 ～ 0.01，群体中携带者的频率一般为 1/500 ～ 1/50。假如某一常染色体隐性遗传病在群体中携带者的频率是 1/50，两个随机婚配的夫妇生出患儿的可能性为：1/50×1/50×1/4=1/10 000。表兄妹生出患儿的可能性则为：1/50×1/8×1/4=1/1600，表兄妹婚配生出患儿的可能性是随机婚配的 6.25 倍。如果某一常染色体隐性遗传病在群体中携带者的频率是 1/500，两个随机婚配的夫妇生出患儿的可能性为：1/500×1/500×1/4=1/1 000 000。表兄妹生出患儿的可能性则为：1/500×1/8×1/4=1/16 000，表兄妹婚配生出患儿的可能性是随机婚配的 62.5 倍。因此，近亲婚配不仅可以增加群体中隐性遗传病的发病率，而且发病率越低的隐性遗传病近亲婚配其后代患病的风险越大。

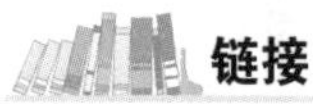
**链接**

**达尔文近亲婚配**

达尔文是 19 世纪伟大的生物学家，也是进化论的奠基人。1839 年 30 岁的达尔文与他舅舅的女儿爱玛结婚。他们的 6 个孩子中有三人中途夭亡，另外三人终身不育。这件事情让达尔文百思不得其解，他与爱玛都是健康人，生理上也没有什么缺陷，精神也非常正常，为什么生下的孩子却都如此呢？达尔文到了晚年，在研究生物进化过程时发现，异花授粉的个体比自花授粉的个体结出的果实又大又多，而且自花授粉的个体非常容易被大自然淘汰。这时，达尔文才恍然大悟：大自然讨厌近亲婚配。

## 三、X 连锁显性遗传

控制遗传性状或疾病的基因位于 X 染色体上，这些基因随 X 染色体的传递而传递，这种遗传方式称为 X 连锁遗传。根据控制遗传性状或疾病的基因是显性还是隐性可将 X 连锁遗传分为 X 连锁显性遗传和 X 连锁隐性遗传两种类型。在 X 连锁遗传中，由于男性的 X 染色体只能由母亲获得，将来只能传给其女儿，所以位于 X 染色体上的男性的致病基因只能从母亲获得，将来只能传给女儿，不存在从男性到男性的传递，这称为交叉遗传。

控制遗传性状或疾病的基因位于 X 染色体上，其性质是显性的，这种遗传方式称为 X 连锁显性遗传 (XD)，位于 X 染色体上的显性基因控制的疾病称为 X 连锁显性遗传病。较为常见的 X 连锁显性遗传病为遗传性肾炎、抗维生素 D 佝偻病、无脉络膜症等。

由于正常女性有两条 X 染色体，而正常男性有一条 X 染色体、一条 Y 染色体，Y 染色体很小，X 染色体上的基因在 Y 染色体上没有等位基因。在 X 连锁显性遗传病中，假定突变的致病基因为 $X^A$，则女性的基因型有三种：$X^AX^A$、$X^AX^a$、$X^aX^a$，男性的基因型有两种：$X^AY$、$X^aY$。其中 $X^AX^A$、$X^AX^a$ 和 $X^AY$ 个体患病，$X^aX^a$ 和 $X^aY$ 的个体正常。由于女性有两条 X 染色体，只要其中任何一条 X 染色体带有致病基因都会发病，故人群中女性患者多于男性患者。不过临床上女性患者的基因型绝大多数是杂合子（$X^AX^a$），病情较男性轻，男性患者病情较重。

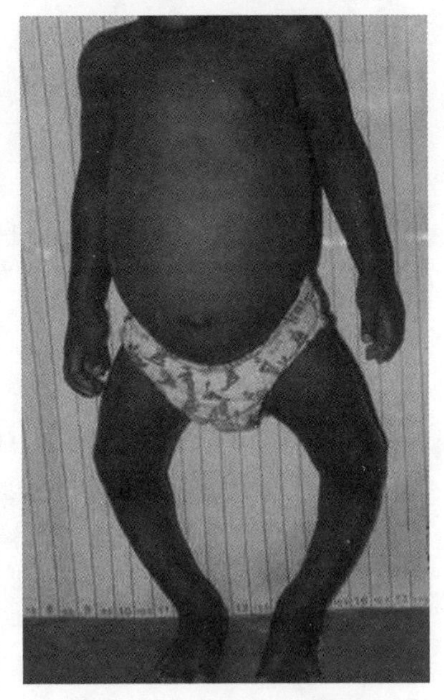
图 5-11　抗维生素 D 佝偻病

抗维生素 D 佝偻病患者由于肾远曲小管对磷的重吸收障碍，尿排磷酸盐增多，血磷酸盐降低而影响骨质钙化形成佝偻病。患者可有身体矮小、“O”形腿、骨骼发育畸形、多发骨折等症状。由于该病用常规剂量的维生素 D 治疗不能奏效，故有抗维生素 D 佝偻病之称（图 5-11）。

图 5-12 是一个抗维生素 D 佝偻病系谱图，通过分析可以将 X 连锁显性遗传的特点归纳如下。

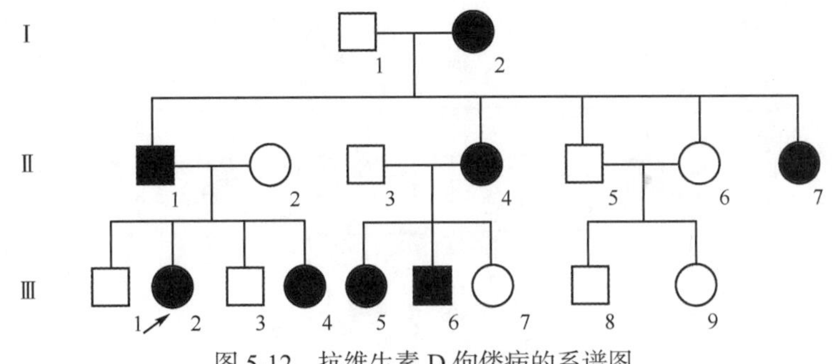

图 5-12　抗维生素 D 佝偻病的系谱图

(1) 女性患者多于男性患者，但女性患者的病情较轻。

(2) 患者双亲之一必定是患者。

(3) 男患者的致病基因只传给女儿，不传给儿子。因此，系谱中男患者的女儿全部发病，儿子都正常。

(4) 女患者（杂合子）的致病基因可传给儿子和女儿，儿子和女儿各有 1/2 概率患病。

(5) 可看到连续两代以上都有患者。

## 四、X 连锁隐性遗传

控制遗传性状或遗传病的基因位于 X 染色体上，其性质是隐性的，并随着 X 染色体而传递，这种遗传方式称为 X 连锁隐性遗传（XR）。位于 X 染色体上的隐性基因控制的疾病称为 X 连锁隐性遗传病。较为常见的 X 连锁隐性遗传为红绿色盲、血友病、假肥大性肌营养不良、鱼鳞病等。

**护考链接**

血友病的病因主要是（　　）

A. 营养不良　　B. 不良生活习惯　　C. 贫血

D. 遗传致凝血因子缺乏　　E. 后天发育不良

**点评**：血友病是一种遗传性疾病，发生的主要原因是凝血因子的缺乏。目前尚无法治愈，最有效的方法是预防性输入所需的凝血因子以达到止血目的，故选 D。

以隐性方式遗传时，由于女性有两条 X 染色体，当隐性致病基因在杂合状态（$X^AX^a$）时，隐性基因控制的性状或遗传病不显示出来，这样的女性表型正常，是致病基因的携带者。只有当两条 X 染色体上的等位基因都是隐性致病基因纯合子（$X^aX^a$）时才表现出来。在男性细胞中，只有一条 X 染色体，Y 染色体上缺少同源节段，所以只要 X 染色体上有一个隐性致病基因（$X^aY$）就发病。所以人群中男性患者较女性患者多。

红绿色盲可作为 X 连锁隐性遗传病的实例。色盲有全色盲和红绿色盲之分，前者不能辨别任何颜色，一般认为是常染色体隐性遗传；后者最为常见，表现为对红、绿色的辨别力低，呈 X 连锁隐性遗传，致病基因定位于 Xq28。据报道，男性发病率为 7.0%，女性发病率为 0.5%。

图 5-13 是一红绿色盲的系谱图。该系谱基本反映了 X 连锁隐性遗传病的系谱特点，现归纳如下。

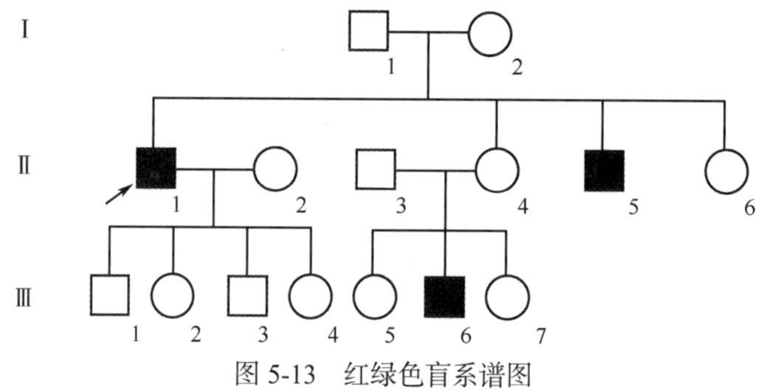

图 5-13　红绿色盲系谱图

(1) 人群中男性患者远多于女性患者，系谱中往往只有男性患者。

(2) 双亲无病时，儿子可能发病，女儿不会发病。

(3) 儿子如果发病，母亲肯定是携带者，女儿也有 1/2 概率为携带者。

(4) 由于交叉遗传，男性患者的兄弟、外祖父、舅父、姨表兄弟、外甥、外孙等有可能是患者。

(5) 如果女性是患者，其父亲一定也是患者，母亲是携带者或是患者。

**案例分析 5-1**

血友病属于 X 连锁隐性遗传，基因型为 $X^aX^a$、$X^aY$ 的个体为患者。女王的小儿子奥尔巴尼是血友病患者，其 X 染色体上有一个隐性致病基因 $X^a$，而女王属于致病基因 $X^a$ 的携带者。女王也可将致病基因 $X^a$ 传递给女儿，随着女儿的远嫁，女儿也可将致病基因传给她们的子代。

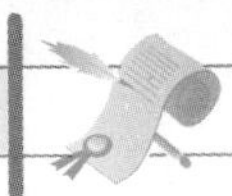

## 五、Y 连锁遗传

控制遗传性状或遗传病的基因位于 Y 染色体上，并随着 Y 染色体的传递而传递，这种遗传方式称为 Y 连锁遗传。由于女性没有 Y 染色体，故女性不会出现相应的遗传性状或遗传病，只有男性才出现症状。这类致病基因只能由父亲传给儿子，再由儿子传给孙子。

外耳道多毛症（图 5-14）就是一种 Y 连锁遗传。患者到了青春期，外耳道中可长出 2 ~ 3cm 成丛的黑色硬毛，常伸出耳孔之外。图 5-15 是一个外耳道多毛症的系谱图，该系谱中祖孙三代患者均为男性。迄今报道的 Y 连锁遗传病及异常性状仅 10 余种。

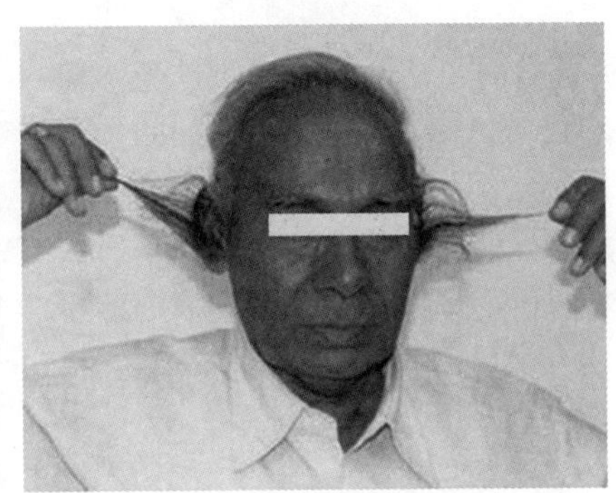

图 5-14　外耳道多毛症

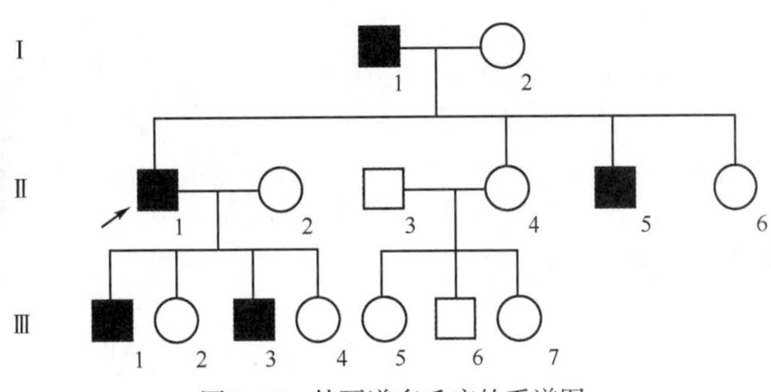


图 5-15　外耳道多毛症的系谱图

# 第 2 节　多基因遗传

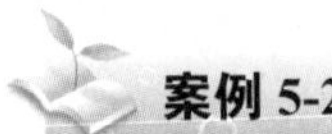

**案例 5-2**

张先生，35 岁。平日体健，近半年来时常出现头晕，最近 1 周加重，遂来医院就诊。查体：平均血压均处于 145/90mmHg 水平，诊断为高血压。经询问，其家族中有多个成员均有不同程度的高血压。

**问题：**

1. 高血压属于什么类型的遗传病？
2. 为何一个家族会出现多个高血压患者？

## 一、多基因遗传概述

人类的性状遗传可以根据参与控制性状的基因数量分为单基因遗传和多基因遗传。单基因遗传性状只受一对等位基因控制，基因之间有显性与隐性之分，性状之间差异明显，变异在群体中分布不连续，没有过渡类型，所以也称为质量性状。如豌豆子叶颜色非黄即绿，没有中间类型。多基因遗传性状是受两对或两对以上基因的控制，基因之间没有显性与隐性的区分，属于共显性。每对基因对性状所起作用是微小的，多对基因作用于性状而形成累加效应。性状除受基因作用外，同时还受到环境因素的影响。性状在群体中的变异呈连续分布状态，不同个体之间没有质的差异，只有量的不同，所以多基因遗传性状也称为数量性状。例如，在一个随机取样的人群中，人的身高是由高到矮逐渐过渡的，极高、极矮的个体很少，大部分个体接近平均身高。

## 二、多基因遗传特点

考点：多基因遗传的特点。

(1) 两个极端类型（纯种）的个体杂交，子代都是中间类型，但是也存在一定范围的变异，这是环境因素影响的结果。

(2) 两个中间类型杂交，子代大部分为中间类型，但是变异范围广泛，有时可出现极端变异的个体。这是基因的分离和自由组合及环境因素影响的结果。

(3) 在一个随机交配的群体中，性状变异范围更广泛，并呈连续分布，大多数个体接近中间类型，极端变异的个体很少。在这些变异的产生上，多基因遗传基础和环境都起作用。

下面以人类肤色遗传为例说明多基因遗传的特点。

假定有两对基因 $A_1A_2B_1B_2$ 影响人类的肤色，$A_1B_1$ 决定白肤色，$A_2B_2$ 决定黑肤色。如果一个纯合的白肤色人（$A_1A_1B_1B_1$）和一个纯合的黑肤色人（$A_2A_2B_2B_2$）结婚，他们的子女基因型为 $A_1A_2B_1B_2$，肤色表现为中间类型，介于白色和黑色之间。如果两个中间类型的人结婚，根据分离定律和自由组合定律，他们的子女可能会出现五种肤色类型：纯白、较白、中间肤色、较黑和纯黑，比例为 1 ∶ 4 ∶ 6 ∶ 4 ∶ 1（图 5-16）。极端类型纯白和纯黑少，中间类型多。

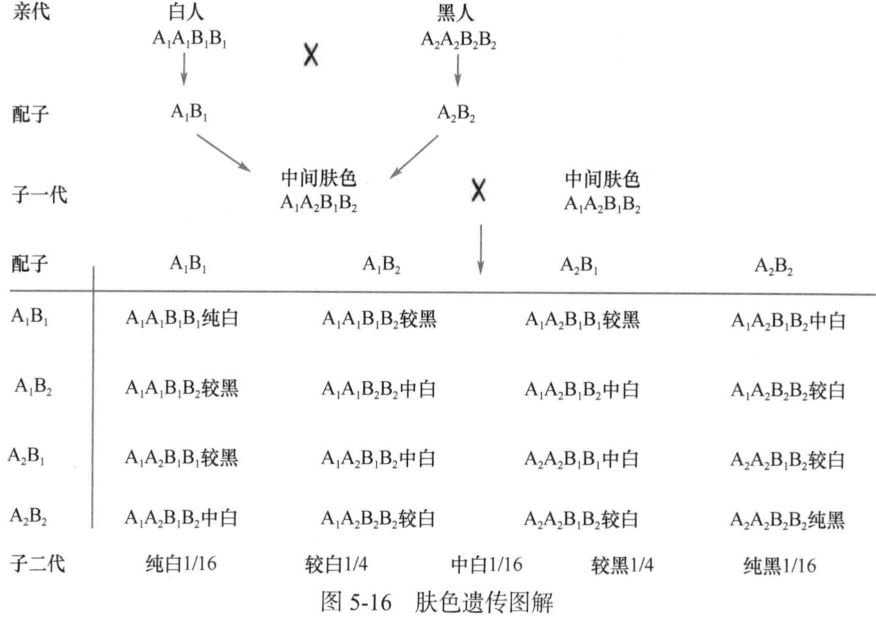

图 5-16　肤色遗传图解

## 三、多基因遗传病

考点：多基因遗传病的概念。

多基因遗传病是指受多对基因和环境因素双重影响而导致的疾病，简称多基因病。多基因病发病率较高，病情也比较复杂。很多常见的疾病如糖尿病、高血压、冠心病、精神分裂症、哮喘，以及一些常见的先天畸形如脊柱裂、唇裂、腭裂等均属于多基因遗传病。

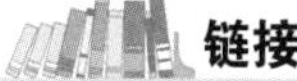

**链接**

**糖尿病**

人的空腹血糖≥7.0mmol/L 或糖尿病症状加随机血糖≥11.1mmol/L 即可诊断为糖尿病。

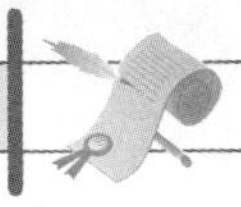

据中国糖尿病协会调查数据表明，我国的糖尿病发病率高达 9.7%，糖尿病患者接近 1 亿。糖尿病可以引起多种并发症，包括心脑血管疾病、肾脏疾病、眼底疾病等。控制好血糖，对减少并发症的发生非常关键。

## (一) 易患性、发病阈值和遗传度

在多基因遗传病中，由遗传因素和环境因素共同作用并决定一个个体是否易于患某种遗传病的可能性称为易患性。它是指在遗传和环境的共同作用下，个体患病可能性的大小。易患性的变异在群体中呈正态分布，大多数个体的易患性都接近平均值（图 5-17），易患性很高和很低的人都很少。当一个个体的易患性达到或超过一定水平，即达到一定限度时这个个体就可能患病。这个易患性的最低限度称为阈值。由于阈值的存在，将连续分布的易患性变异的人群划分为两部分：一部分是正常人；一部分是患者。阈值代表在一定环境条件下，个体患病所必需的、最少的该致病基因的数量。

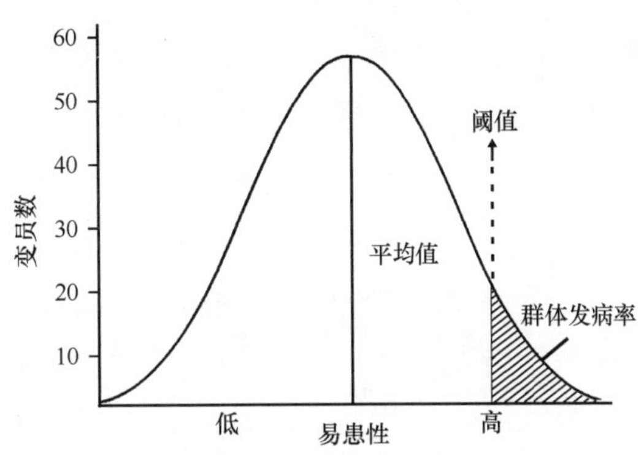


图 5-17　多基因病的群体易患性变异分布图

## (二) 遗传度

在多基因遗传病中，易患性的高低受遗传因素和环境因素的双重影响，其中遗传因素所起作用的大小称为遗传度，又称遗传率，一般用百分率 (%) 来表示。如果一种遗传病完全由遗传因素决定，其遗传度为 100%，这种情况比较少见。遗传度高的多基因遗传病，其遗传度可高达 70% ～ 80%，这表明遗传基础在决定一个个体易患性和发病上起重要作用，环境因素所起作用较小。相反，遗传度如果介于 30% ～ 40% 或更低，则表明环境因素在决定易患性和发病上所起作用更重要，而遗传因素的作用不明显。一些常见多基因遗传病的群体发病率和遗传度见表 5-3。

**表 5-3　一些常见多基因遗传病的群体发病率和遗传度**

| 疾病 | 群体发病率 (%) | 遗传度 (%) | 疾病 | 群体发病率 (%) | 遗传度 (%) |
|---|---|---|---|---|---|
| 唇裂、腭裂 | 0.17 | 76 | 精神分裂症 | 1.0 | 80 |
| 腭裂 | 0.04 | 76 | 糖尿病（早发型） | 0.2 | 75 |
| 先天性髋关节脱位 | 0. 07 | 70 | 原发性高血压 | 4 ~ 8 | 62 |
| 先天性畸形足 | 0.1 | 68 | 冠心病 | 2.5 | 65 |
| 先天性巨结肠 | 0.02 | 80 | 哮喘 | 4 | 80 |
| 脊柱裂 | 0.3 | 60 | 消化性溃疡 | 4 | 37 |
| 无脑儿 | 0.2 | 60 | 强直性脊柱炎 | 0.2 | 70 |
| 先天性心脏病（各型） | 0.5 | 35 | 先天性幽门狭窄 | 0.3 | 75 |

**护考链接**

关于精神分裂症的病因，目前认为最重要的因素是（　　）

A. 脑发育异常　　B. 遗传因素　　C. 环境因素

D. 精神因素　　E. 生化因素

**点评**：精神分裂症的病因虽有环境中的生物和社会心理因素、大脑发育病理及神经发育异常的假说，但大量调查显示多基因遗传因素尤为重要，故选 B。

**案例分析 5-2**

高血压属于多基因遗传病。我国高血压发病人数约 1.6 亿，并且以每年 350 万人的速度递增，而且出现了低龄化的趋势。据统计，40% ～ 50% 的心肌梗死和 50% ～ 60% 的脑卒中与高血压有关，长期的高血压还可能导致肾动脉硬化，引起肾功能不全、尿毒症等。

## （三）多基因遗传病的特点

(1) 发病有家族聚集倾向，但在系谱分析中不符合任何一种单基因遗传方式。患者亲属发病率远低于 1/2 或 1/4。

(2) 家族中多基因病患者越多，患者亲属再发风险越大。

(3) 近亲婚配时，子女再发风险也增高，但不如常染色体显性遗传病那样显著。

(4) 随亲属级别的降低，患者亲属发病风险迅速下降，群体发病率越低的病种中，这种特征越明显。

(5) 发病率有种族（或民族）差异，这表明不同种族（或民族）的基因库是不同的。

## （四）多基因遗传病再发风险估计

多基因遗传病再发风险估计可以概括为以下几个方面。

**1. 患者一级亲属再发风险与群体发病率、遗传度的关系**　如果某一种多基因遗传病，其群体患病率为 0.1%~1%、遗传度为 70%~80%，患者一级亲属的发病率（$f$）近似于群体发病率（$P$）的平方根（Edward 公式）。例如，唇裂 ± 颚裂的群体发病率为 0.17%，遗传度为 76%，则患者一级亲属的发病率为 $f=\sqrt{0.17\%}\approx 4\%$。如果群体发病率过高或过低，则不适用 Edward 公式。如果某一种多基因遗传病，其群体患病率高于 1% 或遗传度高于 80%，则患者一级亲属发病率将高于群体发病率的开方值；如果某一种多基因遗传病，其群体患病率低于 0.1% 或遗传度低于 70%，则患者一级亲属发病率将低于群体发病率的开方值。

**2. 家庭中患者人数与再发风险的关系**　一个家庭中患病人数越多，意味着亲属再发风险越高。如一对夫妇已生过一个唇裂的患儿，再次生育时其子女再发风险为 4%；如果这对夫妇又生了第二个唇裂患儿，第三胎子女再发风险则上升到 10%。说明这对夫妇体内含有产生唇裂的基因数量较多，虽然他们本人未发病，但其易患性更接近阈值。

**3. 病情严重程度与再发风险的关系**　患者病情越严重，其一级亲属的再发风险越高。如一侧唇裂患者，其同胞的再发风险为 2.46%；一侧唇裂并发颚裂患者，其同胞的再发风险为 4.21%；两侧唇裂发颚裂患者，其同胞的再发风险为 5.47%。这是因为患者病情越严重，表明双亲带有的致病基因也越多，再次生育其子女再发风险也就越高。

**4. 性别与再发风险的关系**　当某种多基因病的群体发病率存在性别差异时，说明该病

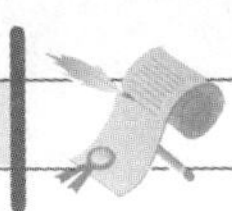

在不同性别中的发病阈值是不同的。在这种情况下，群体发病率高的性别阈值低，这种性别患者的子女再发风险低；相反，群体发病率低的性别阈值高，这种性别患者的子女再发风险高。这是因为群体发病率低的性别患者，必然会带有较多的致病基因才有可能发病，也就会传递给子女较多的致病基因，从而提高了子女的发病风险。例如，先天性幽门狭窄，男性的群体发病率为 0.5%，女性的群体发病率为 0.1%。男性患者的儿子发病风险为 5.5%，女儿发病风险为 2.4%；而女性患者的儿子发病风险为 19.4%，女儿发病风险为 7.3%，表明女性患者比男性患者带有更多的致病基因。

## 第 3 节　染色体畸变与染色体病

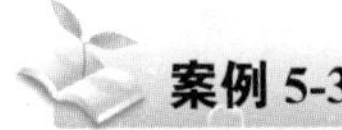

**案例 5-3**

某夫妇生一儿子，出生 3 个月。因眼距宽、鼻梁塌、耳郭小等特殊面容及肌张力低，舌大而外伸甚至流涎，四肢关节过度屈曲，通贯手等症状而就诊。

**问题：**

1. 该患儿可能患有什么疾病？
2. 该病的发病原因是什么？
3. 为明确诊断，应进行什么辅助检查？

染色体畸变（chromosome aberration）是指体细胞或生殖细胞内染色体的数目或结构发生异常改变，分为数目畸变和结构畸变。它可以自发产生，也可通过物理、化学、生物的诱变作用产生，还可由亲代遗传而来。

染色体畸变导致的疾病称为染色体病（chromosome disorder），也称染色体综合征。其实质是染色体或染色体片段上的基因群发生增减或位置的转移，破坏了遗传物质相互作用的平衡关系，影响细胞正常的遗传功能而造成机体不同程度的损害。染色体病分为常染色体病和性染色体病。常染色体病由常染色体畸变引起，临床大多表现为先天性智力低下、多发畸形、生长发育迟缓、特殊的皮肤纹理改变等，具有染色体异常的胚胎，大部分流产或死亡；性染色体病由性染色体畸变引起，临床大多表现为第二性征紊乱、发育滞后、内外生殖器官异常等。

### 一、染色体数目畸变及所致疾病

#### （一）染色体数目畸变

染色体数目畸变是指细胞中染色体数目的增加或减少，包括整倍体改变和非整倍体改变两种类型。

考点：染色体数目畸变的类型。

**1. 整倍体改变**　人类正常生殖细胞中的全部染色体称为一个染色体组，含有一个染色体组的细胞或个体称为单倍体，以 $n$ 表示（$n$=23）。人类正常体细胞有 46 条染色体，含有 2 个染色体组，称为二倍体，以 $2n$ 表示（$2n$=46）。

如果细胞中染色体数目以 $n$ 为基数成倍地增加或减少，称为整倍体改变。在 $2n$ 的基础上减少 1 个染色体组（$n$），则称为单倍体，单倍体个体在人类尚未见到。在 $2n$ 的基础上，如果增加 1 个 $n$，则染色体数为 $3n$，为单倍体的 3 倍，称三倍体（$3n$=69）；若在 $2n$ 基础上增加 2 个 $n$，染色体数为 $4n$，称之为四倍体（$4n$=92）；凡三倍体以上的细胞或个体都统称

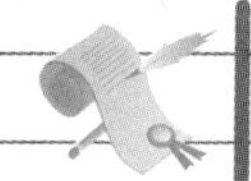



为多倍体。多倍体在人类中可以导致胚胎的死亡，因此在流产儿中多见。据报道由染色体异常引起的自发流产中，三倍体占 18%，四倍体占 5%。可见，在流产的胎儿中，三倍体是最常见的类型。

整倍体改变发生机制主要有双雌受精、双雄受精、核内复制等。

(1) 双雄受精：一个正常的卵子同时与两个正常的精子发生受精，结果形成含有三个染色体组（即三倍体）的受精卵，称为双雄受精。

(2) 双雌受精：一个二倍体的异常卵子与一个正常的精子发生受精，从而产生一个三倍体受精卵，称为双雌受精。卵细胞在发育的过程中，由于某种原因未形成第二极体，因此应分给第二极体的染色体仍然留在卵细胞中，形成了二倍体的卵细胞，当它与一个正常精子结合后，就形成三倍体（图 5-18）。

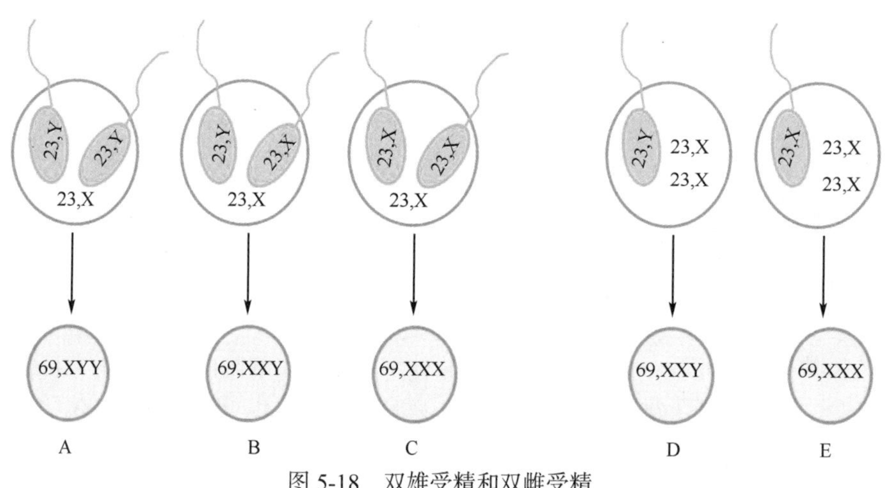


图 5-18　双雄受精和双雌受精

A~C. 双雄受精；D、E. 双雌受精

(3) 核内复制：细胞核内的 DNA 在一次细胞分裂过程中复制了 2 次，由 $2n$ 变成了 $8n$，而细胞只分裂了一次，这样形成的两个子细胞都是四倍体 ($4n$)，这也是肿瘤细胞常见的染色体异常特征之一。

**2. 非整倍体改变**　细胞核中染色体的数目在二倍体基础上增加或减少一条或数条称为非整倍体改变。

(1) 非整倍体改变主要类型有单体型、三体型、多体型等。

当体细胞中染色体数目少了一条或几条时，称为亚二倍体。若某对染色体少了一条 ($2n-1$)，细胞染色体数目为 45 条，称某号染色体的单体。它主要见于 X 染色体单体型，核型为 45，X。在人类的单体中，除 X 单体、21 单体和 22 单体可能有部分个体出生并存活之外，其余单体几乎全是胚胎致死而导致流产。

当体细胞中染色体数目多了一条或几条时，称为超二倍体。若某对染色体多了一条 ($2n+1$)，细胞染色体数目为 47 条，称某号染色体的三体。三体型是目前人类染色体数目畸变中最常见、种类最多的一类。常染色体三体型以 13 三体型、18 三体型和 21 三体型常见，性染色体三体型以 XXX、XXY 和 XYY 三种最为常见。三体型以上的统称为多体型，常见于性染色体中，如性染色体的四体型 (48，XXXX；48，XXXY) 和五体型 (49，XXXXX；49，XXXYY) 等。

有的细胞中染色体数目虽为二倍体数 ($2n$)，但不是正常的二倍体，不具备两个完整的染色体组，则称为假二倍体。

(2) 非整倍体改变发生机制：大多数非整倍体的产生是生殖细胞在成熟过程中或受精

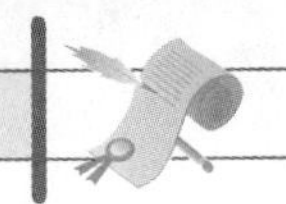

卵早期卵裂过程中，发生了染色体不分离或染色体缺失。

1) 染色体不分离：细胞由中期进入后期时，某一对同源染色体或一对姐妹染色单体由于某种原因没有移向两极，而是同时进入一个子细胞，这种现象称为染色体不分离。染色体不分离的结果导致形成的两个子细胞中，一个子细胞增加一条染色体，另一个子细胞减少一条染色体。染色体不分离可发生在减数分裂时，也可发生在有丝分裂过程中。

如果染色体不分离发生在第一次减数分裂后期，则可以形成相等的 $n+1$ 和 $n-1$ 两种类型的配子（图 5-19A），与正常配子结合后，将形成单体型或三体型；如果不分离发生在减数第二次分裂后期（即姐妹染色单体不分离），所形成的配子的染色体数将有以下几种情况：1/2 为 $n$、1/4 为 $(n+1)$、1/4 为 $(n-1)$。后两种与正常配子结合后，也将形成单体型和三体型（图 5-19B）。

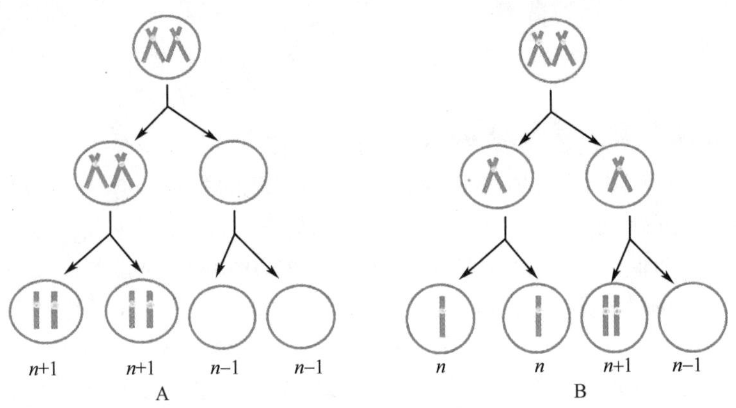


图 5-19 减数分裂中染色体不分离

A. 减数分裂Ⅰ同源染色体不分离；B. 减数分裂Ⅱ组妹染色单体不分离

2) 染色体缺失：在细胞分裂过程中，某一染色体未能与纺锤丝相连，不能移向两极参与新细胞的形成；或者由于纺锤体功能障碍或染色体行动迟缓，使某一染色体没有进入子细胞核中，遗留在细胞质中而逐渐消失，这种现象称为染色体缺失。染色体缺失的结果是形成的两个子细胞中，一个正常，另一个缺失了一条染色体。

**3. 嵌合体** 具有两种或两种以上染色体组成的细胞系的个体称为嵌合体。它可以是染色体数目异常之间、结构异常之间以及数目异常与结构异常之间等的嵌合。嵌合体患者由于含有一部分正常细胞，临床症状较纯合体轻，其含有异常细胞比例越大，症状越严重。卵裂过程中染色体不分离或染色体缺失是嵌合体形成的主要方式（图 5-20）。

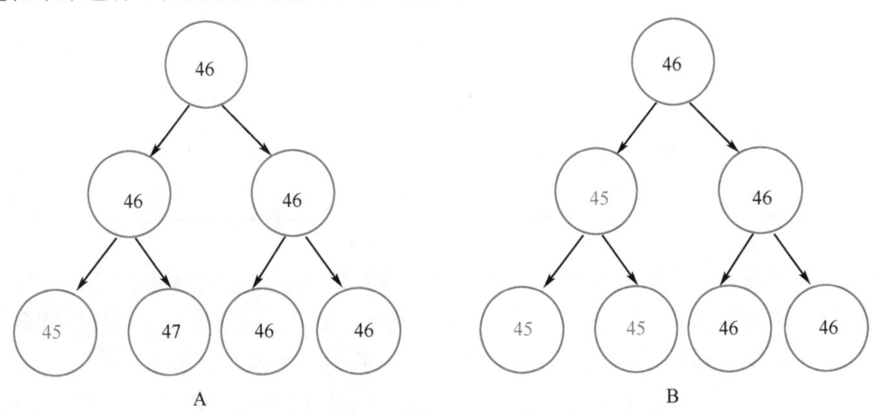


图 5-20 嵌合体形成的主要方式

A. 染色体不分离；B. 染色体丢失

链接

### 染色体畸变的核型描述方法

染色体数目畸变表述方法为“染色体总数，性染色体组成，+/-，畸变染色体序号”。如47，XX，+18表示47条染色体，性染色体是XX，多了一条18号染色体；45，XY，-22表示45条染色体，性染色体是XY，少了一条22号染色体。染色体结构畸变简式为“染色体总数，性染色体组成，畸变类型符号，括号写明畸变染色体序号，括号注明断裂点位置”。如46，XY，t(9；22)(q34；q11)表示46条染色体，性染色体是XY，9号的q34和22号的q11断裂后相互易位。嵌合体的表述方法为：两种或两种一定不同的核型间以“/”分隔，如核型为46，XX和47，XX，+21的嵌合体可描述为46，XX/47，XX，+21。

## （二）常染色体数目畸变所致疾病

常染色体数目畸变是指人类的第1~22号染色体数目的异常改变。在临床上因常染色体数目畸变所致的疾病主要有21三体综合征、18三体综合征和13三体综合征等。

**1. 21三体综合征** 本病由英国医生Langdon Down在1866年首先描述，故称为Down综合征，又称为唐氏综合征，是最早确认也是最常见的一种染色体病。1959年法国细胞遗传学家Lejeune首先证实本病患者有47条染色体，病因是多了一个小的G组染色体（后来确定为21号），患者21号染色体有3条，故命名为21三体综合征，又称先天愚型。

**考点：**常色体数目畸变所致疾病的临床表现、发病原因和核型。

(1) 发病率：新生儿发病率为1/800～1/600，男性患儿多于女性。21三体综合征的胎儿约有3/4死于宫内而导致流产或死产，仅约1/4能活到出生。我国目前有60万以上的患儿，每年新增可多达27 000例左右。母亲年龄是影响发病率的重要因素，尤其当母亲大于35岁时，发病率明显增高（表5-4）。有资料表明，父亲的年龄也与本病的发病率有关，环境污染和接触有害物质等均可造成精子的老化和畸形，当父亲年龄超过39岁时，出生患儿的风险也将增高。

**表5-4 母亲年龄与21三体综合征发病率的关系**

| 母亲年龄（岁） | 患儿的发生率 |
|---|---|
| 20 ~ 24 | 1/1800 |
| 25 ~ 29 | 1/1500 |
| 30 ~ 34 | 1/800 |
| 35 ~ 39 | 1/250 |
| 40 ~ 44 | 1/100 |
| 45 ~ | 1/50 |

(2) 临床表现：主要表现为智力低下、生长发育迟缓。出生时体重较轻，身高偏低，有特殊的伸舌样痴呆面容，脸圆扁平，眼裂小且向外侧上斜，眼内眦赘皮明显，常有斜视，眼间距宽，塌鼻梁，鼻扁平，耳小，耳位低，耳郭畸形，舌大而外伸，有的流涎等；四肢关节过度屈曲，肌张力低；指短，第5指常内弯，皮纹较特殊，50%的患者具有通贯手，*atd*角为70°～80°；50%左右的患者具有先天性心脏病，易发生呼吸道感染和白血病。男

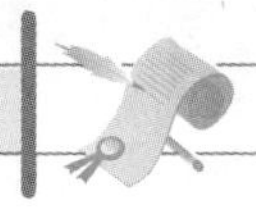

性患者可有隐睾，多不育；女性患者通常无月经，偶有生育能力，但可将此病遗传给后代（图 5-21）。

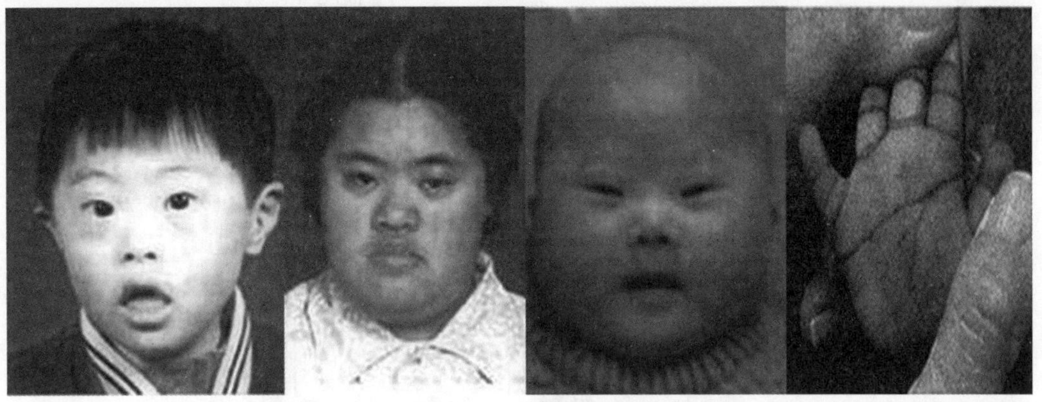

图 5-21　21 三体综合征患者

**护考链接**

患儿，男性，6 个月。眼距宽，眼裂小，鼻根低平，舌大外伸，流涎，身材矮小，有通贯手。其母 35 岁，近亲结婚，患儿系 2 胎 1 产。最可能的诊断是（　　）

A. 糖原积累病　　B. 猫叫综合征　　C.21 三体综合征

D. 苯丙酮尿症　　E. 肝豆状核变性

**点评：**21 三体综合征患者的临床表现主要为智力低下、身高偏低、伸舌样痴呆、流涎、塌鼻梁、鼻扁平、通贯手。所以选 C。

⑶ 遗传分型：染色体分析表明，21 三体综合征的核型分为三种。① 21 三体型：也称单纯型或游离型。核型为 47，XX（XY），+21，约占 92.5%，具有典型的临床表现。发病的主要病因是患者的父亲或母亲形成生殖细胞时，21 号染色体发生了不分离。大多数是由于母亲的初级卵母细胞在减数分裂时，21 号染色体发生了不分离而产生含有两条 21 号染色体的卵子，该卵子与正常精子结合而形成。②嵌合型：核型为 46，XX（XY）/47，XX（XY），+21，约占 2.5%，其临床表现与异常核型的比例有关，异常核型不超过 9% 症状不明显，超过 25% 时，会表现出比 21 三体型症状轻的临床表现。发病的主要病因是受精卵在早期卵裂时发生了 21 号染色体不分离。③易位型：核型常为 46，XX（XY），-14，+t（14；21）（p11；q11），约占 5%。患者染色体总数为 46 条，少了一条 14 号染色体，多了一条 14 号和 21 号染色体易位后形成的异常染色体，具有典型的临床症状。患者的易位染色体如果是由亲代传递而来，其双亲之一常为平衡易位携带者（即具有易位染色体但表型正常的个体），若这个携带者与正常人婚配，可生出正常胎儿、21 单体型胎儿（基本发生流产）、易位型 21 三体综合征胎儿和平衡易位携带者胎儿（图 5-22）。该型患者发病的主要病因是父亲或母亲在形成生殖细胞时，14 号与 21 号染色体发生了易位，这种生殖细胞受精后导致易位型 21 三体综合征患儿的出生。由此可见，这类平衡易位携带者虽然外表正常，但婚后往往有自然流产史或死胎。因此，在遗传咨询中及时检出平衡易位携带者，建议他们做好产前诊断或劝阻不再生育，对降低 21 三体综合征的发病率有重要意义。

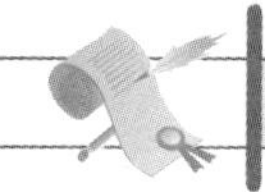

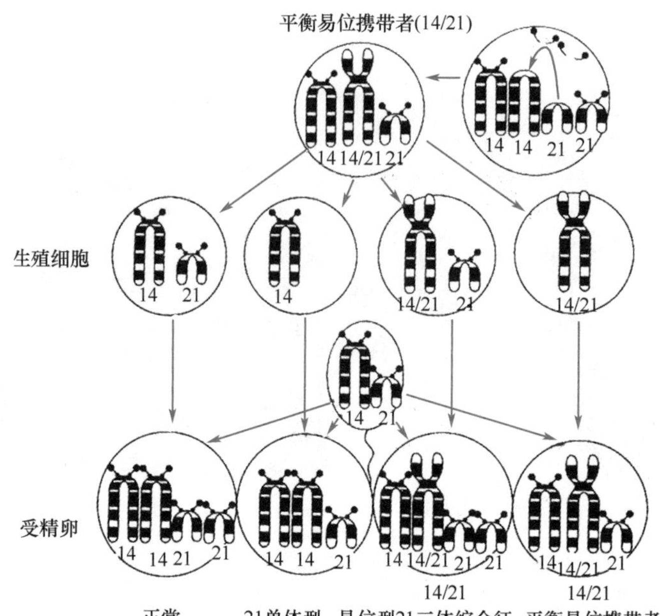

图 5-22　染色体平衡易位携带者及其子女核型

**案例分析 5-3**

1. 根据该患儿的临床表现，初步怀疑为 21 三体综合征。

2. 该病的发生可能与双亲之一在生殖细胞形成时，21 号染色体发生了不分离有关，也有可能是因双亲之一是平衡易位携带者。

3. 为明确诊断，应进一步进行染色体检查。

**链接**

**染色体异常携带者**

染色体异常携带者是指染色体结构异常但表型正常的人。这些携带者是造成不孕不育的常见因素，我国携带者发生率为 0.47%，即 106 对夫妇中就有一方为携带者。染色体结构异常主要包括倒位和易位，至今我国已记载的有 1200 多种，几乎涉及每号染色体的每个区带。倒位和易位一般来说没有遗传物质的丢失，所以个体没有表型的改变。携带者在生育子女时，常表现为流产、死胎、新生儿死亡、生育畸形儿和智力低下儿等情况，甚至有些类型的携带者生育染色体异常患儿的概率高达 100%。

**2. 18 三体综合征**　该病 1960 年由 Edwards 等首先描述，故又称为 Edwards 综合征。1961 年 Patau 证实该病是由于多了一条 18 号染色体造成的，故将其命名为 18 三体综合征。

(1) 发病率：大多数在胎儿期流产，新生儿的发病率为 1/8000 ～ 1/3500，故本病发病率较低。患儿中女性明显多于男性，多在出生后 2 ～ 3 个月内死亡，只有极个别患儿能活过儿童期。

(2) 临床表现：出生时体重低，发育如早产儿，吸吮差，反应弱，智力发育差，生命力严重低下，头面部有严重畸形，眼距宽，有内赘眦皮，鼻宽而扁平，嘴小，耳畸形而低位，小颌，枕部突出；手的畸形非常典型，出现特殊姿势握拳，即第 2、5 手指压在第 3、4 指上，指头上弓形纹较多，常出现通贯掌；下肢最突出的是摇椅底足（又称船形足），踇指短，向背侧屈起，踝部向外突出（图 5-23）；肾畸形，男性隐睾较为常见，女性大阴唇和阴蒂发育不良。90%患儿有先天性心脏病，这是导致婴儿死亡的主要原因。

(3) 遗传分型：分三种类型。①18 三体型：患者核型为 47，XX(XY)＋18，约占 80%，症状典型。其主要发病原因是患者的母亲在形成卵细胞时，18 号染色体发生了不分离所致，与母亲的年龄增大有关。②嵌合型：患者核型为 46，XX(XY)/47，XX(XY)，＋18，约占 10%，症状较轻。主要是受精卵在早期卵裂时发生了 18 号染色体不分离。③易位型：主要是 18 号和 D 组染色体发生易位，约占 10%。

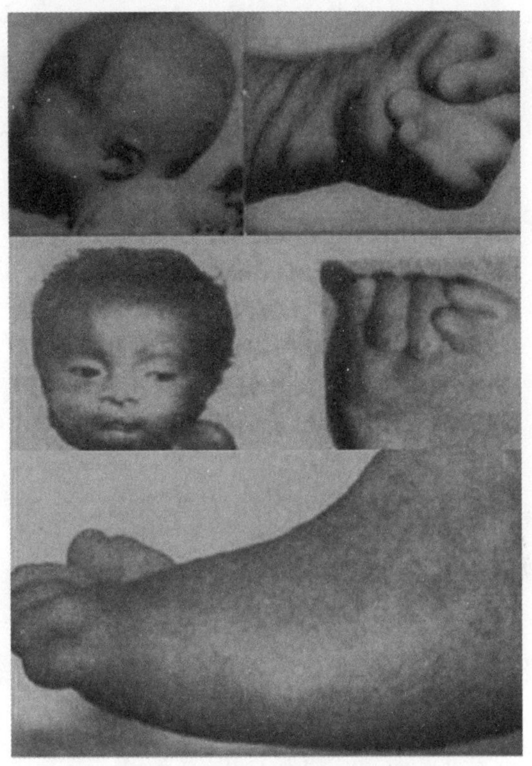
图 5-23　18 三体综合征

**3. 13 三体综合征**　1960 年 Patau 首先描述本病，故又称为 Patau 综合征。Yunis 等在 1965 年采用显带技术确定该病是由于多了一条 13 号染色体，故又称为 13 三体综合征。

(1) 发病率：新生儿中发病率约为 1/25 000，女性明显多于男性，发病率与母亲年龄增大有关。患儿大多在胚胎期或胎儿期流产，出生后的患儿 1 个月内死亡的概率接近 50%，90% 患儿在 6 个月内死亡。

(2) 临床表现：患儿的畸形比 21 三体综合征和 18 三体综合征都严重。颅面的畸形包括小头，头皮缺损，前额、前脑发育缺陷，无嗅脑，眼球小或无眼球，鼻宽而扁平，半数以上患儿有唇裂，并常有腭裂，耳位低，耳郭畸形，颌小；足跟向后突出及足掌中凸，形成所谓摇椅底足；多囊肾，男性有隐睾，女性则有阴蒂肥大、双阴道、双角子宫等。80% 患儿伴有先天性心脏病，智力发育障碍见于所有的患者，而且程度严重，存活较久的患儿还有癫痫样发作，肌张力低下等（图 5-24）。

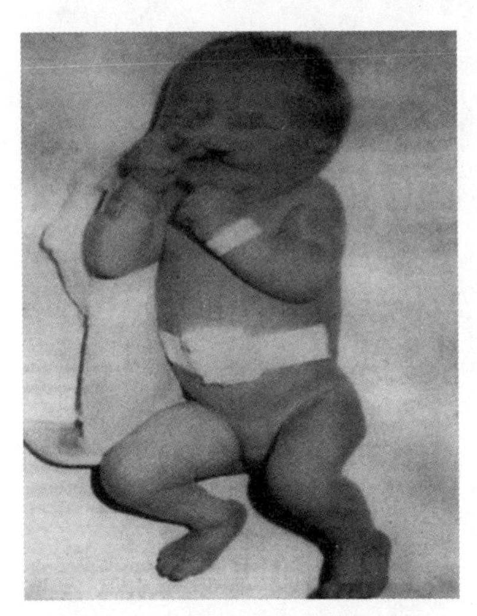
图 5-24　13 三体综合征患者

(3) 遗传分型：患者核型为 47，XX(XY)，+13，占 80%；其余为嵌合型或易位型。嵌合型症状一般较轻，易位型通常以 13 号和 14 号易位居多。其发病原因大多是由于在母亲的卵细胞形成时 13 号染色体不分离所致。

**考点：** 性染色体数目畸变所致疾病的发病原因和核型

## （三）性染色体数目畸变所致疾病

性染色体数目畸变指人类的 X 染色体或 Y 染色体数目的异常改变。性染色体数目畸变所致的疾病常见的有 Klinefelter 综合征、Turner 综合征、多 X 综合征和 XYY 综合征等。

**1. Klinefelter 综合征**　因 1942 年 Klinefelter 等首先发现并报道而命名为 Klinefelter 综

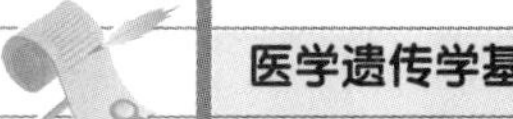


合征，也称先天性睾丸发育不全综合征或原发性小睾丸症或 XXY 综合征。

(1) 发病率：较高，占新生儿男性的 1/1000 ～ 2/1000。在身高 180cm 以上的男性中占 1/260，在不育的男性中占 1/10。

(2) 临床表现：患者表型为男性，青春期开始症状逐渐明显，身材高大，四肢修长但不匀称。外生殖器发育不良，阴茎短小，睾丸小且发育不全或隐睾，不能产生精子，无生育能力。第二性征发育差，体毛稀少，大多数无胡须，无喉结，皮下脂肪组织发达，25% 的患者有乳房发育，体态和性情均表现为女性化趋势（图 5-25）。部分患者智力低下，精神异常，易患糖尿病、甲状腺疾病、哮喘、乳腺癌和精神分裂症等。本病在青春期以前症状不明显，不易在儿童期被发现，因此当在儿童期发现儿童睾丸特别小，阴茎特别小，甲状腺对碘吸收能力减弱，应考虑进行性染色质检查或核型分析，早诊断，用睾酮治疗促进第二性征发育，改善患者心理状态，可收到一定的疗效。

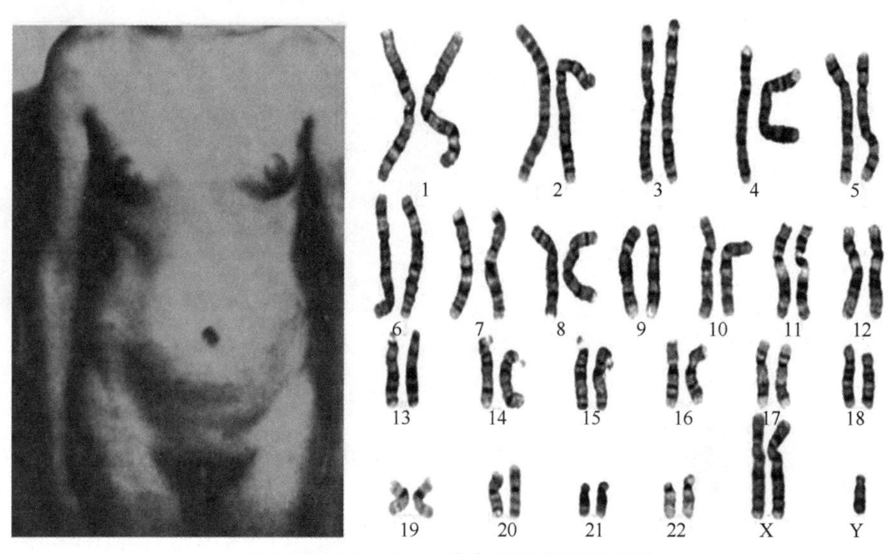

图 5-25　Klinefelter 综合征患者及其核型

(3) 遗传分型：核型多为 47，XXY，占 80% ～ 90%；10% ～ 20% 为嵌合型，常见的核型是 46，XY/47，XXY 或 46，XY/48，XXXY。该病发生的主要原因是患者的双亲之一在生殖细胞形成过程中发生了性染色体不分离，60% 原因在于母亲，40% 在于父亲。本症患者不育，故不会将多余的性染色体传递给后代。

**2. Turner 综合征**　于 1938 年由 Turner 首先报道并命名，也称先天性卵巢发育不全综合征、先天性性腺发育不全症、45，X 或 45，XO 综合征。

(1) 发病率：新生儿女性发病率为 1/5000 ～ 1/3500，约 98% 的胚胎在胎儿期自然流产，故本病的发病率低。

(2) 临床表现：患者外观为女性，身材矮小（多在 140cm 以下）。卵巢发育差，萎缩呈条索状，无滤泡生成而不育，原发性闭经，无生育能力，子宫发育不全，外阴幼稚。第二性征发育差，两乳间距宽，乳房不发育，阴毛和腋毛稀少。60% 的患者有蹼颈，后发际低，肘外翻，盾状胸。约 50% 的患者伴心、肾畸形，患者总指嵴纹数增加，少数患者为 *t* 三叉点高位。智力可正常或轻度障碍（图 5-26）。对于该病患者在青春期给予雌激素治疗，可以改善第二性征，身高有一定程度的增高，但一般无生育能力。

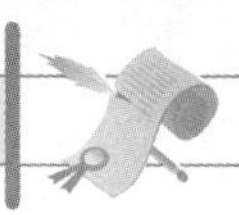

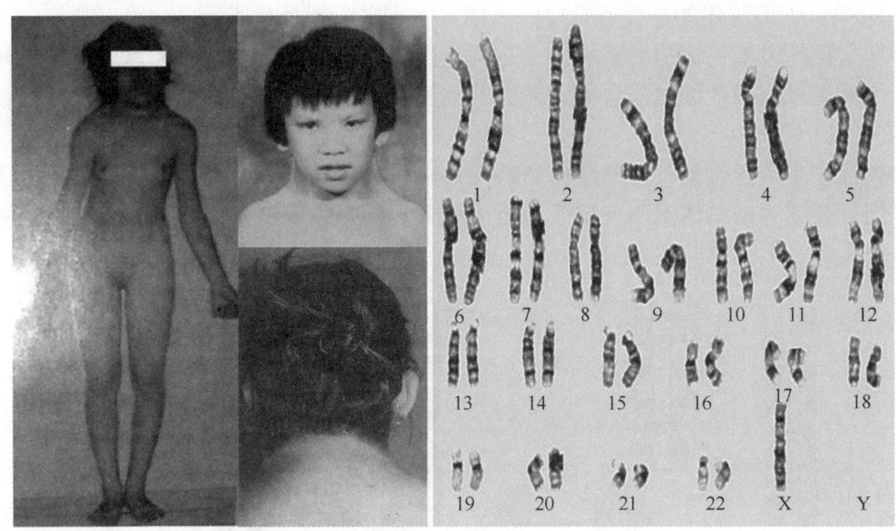

图 5-26　Turner 综合征患者及其核型

(3) 遗传分型：多为 45，X，症状典型；也有 46，XX/45，X 嵌合型和结构异常的核型，体征不典型。一般认为发病原因是双亲之一在形成生殖细胞过程中，性染色体发生了不分离，大约 75% 发生在父方。

**3. 多 X 综合征和 XYY 综合征**　多 X 综合征于 1959 年由 Jacob 首先发现，又称为超雌综合征或 X 三体综合征。本病在新生女婴中的发病率约为 1/1000，在女性精神病患者中为 1/250。多数具有三条 X 染色体的女性与正常女性无差异，生育能力也正常。少数患者表现为乳房发育不良，月经减少，卵巢功能低下，原发或继发闭经；身体矮小、肥胖、眼距宽、眼裂上斜；1/3 患者可伴有先天畸形，如先天性心脏病，部分有轻度智力障碍及精神行为异常，约有 2/3 患者智力低下。患者核型多为 47，XXX；也有嵌合型，即 47，XXX/46，XX。其发病主要原因是由于在母亲生殖细胞形成过程中，X 染色体发生了不分离。目前对本病的治疗仅限于在青春期采用雌激素替代治疗，以维持患者的性器官正常发育和改善患者的性征。

XYY 综合征 1961 年由 Sandberg 等首次报道，在新生儿男婴中的发病率约为 1/900，身高在 181 ～ 189cm 的男性，发病率为 1/200；身高在 190 ～ 199cm 的男性，发病率为 1/30，发生频率有随着身高而增加的趋势。表型为男性，身材高大，智力正常或稍低下，多数患者有性格和行为异常，易兴奋，自我克制力差，性情暴躁，易产生攻击性行为。大多数可生育，少数患者隐睾或睾丸发育不全并伴有生精障碍。典型核型为 47，XYY。该病发生的主要原因是在父亲精子形成过程中发生了 Y 染色体的不分离。目前对本病尚无特殊的治疗方法，应以预防为主。

## 二、染色体结构畸变及所致疾病

染色体结构畸变是指染色体结构的异常改变。染色体断裂及断裂后的异常重接是染色体结构畸变的基础。染色体结构畸变只有在显带标本上才能准确识别。

### （一）染色体结构畸变的类型

**考点：**染色体结构畸变的类型。

临床上常见的染色体结构畸变主要有缺失、重复、倒位、易位等。

**1. 缺失** (deletion，del)　指染色体某处发生断裂后片段丢失，可分为末端缺失和中间缺失(图 5-27)。①染色体的长臂或短臂的末端发生一次断裂且片段丢失称为末端缺失，如猫叫综合征是由 5 号染色体短臂末端缺失一部分造成的。②染色体的长臂或短臂发生两次断裂，两个断裂点间的片段丢失，而近侧端和远侧端重接称为中间缺失，如视网膜母细胞瘤 (13q⁻) 是第 13 号染色体长臂中间缺失造成的。缺失的片段大小有不同的遗传学效应，大片段的缺失往往是致死性的；X 染色体的缺失常造成半合子死亡；如果缺失的部分包括某些显性基因，则同源染色体上与此缺失相对应位置上的隐性等位基因就得以表现，这一现象就称为假显性。

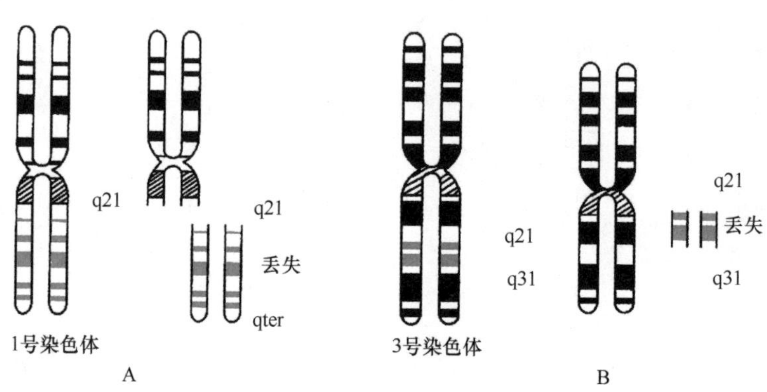


图 5-27　染色体缺失

A. 末端缺失；B. 中间缺失

**2. 重复** (duplication，dup)　一条染色体断裂产生的断片连接到同源染色体中另一条染色体的相应部位,致使后者部分节段相同的现象称为重复。一般发生在一对同源染色体之间，这样就会导致一对同源染色体中一条发生重复，另一条缺失。重复的遗传学效应较缺失缓和，但如果重复片段较大也会影响个体的生活力，甚至造成死亡。

**3. 倒位** (inversion，inv)　指一条染色体发生两次断裂，两断裂点中间片段旋转 180°又重接，分为臂内倒位和臂间倒位。如果两个断裂点发生在同一臂内，称为臂内倒位；如果两个断裂点分别位于长臂和短臂上，称为臂间倒位(图 5-28)。人类臂内倒位尚无报道，臂间倒位较常见。由于倒位一般没有遗传物质的增减，所以大多不会出现明显的临床症状，这样的人称为倒位携带者。

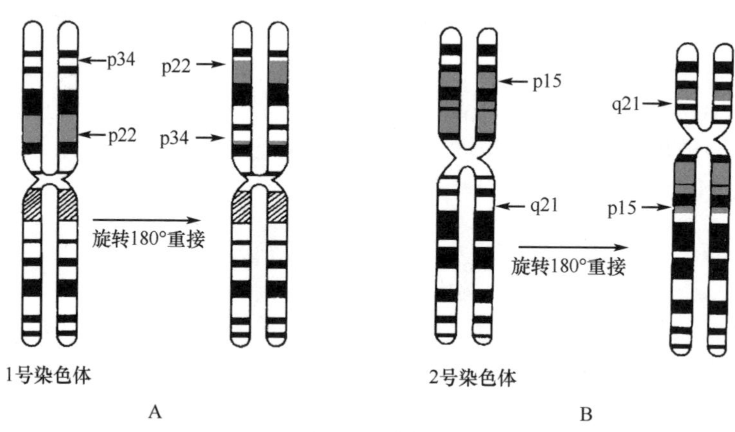


图 5-28　倒位

A. 臂内倒位；B. 臂间倒位

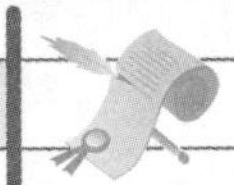

**4. 易位** (translocation，t)　指非同源染色体之间的节段转移所引起的染色体的重排。它包括单向易位、相互易位、罗伯逊易位和复杂易位四种类型。

(1) 单向易位：又称转位，是指两条非同源染色体同时发生断裂，仅一条染色体的断片转移到另一条染色体上形成的易位。

(2) 相互易位：指两条非同源染色体同时发生断裂，其断裂片段相互交换位置后重接（图 5-29A）。由于相互易位只是染色体片段位置的改变，并无染色体片段的增减，所以没有明显的遗传效应，这样的易位称为平衡易位，是最常见的染色体结构异常类型。

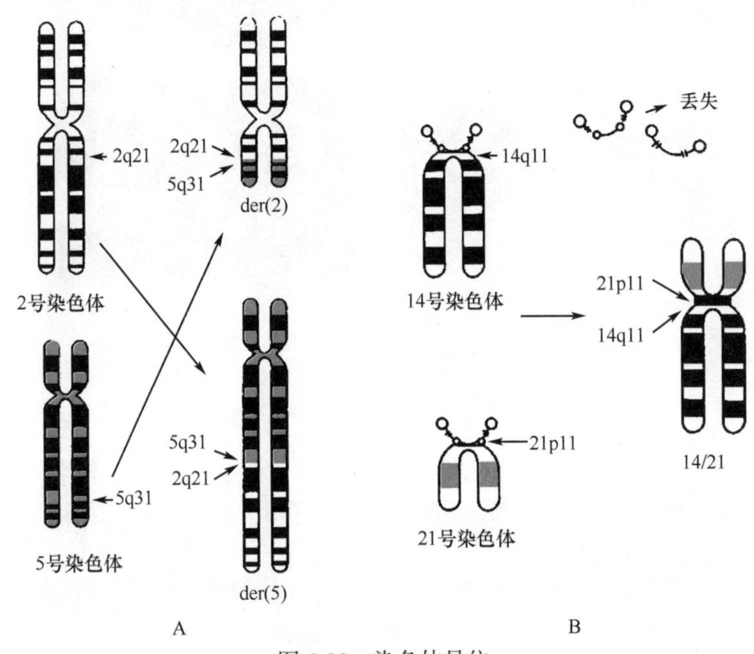


图 5-29　染色体易位

A. 相互易位；B. 罗伯逊易位

(3) 罗伯逊易位：是相互易位的一种特殊形式，仅发生在两条近端着丝粒染色体之间，由两条近端着丝粒染色体在着丝粒处或其附近断裂，两条长臂形成一条新染色体，两条短臂也可重新形成一条很小的染色体，这种易位称为罗伯逊易位，又称罗氏易位或着丝粒融合。形成的小染色体在随后细胞分裂中缺失（图 5-29B）。罗伯逊易位携带者只有 45 条染色体，但表型一般正常，只在形成配子的时候会出现异常，造成胚胎死亡而流产或出生先天畸形等患儿。

(4) 复杂易位：指涉及两条或多条染色体之间的易位。

## （二）常染色体结构异常所致疾病

**1.5p⁻ 综合征**　1963 年由 Lejeune 首先描述，由于患儿的哭声轻而音调高酷似猫叫，故称为猫叫综合征。1964 年证实是因为第 5 号染色体短臂部分缺失所致，故又称为 $5p^-$ 综合征，是最常见的缺失综合征。

(1) 发病率：群体发病率约为 1/50 000，智力低下患儿中占 1% ～ 1.5%，在小儿染色体病中占 1.3%，女患儿多于男患儿。本病在常染色体结构异常患儿发病原因中居首位。

> **考点：**染色体结构畸变所致疾病的临床表现、发病原因和核型。

(2) 临床表现：出生时小头，脸圆，低耳位，因喉肌发育不良导致患儿哭声似猫叫，随年龄增长，猫叫哭声逐渐消失，圆脸变成倒三角脸。面部表情奇异机警，但智力极其低下，发育迟缓，眼距过宽，内眦赘皮，全身肌张力低，通贯手，扁平足。50% 患者伴有先天性心脏病，多有语言障碍（图 5-30）。

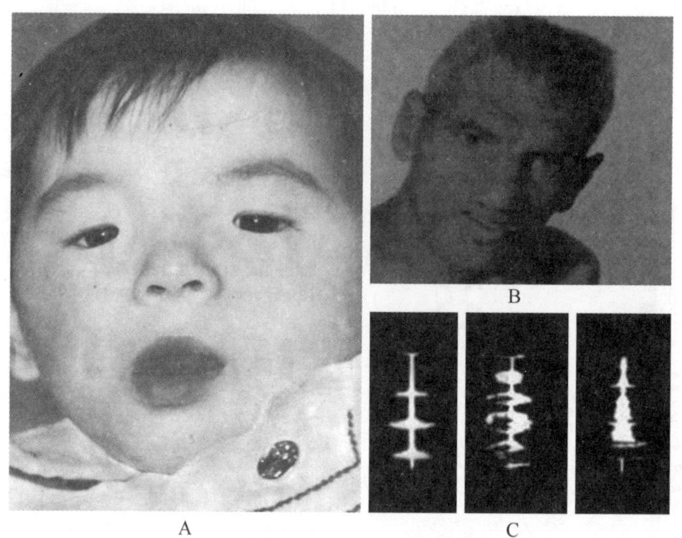


图 5-30　猫叫综合征患者及其临床表现

A. 猫叫综合征患者（小头、圆脸、眼距宽、外眼角下斜、内眦赘皮、耳低位）；B. 随年龄增长变为倒三角形脸；C. 哭声声波图（左图：猫叫声，中图：患儿哭声，右图：正常儿哭声）

(3) 遗传分型：核型为 46，XX(XY)，$5p^-$。其发病的主要原因是患者的父母之一在形成生殖细胞时，第 5 号染色体 (5p15) 有断裂现象，产生了第 5 号染色体短臂缺失的生殖细胞，此细胞受精后发育而形成 $5p^-$ 综合征。

**2. 慢性粒细胞白血病** (chronic myelogenous leukemia，CML)　这种白血病表现为人体骨髓中的主要粒细胞增多，并在血液中积累。

(1) 发病率：我国年发病率为 3/100 000，约占各类白血病的 20%，占慢性白血病的 95%。发病年龄分布较广，随年龄增长有逐步上升的趋势，男性发病率高于女性。

(2) 临床表现：按照自然病程可分为慢性期、加速期及急性变期。①慢性期：可持续 1～4 年，起病缓慢，早期无自觉症状，随病情发展可出现乏力、消瘦、低热、多汗或盗汗等表现，脾大是最突出体征。多数病例可有胸骨中下段压痛。②加速期及急性变期：起病后 1～4 年，约 80% 慢性粒患者可进入加速期，主要表现为不明原因的高热、体重下降、虚弱、脾迅速肿大，骨、关节痛以及逐渐出现贫血、出血。加速期从数月至 1～2 年即进入急性变期，主要表现为发热、出血、贫血以及各种器官浸润所引起的症状和体征（图 5-31）。

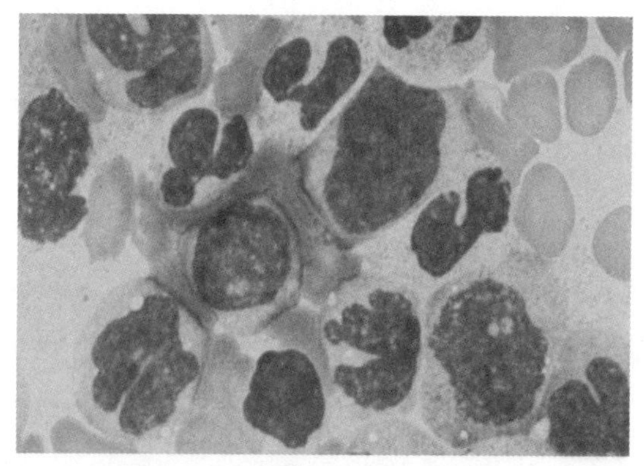

图 5-31　慢性粒细胞白血病的血象

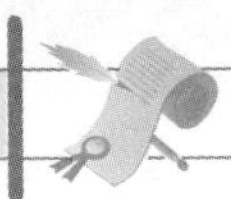

**链接**

### *Bcr-abl* 融合基因

从 Abelson 小鼠白血病病毒中发现的癌基因称 *v-abl*，在研究反转录病毒中确定的细胞原癌基因称 *c-abl*，它的激活可导致细胞的恶性转化，最终导致白血病的发生。慢性粒细胞白血病 9 号染色体上存在 *c-abl* 原癌基因，22 号染色体上存在断裂点聚集区 (breakpoint cluster region，bcr)，易位使 9 号染色体长臂 (9q34) 上的原癌基因 *abl* 和 22 号染色体 (22q11) 上的 *bcr* 基因重新组合成融合基因 *bcr-abl*，这个融合基因可转录出一个 8.5kb 的异常 mRNA，最终翻译成 210kDa 的蛋白质 (P210)，P210 具有较强的酪氨酸蛋白激酶活性，可通过多种细胞信号传导途径来活化癌基因和某些细胞因子，最终导致细胞的恶性转化。

(3) 遗传分型：患者核型为 46，XX(XY)，t(9；22)(q34；q11)，即患者的一条 9 号染色体在 q34 处断裂，一条 22 号染色体在 q11 处断裂，相互易位后形成两条异常染色体，较小的一条称为费城染色体（Ph′ 染色体）。90％以上的患者细胞中出现 Ph′ 染色体，它是 CML 的特异性标记染色体，可作为诊断的依据，也可用来区别临床上相似但 Ph′ 染色体为阴性的其他血液病（如骨髓纤维化等）。有时 Ph′ 染色体先于临床症状出现，故又可用于早期诊断。此外，Ph′ 染色体还可作为判定治疗效果的一种指标。少数病人 Ph′ 染色体呈阴性，此类患者预后较差。目前普遍认为根治性的治疗方法是造血干细胞移植，首选化疗药物是白消安，其次是羟基脲。

**护考链接**

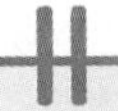

1. Ph′ 染色体阳性对于下列哪种疾病的诊断有重要意义（　　）

A. 急性白血病　　B. 慢性粒细胞白血病　　C. 再生障碍性贫血

D. 缺铁性贫血　　E. 特发性血小板减少性紫癜

**点评**：Ph′ 染色体，它是 CML 的特异性标记染色体，可作为诊断的依据，也可用于早期诊断，故选 B。

2. 慢性粒细胞白血病的突出体征是（　　）

A. 出血　B. 贫血　C. 淋巴结肿大　D. 低热　E. 脾大

**点评**：患者主要临床表现为乏力、消瘦、低热、多汗或盗汗等，脾大是最突出体征等，故选 E。

## （三）性染色体结构异常所致疾病

性染色体结构异常所致疾病最常见的是脆性 X 综合征 (fragile X chromosome)。患者一条 X 染色体在 q27.3 处呈细丝样，导致其相连的末端呈随体样结构，这一细丝样部位很容易发生断裂，表现出脆性，故称为脆性部位，这条染色体称为脆性 X 染色体 (fraX)。由脆性 X 染色体所导致的智力低下等一系列病症称为脆性 X 综合征。

(1) 发病率：本病在男性群体中发病率较高，为 1/1500 ～ 1/1000，其发生率仅次于唐氏综合征。10％～ 20％的男性智力低下者为本病引起。

(2) 临床表现：中度到重度的智力低下，语言障碍，长脸，方额，前额突出，大耳朵，下颌大并前突，巩膜呈淡蓝色；青春期出现大睾丸（图 5-32）；患者还会出现胆怯忧郁、性格孤僻、行为被动、有精神病趋向。部分患者有多动症。

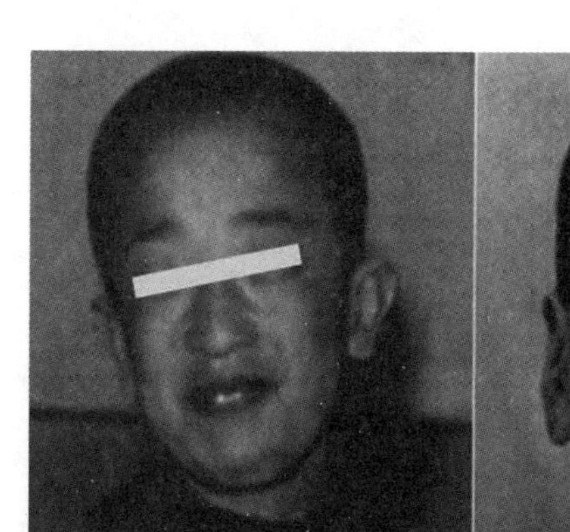
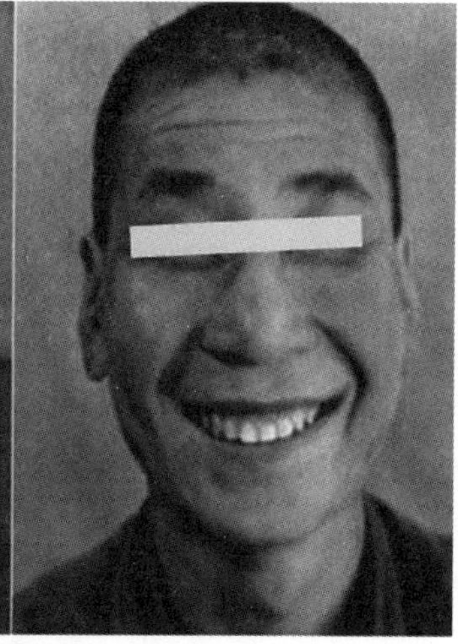

图 5-32　脆性 X 综合征

一般认为男性患者的 fraX 来自携带者母亲。女性因为有两条 X 染色体，故女性携带者一般表型正常，但实际约有 1/3 的女性携带者表现为轻度智力低下。这些携带者生男患儿的风险高达 50%，实施携带者检出，进行产前诊断，对控制该病的流行具有重要意义。

(3) 遗传分型：核型为 46，fraX(q27)Y。

## 三、两 性 畸 形

两性畸形是指某一个体在内外生殖系统或第二性征等方面兼具两性的特征。人类在性别分化和发育过程中由于遗传或者环境因素的影响，使性激素的分泌或者代谢发生紊乱，或者由于胚胎发育过程中受到异常激素的影响，导致性器官或者性征发育异常，产生两性畸形。两性畸形可分为真两性畸形和假两性畸形。如果患者体内既有男性性腺，又有女性性腺，则称为真两性畸形。若患者体内仅有一种性腺，而外生殖器具有两性的特征，则称为假两性畸形。

### （一）真两性畸形

真两性畸形患者体内可有独立存在的睾丸和卵巢或两者融合而成的卵巢睾。外生殖器及第二性征不同程度地介于两性之间，社会性别可为男性或女性，约 2/3 患者的外生殖器表现为男性。常见的核型有：① 46，XX/46，XY。② 46，XX/47，XXY。③ 46，XY/45，X。④ 46，XX 或 46，XY 等。

### （二）假两性畸形

假两性畸形的患者，其核型和性腺只有一种，但其外生殖器或第二性征具有两性特征或畸形，难判定性别。其产生的原因是在性发育过程中因性激素水平异常或在胚胎发育过程中受到母体异常激素的影响（如母亲妊娠早期使用过多的黄体酮，可使女性胎儿性别趋向男性化），导致性发育异常而产生假两性畸形。可将其分为男性假两性畸形和女性假两性畸形。

**1. 男性假两性畸形**　又称男性女性化，患者核型为 46，XY。性腺为睾丸，外观似正常的女性，外生殖器也似女性，有阴唇和阴道，但阴道短浅，末端为一盲端，但体内有睾

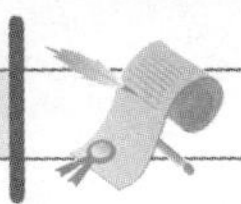

丸组织。

**2. 女性假两性畸形**　又称女性男性化，患者核型为 46，XX。第二性征多为男性，但性腺为卵巢。外生殖器兼具两性特征，阴蒂肥大最为常见，也有两侧阴唇愈合形成尿道下裂者，有阴囊者多中空，原发性闭经。

两性畸形的治疗应先考虑患者的社会性别和表型特征，治疗中一般不主张改变其社会性别，因此不一定都以核型性别为依据。当选择的性别确定后，采取手术矫正、修补及切除等，再辅以激素替代治疗，使患者尽可能得到较好的恢复，能够较正常地生活。对于有恶变趋向的性腺也应尽早切除。

# 第 4 节　分　子　病

**考点：**分子病和遗传性酶病的概念。

基因对性状的控制是通过控制蛋白质合成实现的，因此基因中碱基种类或排列顺序发生改变，往往会导致肽链中氨基酸种类或顺序发生相应改变。基因突变导致蛋白质分子结构或数量异常，引起机体功能障碍的一类疾病称为分子病。酶属于蛋白质，因此基因突变也可引起酶的改变，引起相应的疾病。基因突变导致酶的结构或数量异常，引起机体代谢紊乱而引起的疾病称为遗传性酶病，又称遗传性代谢缺陷病或先天性代谢缺陷病或酶蛋白病。从广义上讲，遗传性酶病也属于分子病，但从代谢过程来看，这两类疾病有着本质的差异，遗传性酶病是通过干扰酶促反应而产生的疾病，而分子病是蛋白质改变直接引起机体功能障碍的一类疾病。

## 一、遗传性酶病

**考点：**遗传性酶病的发病机制。

迄今已发现的遗传性酶病有数千种，其遗传方式大多为常染色体隐性遗传。

### （一）遗传性酶病的发病机制

人体正常代谢是由许多代谢反应交织成网而形成的平衡体系，每步反应都需要酶参与调节。如果基因发生突变，引起酶缺乏或活性异常，便会影响相应的生化反应，打破正常的平衡，引起某种代谢过程的中断或紊乱而致病。

人体某正常代谢过程中，A 底物在一系列酶（$E_{AB}$、$E_{BC}$、$E_{CD}$）的催化下，经中间产物（B、C），最终变成终产物 D。这三个代谢步骤各自需要一种酶的催化才能顺利进行，而这三种酶又是在三种基因 *AB*、*BC* 和 *CD* 的控制下，通过 mRNA 指导合成的。如果基因 *CD* 发生突变，变为 C/D，则突变基因 *C/D* 转录的 mRNA 便失去了原有的功能，不能指导正常酶的合成。这时 A → B 及 B → C 两个步骤可以正常进行，而 C → D 这步反应则因酶的缺陷不能顺利进行或完全停止，结果造成代谢中间产物 C 在体内大量累积，引起自身中毒；代谢中间产物 B 及底物 A 也会因 C 的积累而累积；代谢终产物 D 缺乏，而 D 又是机体所必需的，从而引起一些相应的临床症状等。代谢中间产物的累积，又可引起底物 A 或中间产物 B 发生代谢转向，造成代谢紊乱，引起代谢性遗传病（图 5-33）。

### （二）常见代表疾病

遗传性酶病的类型较多，分为氨基酸代谢缺陷病和糖代谢缺陷病等，比较常见的代表疾病有苯丙酮尿症、白化病、尿黑酸尿症、半乳糖血症等。

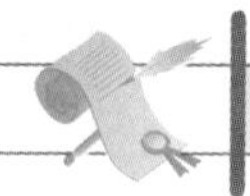

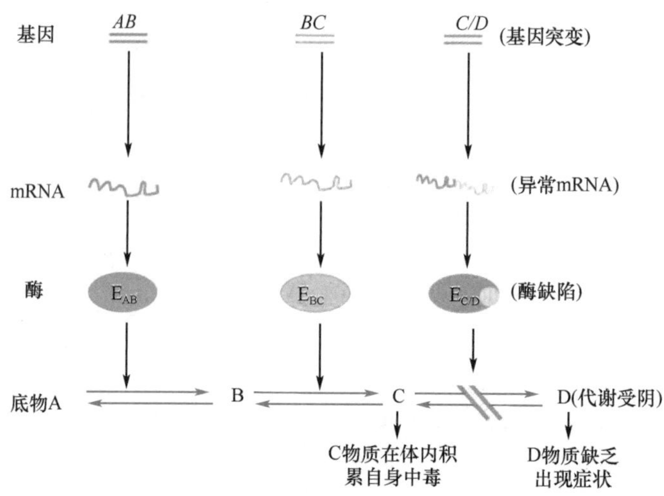


图 5-33　遗传性酶病发病机制示意图

**考点：**常见遗传性酶病的发病原因及其临床表现。

**1. 苯丙酮尿症** (phenylketonuria，PKU)　是遗传性酶病中较为常见、研究也最深入的一种氨基酸代谢异常引起的疾病，属于常染色体隐性遗传，发病率约为 1/16 000。

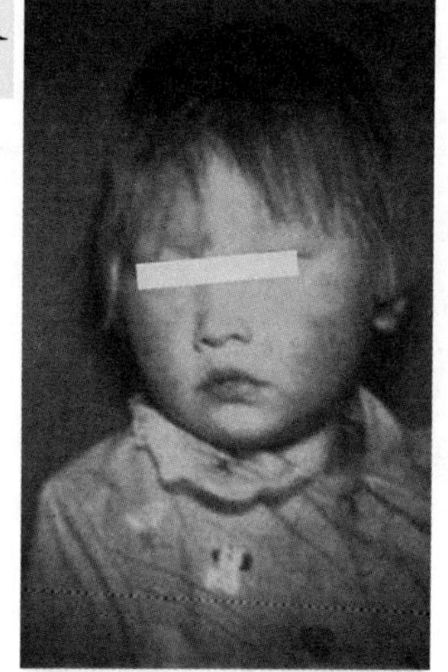

图 5-34　苯丙酮尿症患者

患者的隐性致病基因纯合导致苯丙氨酸羟化酶缺乏，使苯丙氨酸不能正常代谢形成酪氨酸，而形成苯丙酮酸、苯乳酸和苯乙酸等，大量积聚在血液和脑脊液中，部分随尿排出，产生苯丙酮尿症。患儿出生时无任何症状，头发乌黑，偶有呕吐及湿疹。患儿 3 ～ 4 个月后出现大脑发育受损，智力低下，以后逐渐加重，头围小。90% 以上患儿头发逐渐变黄、少光泽，皮肤白，虹膜呈黄色（白色人种呈蓝色）。此外，患儿身体有霉臭味，尿液呈鼠尿样气味；多数呈肌张力亢进，共济失调，震颤，出现不随意运动，易激动，甚至惊厥；严重者呈典型大脑瘫痪（图 5-34）。

由于本病在出生时无任何症状，而一旦出现了临床症状，说明大脑已经受到损害，使患者失去了最佳治疗的时机。因此，本病应以预防为主，做到早期诊断、早期治疗。目前我国已经开展了对全部新生儿做 PKU 筛查的工作，以便及时发现患儿。一经确诊，喂以低苯丙氨酸食物，限制食物中苯丙氨酸的含量，使血液中苯丙氨酸浓度控制在 20 ～ 100mg/L，上述措施在患儿出生 3 个月内有效，6 个月以后则无效，至少应维持到 6 岁，甚至要终生维持。早期治疗可有效防止患儿出现智力低下。

**2. 白化病**　由于酪氨酸酶缺乏而引起的一种遗传性酶病，发病率为 1/20 000 ~ 1/10 000。患者的隐性致病基因纯合导致酪氨酸酶缺乏，不能形成黑色素，出现白化症状。患者皮肤呈白色或淡红色，日晒皮肤易灼伤，易患皮肤癌；毛发银白或淡黄色，虹膜和脉络膜不含色素，因而虹膜和瞳孔呈淡红色，并且畏光，部分患者有屈光不正、眼球震颤、视敏度下降等。个别患者局部性白化，出现白斑。该病防治的主要方法为避光防晒，以防止皮肤角化和癌变。

**3. 尿黑酸尿症**　由于尿黑酸氧化酶缺乏而引起的一种遗传性酶病。患者的隐性致病基因纯合导致尿黑酸氧化酶缺乏，使尿黑酸积聚在血液中，部分随尿液排出后被氧化，使尿呈黑色。患儿出生一般无明显症状，但尿液会变黑，20 岁以后在巩膜、耳部、鼻、双颊出现弥漫性色素沉积，呈灰黑色或褐色，称褐黄病；由于尿黑酸多聚物长期沉积于组织中，

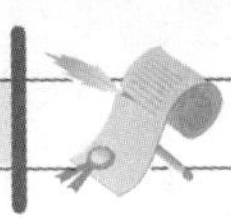

尤其是软骨和关节内，形成变性关节炎。该病防治主要是限制苯丙氨酸和酪氨酸的摄入，可口服维生素 C( 图 5-35)。

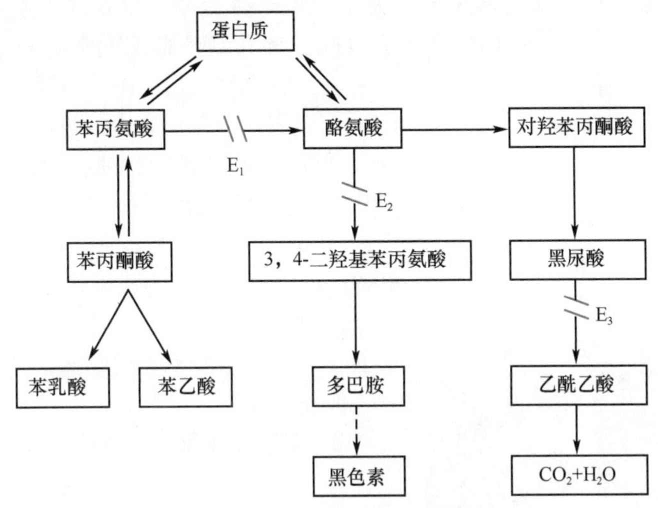


图 5-35　苯丙氨酸代谢示意图

**4. 半乳糖血症**　由于半乳糖 -1- 磷酸尿苷酰转移酶 (GPUT) 缺乏而引起的一种遗传性酶病，发病率约为 1/50 000。GPUT 缺乏，致使半乳糖代谢阻滞，半乳糖、半乳糖 -1- 磷酸积聚在血液及组织内。半乳糖 -1- 磷酸对细胞有毒害作用，主要侵犯肝、肾、脑及晶状体。患儿出生时正常，哺乳几天后出现症状，主要表现为对乳糖不耐受，出现拒食、呕吐、腹泻、倦怠，一周后表现为肝损害 ( 肝肿大、腹水 ) 和黄疸症状，继而出现白内障，数月后出现智力明显低下等。如能在出生时加以诊断，确诊后应立即停用乳类食物，改用谷类、豆浆、蛋、肉、水果等非乳糖食物喂养，则可避免肝、脑等组织损伤而正常生长。

## 二、分　子　病

根据蛋白质的功能和分布不同，分子病分为血红蛋白病、血浆蛋白病、膜转运蛋白病、结构蛋白缺陷病、受体蛋白病和胶原蛋白病等。血红蛋白病是人类单基因遗传病中研究最深入、最透彻的一组分子病，分为异常血红蛋白病和珠蛋白生成障碍性贫血症。它们的发生都是珠蛋白基因的突变或缺陷所致。全世界至少有 1.5 亿人携带血红蛋白病基因，主要分布于非洲、地中海地区和东南亚人群中，在我国南方该病的发病率较高。

血红蛋白 (hemoglobin，Hb) 是血液中红细胞携带、运输氧气和二氧化碳的载体，是一种由珠蛋白肽链和血红素辅基构成的结合蛋白。一条珠蛋白肽链和一个血红素辅基结合构成一个单体。血红蛋白分子是由两对单体组成的球形四聚体，其中一对单体由两条相同的 α 链各结合一个血红素组成；另一对单体则由两条相同的 β 链各结合一个血红素组成 ( 图 5-36)。α 链由 141 个氨基酸组成，β 链由 146 个氨基酸组成。

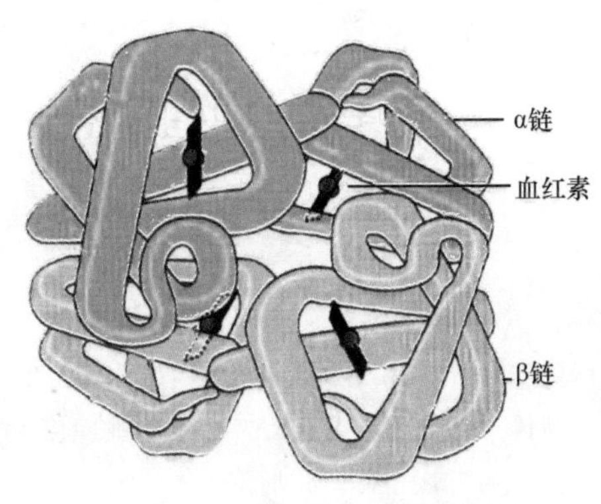


图 5-36　血红蛋白构成示意图

考点：镰状细胞贫血症和珠蛋白生成障碍性贫血症的发病原因。

**1. 异常血红蛋白病** 镰状细胞贫血症是此类疾病的典型代表，多见于非洲、美洲的黑色人种，我国也有少数病例发生，遗传方式为常染色体隐性遗传。该病是由于编码血红蛋白β链的基因发生点突变，从正常的A变为T，使β链N端的第6位遗传密码由GAG变成了GTG，使其编码的氨基酸由谷氨酸变成缬氨酸，导致正常的血红蛋白(HbA)变成了异常的血红蛋白(HbS)。患者体内存在HbS的红细胞，在氧分压低时，扭曲成镰刀状，镰形红细胞变形性降低，很难通过微循环，使血液黏度增加，容易阻塞局部血液循环，引起骨骼肌、脾、肺等器官缺氧、缺血甚至坏死(图5-37)。同时镰形红细胞通过狭窄毛细血管时易破裂，引起溶血性贫血。纯合子症状严重，为镰状红细胞贫血；杂合子一般不表现临床症状，为镰状细胞性状，但偶尔表现为轻度贫血。

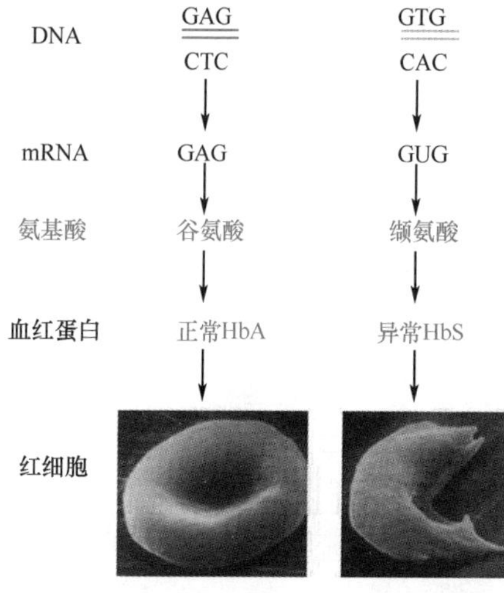


图 5-37 镰状细胞贫血的发病机制

**2. 地中海贫血** 又称珠蛋白生成障碍性贫血症，是由于珠蛋白基因缺失或突变，导致某种珠蛋白肽链合成障碍，出现肽链数量的不平衡，导致溶血性贫血，称为地中海贫血。根据合成障碍的肽链不同其分为α-地中海贫血和β-地中海贫血两类。前者是指α珠蛋白链基因突变，导致α珠蛋白链的合成部分或全部缺乏而产生的遗传性溶血性溶血；后者是指由于β珠蛋白链基因突变，致使β珠蛋白链合成受到部分或全部抑制而引起的溶血性贫血。

### 小结

单基因遗传分为常染色体显性(AD)、常染色体隐性(AR)、X连锁显性(XD)、X连锁隐性(XR)、Y连锁遗传等遗传方式，近亲婚配中常染色体隐性发病风险增高，目前常用系谱分析判断单基因遗传病的遗传方式。多基因遗传受遗传因素和环境因素的共同影响，其再发风险与疾病的遗传度大小、群体发病率、亲属级别、疾病的严重程度、家庭中患者人数及群体发病率的性别差异相关。染色体畸变包括数目畸变和结构畸变，染色体病的临床表现大多为先天性智力低下、皮肤纹理改变、多发畸形、第二性征紊乱、生殖器官异常等。遗传性酶病和分子病都是基因突变引起的，但遗传性酶病是酶异常造成的，分子病是功能蛋白异常造成的。

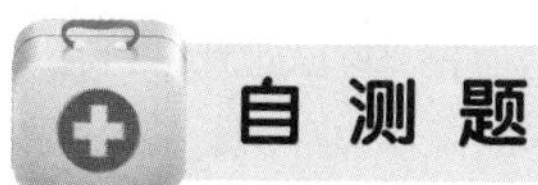

## 自测题

### 一、名词解释

1. 单基因遗传病 2. 不完全显性遗传 3. 共显性遗传 4. 亲缘系数 5. X连锁隐性遗传 6. 遗传度 7. 嵌合体 8. 易位

### 二、填空题

1. 人类单基因遗传病的5种遗传方式为_____、_____、_____、_____和_____。
2. 单基因遗传的性状属于______性状，多基因遗传的性状属于_____性状。
3. 在常染色体显性遗传病中，杂合体(Aa)的显性基因作用完全表现出来，而隐性基因的作用被完全掩盖，从而使杂合体(Aa)表现出与显

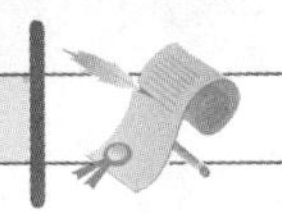

性纯合体（AA）完全相同的性状，这样的遗传方式称为_____。

4. 在常染色体显性遗传病中，杂合体携带的致病基因在生命的早期不表达或虽表达但尚不足以引起明显的临床表现，只有在达到一定年龄后致病基因才表达或才充分表达引起疾病，这样的遗传方式称为_____。

5. 在医学遗传学中常用来判断单基因遗传病的遗传方法为_____。

6. 染色体结构畸变的类型主要有_____、_____、_____和_____。

7. 整倍体畸变中三倍体形成的原因主要是_____和____，非整倍体的形成原因主要是____和____。

8. 基因突变可导致_____和_____两大类遗传病。

9. 镰状细胞贫血症是由珠蛋白基因缺陷所引起的一种疾病，其遗传方式属于_____遗传。

10.21 三体综合征的主要发病原因是_____。

## 三、选择题

**$A_1$ 型题**

1. 常染色体隐性遗传病患者的基因型为（　　）

A.Bb　　B.bb　　C.$X^BX^b$

D.$X^bX^b$　　E.$X^B$ Y

2. 关于常染色体显性遗传病系谱特点，说法错误的是（　　）

A. 患者双亲之一是患者

B. 连续传递

C. 系谱中女性患者多于男性患者

D. 患者的子女中有 1/2 可能发病

E. 双亲无病，子女一般都不发病

3. 表兄妹之所以不能结婚，是由于他们有（　　）

A. 亲戚关系　　B.1/2 的基因相同

C.1/4 的基因相同　　D.1/8 的基因相同

E.1/6 的基因相同

4. 关于血友病的说法错误的是（　　）

A. 最有效的治疗方法是替代治疗

B. 目前尚无根治方法且需终生治疗

C. 最好的治疗方法是预防性治疗

D. 可以根治

E. 是遗传性出血性疾病

5. 杂合子的表型介于纯合子显性与纯合子隐性表型之间，其遗传方式是（　　）

A. 隐性遗传　　B. 完全显性遗传

C. 不完全显性遗传　　D. 共显性遗传

E. 多基因遗传

6. 关于 Y 连锁遗传特点的叙述正确的是（　　）

A. 女性不可能为患者，但有可能为携带者

B. 男性患者的女儿是患者

C. 女性患者多于男性

D. 家系中女儿也可能为患者

E. 家系中只有男性患者，患者的儿子一定也为患者，女儿都正常

7.B 型女性和 O 型男性婚配，后代中可能出现的血型是（　　）

A.B 型　　B.AB 型

C.B 型、O 型　　D.O 型

E.A 型

8. 下列疾病中不属于多基因遗传病的是（　　）

A. 精神分裂症　　B. 糖尿病

C. 先天性幽门狭窄　　D. 唇裂

E. 软骨发育不全症

9. 遗传度属于何种情况时环境因素作用小（　　）

A. ＜ 40%　　B. ＞ 40%　　C. ＞ 60%

D. ＜ 60%　　E. 介于 40%~60%

10. 多基因病中，随着亲属级别降低，患者亲属的发病风险将（　　）

A. 不变　　B. 增高　　C. 降低

D. 迅速增高　　E. 迅速降低

11. 对于精神障碍病因学中遗传因素研究方法，应排除（　　）

A. 高发家系的前瞻性研究

B. 双生子研究

C. 寄养子研究

D. 遗传基因的研究

E. 神经发育模型研究

12. 不属于多基因遗传病发病特点的是（　　）

A. 亲缘关系越近，再发风险越大

B. 家族中患病人数越多，再发风险也越大

C. 该病的遗传率越高，一级亲属的再发风险越低

D. 有些多基因病的发病率存在种族差异

E. 发病有明显的家族聚集趋向

13. 猫叫综合症发病原因是（　　）

A.6 号染色体缺失

B.5 号染色体易位

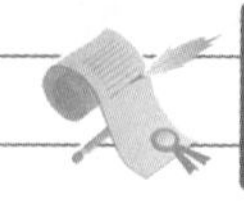



C. 染色体数目改变

D.5 号染色体短臂缺失

E.5 号染色体发生臂内倒位

14.Klinefelter 综合征的核型是（　　）

A.47，XYY　　B.47，XXY

C.45，X　　D.47，XXX

E.46，X，i(Xq)

15. 如果在某体细胞中染色体的数目在二倍体的基础上增加一条可形成（　　）

A. 单倍体　　B. 三倍体

C. 单体型　　D. 三体型

E. 部分三体型

16. 造成遗传性代谢缺陷的根本原因是（　　）

A. 酶异常　　B. 基因突变

C. 代谢紊乱　　D. 需要的物质缺乏

E. 不需要的中间产物积累

17. 对镰状细胞贫血的叙述错误的是（　　）

A. 基因突变是 A 变成了 T

B. 红细胞由圆饼状变成了镰刀状

C. 谷氨酸变成了赖氨酸

D. 镰形红细胞变形性降低

E. 正常的血红蛋白 A 变成了异常的血红蛋白 S

18. PKU 儿童体内无法正常代谢的氨基酸是（　　）

A. 丙氨酸　　B. 酪氨酸

C. 半胱氨酸　　D. 谷氨酸

E. 苯丙氨酸

19. 患儿一旦确诊苯丙酮尿症，饮食治疗的选择是（　　）

A. 立即给予低苯丙氨酸饮食

B. 立即给予高苯丙氨酸饮食

C. 以豆制品及面米饮食为主

D. 以乳蛋等蛋白质含量较高食物为主

E. 适当控制苯丙氨酸摄入持续至成人

20. 血友病 A 的致病机制是（　　）

A. 缺乏凝血因子基因，血液不能正常凝固

B. 葡萄糖 -6- 磷酸脱氢酶缺乏

C. 苯丙氨酸羟化酶累积过多

D. 尿黑酸氧化酶累积过多

E. 葡萄糖 -6- 磷酸脱氢酶过多

21. 猫叫综合征的典型临床表现有（　　）

A. 哭声似猫叫

B. 摇椅形足

C. 伸舌样痴呆

D. 大头、大耳、大睾丸

E. 角弓反张

**$A_2$ 型题**

22. 一个先天性白化病的男子与一基因型正常的女子婚配，预期他们子女的情况为（　　）

A. 儿女表型正常，但都是携带者

B. 儿子都正常，女儿都是携带者

C. 女儿均有 1/2 可能性发病

D. 儿女均有 1/2 可能性发病

E. 儿女均有 1/4 可能性发病

23. 父亲为红绿色盲（XR）患者，母亲基因型正常，其后代（　　）

A. 男孩为红绿色盲患者

B. 女孩为红绿色盲致病基因的携带者

C. 女孩为红绿色盲患者

D. 男孩、女孩全是红绿色盲患者

E. 男孩、女孩均正常，但女孩为红绿色盲基因携带者

24. 在某血友病男孩的父母、祖父母、外祖父母中，除祖父为血友病外，其他人都正常，这个男孩的致病基因来自（　　）

A. 外祖父→母亲→男孩

B. 外祖母→母亲→男孩

C. 祖父→父亲→男孩

D. 祖母→父亲→男孩

E. 祖父→母亲→男孩

25. 患者，女性，30 岁。孕 2 产 0，现宫内孕 12 周，突然发生完全流产。既往身体健康，曾少量吸烟，并有 1 次自然流产史。此次流产最可能的原因是（　　）

A. 基因异常引起的孕卵或胚胎发育异常

B. 吸烟

C. 黄体功能不全

D. 甲状腺功能亢进

E. 接触有害物质及外伤等

## 四、简答题

1. 简述近亲婚配中子代 AR 病发病风险明显增高的原因。
2. 简述染色体结构畸变的类型。
3. 简述遗传性酶病的发病机制。

4. 请说出常染色体数目畸变引起的常见代表疾病及临床表现。
5. 先天性高度近视是一种常染色体隐性遗传病，一对夫妇均为高度近视，婚后生育了一个高度近视的女儿，当他们再次生育时，子女患该病的风险如何？
6. 血友病属于 X 连锁隐性遗传，一个女性患者与正常男性婚配后生下儿子患病的风险有多大？如果这个儿子与一个基因型正常的女性婚配后，生下的女儿患病的风险有多大？
7. 分析下列家系可能的遗传方式及先证者父母的基因型。先证者的基因型及其同胞患病的可能性是多少？

（1）

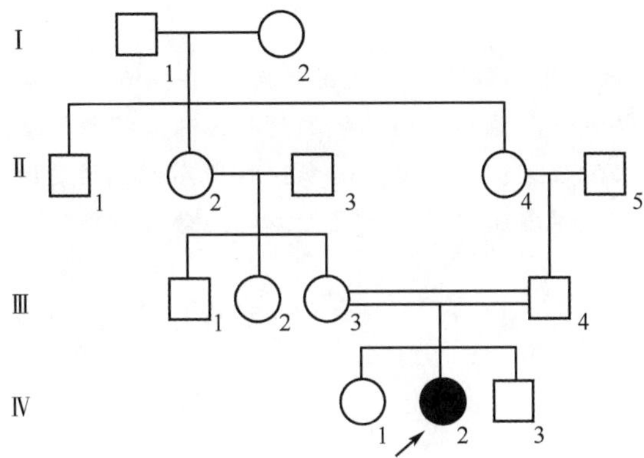

（2）

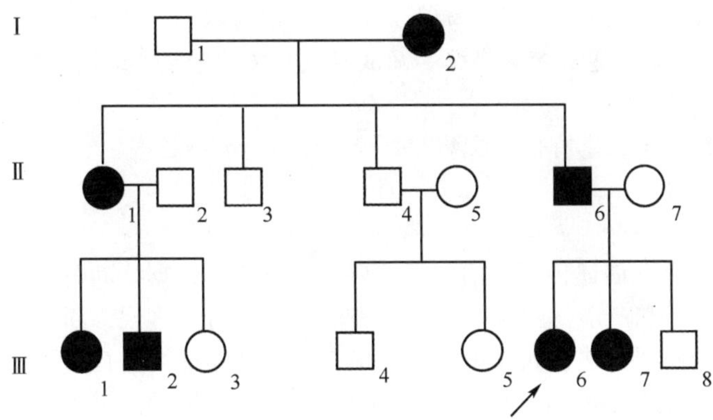

# 第 6 章　遗传病的诊断与防治

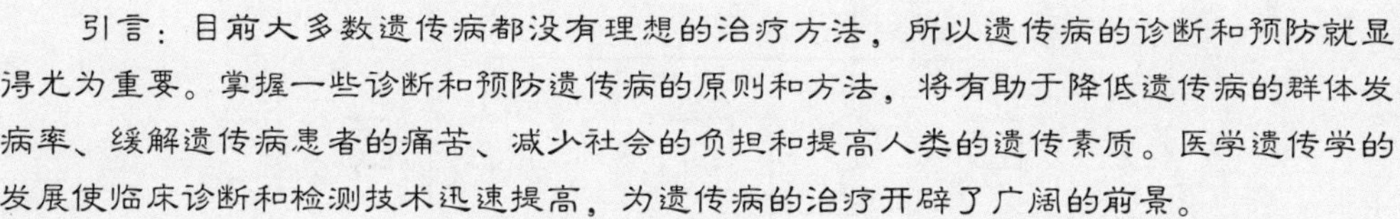

引言：目前大多数遗传病都没有理想的治疗方法，所以遗传病的诊断和预防就显得尤为重要。掌握一些诊断和预防遗传病的原则和方法，将有助于降低遗传病的群体发病率、缓解遗传病患者的痛苦、减少社会的负担和提高人类的遗传素质。医学遗传学的发展使临床诊断和检测技术迅速提高，为遗传病的治疗开辟了广阔的前景。

## 第 1 节　遗传病的诊断

**案例 6-1**

钱家三代单传，喜得贵子。孩子得到全家人的精心呵护，想方设法给孩子增加营养，牛奶、鸡蛋等高蛋白食品从不间断，但孩子越长反而不如以前聪明，渐渐出现了痉挛，皮肤白，头发开始变黄、少光泽，身体有霉臭味，尿液呈鼠尿味，带孩子到医院就诊。

**问题：**

1. 可初步判定该患儿患有什么疾病？如确诊需进行哪项检查？
2. 该患儿如何进行治疗？

---

遗传病的诊断是开展遗传病防治和遗传咨询的基础。根据诊断时间不同它分为现症患者诊断、症状前诊断和产前诊断。根据诊断方法不同它分为常规诊断和特殊诊断。常规诊断采用一般疾病的诊断方法，如采集病史、检查症状和体征、进行必要的实验室检查等；特殊诊断方法包括系谱分析、染色体检查、生化分析、基因检测、皮纹分析、产前诊断等，而且遗传病的特殊诊断方法往往是确诊的关键。

**考点：**遗传病特殊诊断的主要方法。

### 一、病 史 采 集

准确、详细地了解病史，不仅是正确诊断的前提，也是治疗和预防疾病的关键。由于遗传病一般具有家族聚集现象和特定的遗传规律，因而病史资料采集的准确性至关重要。病史采集主要通过患者的描述和有关病案的查询，对于发病的原因、过程、地点、治疗情况都要做详细记录，保证材料的真实性和完整性。除一般病史外，应着重了解患者的家族史、婚姻史和生育史。

家族史主要了解家庭中各成员的健康状况，有无同种病史等有关资料，若家系中有人患某种疾病，应询问其发病年龄、病程特点等。婚姻史主要了解婚龄、结婚次数、配偶健康情况以及是否存在近亲结婚等。生育史主要着重了解生育年龄、子女数量及健康状况；是否有流产、死产和早产史；如有新生儿死亡或患儿，还要了解患儿是否有产伤、窒息等。

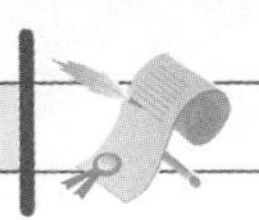

## 二、症状与体征

症状和体征是患者就诊的主要原因，也是遗传病诊断的重要线索。遗传病既有和其他疾病相同的症状和体征，又有其本身特异性综合征，能为诊断提供初步线索。如智力低下是很多遗传病共有的特征，若伴有白内障、肝硬化等，可考虑半乳糖血症；若伴有眼距宽、眼裂小、外眼角上斜、流涎、伸舌、通贯手等，可考虑唐氏综合征；若伴有特殊的猫叫声，可考虑猫叫综合征。但是，有些遗传病的症状和体征特异性不高，仅凭症状和体征做出诊断很困难，必须结合实验室检查或其他辅助检查进行综合分析。

大多数遗传病在婴儿或儿童期就可有体征和症状表现，故除观察外貌特征外，还应注意身体发育快慢、体重增长速度、智力增进情况、性器官及第二性征发育状态及肌张力强弱等。

## 三、系 谱 分 析

系谱分析是指从先证者入手，尽可能多地调查其亲属的发病情况，按照一定方式绘制图谱进行分析。系谱分析有助于判断患者是否患有遗传病以及该遗传病属于哪一种遗传方式，从而进一步做出发病风险估计和判断，进行婚姻和生育指导。

### （一）系谱分析的步骤

考点：系谱分析的步骤。

(1) 调查家族成员的发病情况，绘制准确可靠的系谱图。

(2) 分析系谱，明确某种疾病是否属于遗传病。

(3) 如果是遗传病，进一步分析系谱做出判断，确定属于哪种遗传方式，必要时可查阅相关资料或结合实验室检查。

(4) 根据遗传方式确定家系中每个成员的基因型。

(5) 按照遗传规律估计可能的发病风险。

(6) 根据发病风险对家庭成员的婚姻和生育提出合理建议和指导。

### （二）系谱分析的注意事项

进行系谱分析时，应注意以下几点：①要确保系谱资料的完整性、准确性和系统性。一个完整的系谱应有三代以上家庭成员的患病情况、婚姻情况及生育情况。②遇到“隔代遗传”时，要注意区分是显性遗传中外显不全，还是隐性遗传所致。③由于遗传异质性的存在，可能将不同遗传方式引起的遗传病误认为是同一种遗传病。④在系谱中除先证者外，找不到其他患者，呈散发现象时，要认真分析是新的基因突变引起，还是常染色体隐性遗传所致。⑤注意显性与隐性的相对性，同一遗传病采用的遗传标志不同，可能得出不同的遗传方式。⑥分析显性遗传病时，应注意延迟显性现象。因为年龄因素的限制，年轻个体带有的致病基因可能暂时未表达出临床症状，不应误认为是正常人。

## 四、细胞遗传学检查

细胞遗传学检查包括染色体检查和性染色质检查，是较早应用于遗传病诊断的辅助手段。

### （一）染色体检查

考点：染色体检查的适应证。

染色体检查即核型分析，是确诊染色体病的主要方法。近年来，随着显带技术的应用，特别是高分辨显带技术的不断发展，染色体病的诊断和定位变得更加准确可靠。即使是高

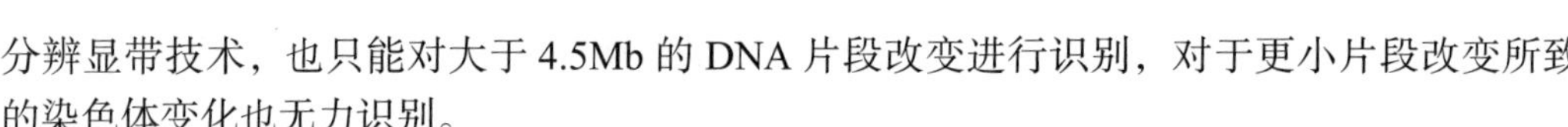

分辨显带技术，也只能对大于 4.5Mb 的 DNA 片段改变进行识别，对于更小片段改变所致的染色体变化也无力识别。

染色体检查的标本来源，主要取自外周血、绒毛膜、羊水中胎儿脱落的细胞和脐血、皮肤、骨髓、胸腔积液、腹水、手术切除的病理组织等。将待检标本通过体外细胞培养、秋水仙碱处理后，经过细胞低渗、固定、滴片等过程，即可制备染色体标本，再经不同显带方法处理，可显示不同的染色体带纹，供染色体分析使用。

染色体检查的对象主要包括：①有明显智力不全、生长迟缓或伴其他先天畸形者；②多发性流产和不育的夫妇；③女性原发闭经或不孕、男性不育者；④性腺以及外生殖器发育异常者；⑤两性内外生殖器畸形者；⑥家族中已有染色体异常或先天畸形的个体；⑦ 35 岁以上的高龄孕妇；⑧长期接触致畸、致突变物质的人；⑨恶性肿瘤，尤其是恶性血液病患者。

### （二）性染色质检查

性染色质检查包括 X 染色质检查和 Y 染色质检查，主要用于性染色体数目异常或两性畸形所致疾病的初步诊断和产前诊断，但确诊仍需依靠染色体检查。性染色质检查的标本主要来自于皮肤或口腔上皮细胞、绒毛膜细胞、阴道上皮细胞和羊水中胎儿脱落的细胞等。

**链接**

**染色体荧光原位杂交**

染色体原位杂交是应用标记的 DNA 探针，与玻片标本上的细胞、染色体或间期核的 DNA 或 RNA 杂交，对特定核酸片段进行定位分析和定量分析的技术。

通常采用生物素、地高辛等标记探针，原位杂交后，用荧光染料标记的生物素亲和蛋白、抗亲和蛋白的抗体进行免疫检测和杂交信号放大，使探针杂交的区域发出荧光，这种方法称为荧光原位杂交（FISH）。FISH 技术具有检测时间短、灵敏度高、特异性强、快速、经济、无污染、安全等优点，可检测染色体微小结构的异常（如小于 4.5Mb 的 DNA 片段），鉴定标记染色体的来源，也可应用在基因定位和基因制图等领域中。

## 五、生 化 检 查

生化检查主要是对酶和蛋白质结构或功能活性的检测，是从分子水平上诊断遗传病的一种方法。该方法特别适用于遗传性酶病和分子病等遗传病的检查。酶和蛋白质是基因的表达产物，基因突变所致的单基因遗传病必然导致某些酶和蛋白质的异常，其代谢中间产物、底物、终产物也会发生质和量的变化。通过对这些物质的检测，可以反映基因的病变，表 6-1 列举了一些可以通过酶活性检测的遗传性酶病。

**表 6-1　常见遗传性酶病的检测**

| 疾病 | 检查的酶 | 材料 |
|---|---|---|
| 苯丙酮尿症 | 苯丙氨酸羟化酶 | 肝 |
| 白化病 | 酪氨酸酶 | 毛发 |
| 半乳糖血症 | 半乳糖磷酸尿苷转移酶 | 红细胞 |
| 酪氨酸血症 Ⅰ 型 | 对羟苯丙酮酸羟化酶 | 肝、肾 |
| 酪氨酸血症 Ⅱ 型 | 酪氨酸氨基转移酶 | 肝 |
| 泰 - 萨克斯病 | 氨基己糖酶 | 白细胞 |

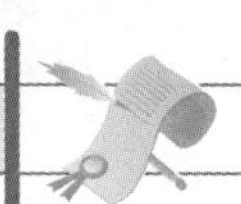

续表

| 疾病 | 检查的酶 | 材料 |
| --- | --- | --- |
| 糖原贮积症Ⅰ型 | 葡萄糖 -6- 磷酸酶 | 肠黏膜 |
| 糖原贮积症Ⅱ型 | $\alpha$-1，4- 葡萄糖苷酶 | 皮肤成纤维细胞 |
| 糖原贮积症Ⅲ型 | 红细胞脱支酶 | 红细胞 |
| 进行性肌营养不良 | 肌酸激酶 | 血清 |
| 组氨酸血症 | 组氨酸酶 | 指（趾）甲 |
| 胱氨酸尿症 | 胱氨酸酶 | 肝、白细胞、成纤维细胞 |

**案例分析 6-1**

1. 患儿因食用了大量高蛋白食物后，出现智力下降、痉挛、皮肤白、头发开始变黄且少光泽、身体有霉臭味、尿液呈鼠尿味等症状，初步怀疑为苯丙酮尿症患者。如需确诊，需做生化检查，若苯丙氨酸羟化酶阴性，即可确诊。

2. 对于患儿应立即喂以低苯丙氨酸食物，限制食物中苯丙氨酸的含量。

## 六、基因诊断

基因诊断是利用 DNA 重组技术，直接从 DNA 或 RNA 分子水平检测基因的结构及其表达，从而对疾病做出诊断。它和传统的诊断方法主要差别在于直接从基因型推断表型，即可以越过基因表达产物（酶和蛋白质）直接检测基因结构而做出诊断。基因诊断不受基因表达的时空限制，也不受取材的细胞类型和发病年龄的限制；不仅适用于遗传病的诊断，也广泛应用于感染性疾病、肿瘤、法医等方面的诊断；既能对患者进行诊断，也可在发病前做出症状前诊断，也可用于检出携带者，还可对有发病风险的胎儿做产前诊断。

基因诊断的方法主要有核酸杂交、聚合酶链反应、DNA 测序、基因芯片技术等。临床中根据遗传病基因异常的类型不同选择合适的方法，目前我国已能对血友病 A、血友病 B、血红蛋白病、苯丙酮尿症、享延顿舞蹈症、迪谢内肌营养不良等进行基因诊断。

### （一）核酸杂交

核酸杂交是从核酸分子混合液中检测特定大小的核酸分子的传统方法。其原理是核酸变性和复性理论，即双链的核酸分子在某些理化因素作用下双链解开，而在条件恢复后又恢复形成双链结构。杂交通常在一支持膜上进行，又称为核酸印迹杂交。根据检测样品的不同其分为 Southern 印迹、Northern 印迹、Western 印迹等。Southern 印迹法是广泛的 DNA 杂交法，主要用于基因组 DNA 的分析；Northern 印迹法用于检测样品中 RNA 的种类和含量；Western 印迹法主要用于检测基因的表达程度。

### （二）聚合酶链反应

聚合酶链反应（PCR）是体外扩增 DNA 的常用技术，主要用于扩增位于两段已知序列之间的 DNA 区段。通过变性、退火、延伸的循环周期，PCR 使特定的 DNA 片段在短短的 2～3 小时扩增数十万倍甚至百万倍，大大缩短了诊断时间。PCR 灵敏度高、特异性好、操作方便，为基因诊断提供了方便。

### （三）DNA 测序技术

DNA 测序是指测定 DNA 的核苷酸序列（即碱基排列顺序）。DNA 测序是分析基因结构和功能关系的前提。利用DNA测序可检测基因确定的突变部位与类型，是目前最基本的一种检测基因突变的方法。目前，用于测序的技术主要有Sanger等发明的双脱氧链末端终止法和Maxam与Gilbert发明的化学降解法。

### （四）基因芯片技术

基因芯片（又称DNA芯片或生物芯片）技术是一种高效准确的DNA序列分析技术。该技术是大量探针分子固定于支持物上后与标记的样品分子进行杂交，通过检测每个探针分子的杂交信号强度而获取样品分子的数量和序列信息。通俗地说，就是通过微加工技术，将数以万计、乃至百万计的特定序列的DNA片段（基因探针）有规律地排列固定于2cm的硅片、玻片等支持物上，构成一个二维DNA探针阵列，这与计算机的电子芯片十分相似。

基因芯片技术具有微量化、大规模化、高度自动化的特点，是基因诊断技术中一个新型强大武器，可用于大规模筛查由基因突变所引起的疾病，也可同时检测多个基因和整个基因组的所有突变。此技术在遗传病和肿瘤的基因诊断中广泛应用。

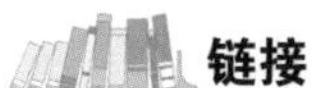

**链接**

**遗传性耳聋基因芯片检测**

约60%的耳聋与遗传有关，大多非综合性耳聋由为数不多几个基因突变引起，如线粒体基因*12SrRNA*、基因*GJB2*、基因*GJB3*和基因*PDS*(*SLC26A4*)等。这四种基因引起的耳聋约占整个遗传性耳聋的80%，进行这四种基因的检测，可明确大部分遗传性耳聋的原因。致聋基因筛查的过程很简单，取几滴血液滴在指甲大小的基因芯片上，6小时后就能找出致聋基因。通过对致聋基因的识别可以预防先天性耳聋出生缺陷，控制药物致聋风险，预防耳聋的发生发展。

## 七、皮肤纹理分析

人体皮肤由表皮和真皮组成。真皮乳头向表皮突起，构成许多整齐的乳头线，称为嵴线，嵴线之间凹陷部分称为沟。皮肤纹理（简称皮纹）是指人的手指、掌面、足趾和跖面的皮嵴与皮沟走向不同而形成的纹理图形。每个人都有特殊的皮肤纹理，在胚胎的第14周就已形成，出生后定形且终生不变，因此皮纹具有高度特异性和稳定性的特点。某些遗传病特别是染色体病患者的皮纹常出现变化，所以皮纹分析可以作为遗传病诊断的一种辅助手段和参考指标。

### （一）人类正常皮纹

**考点：** 正常人的总指嵴纹数和*atd*角。

**1. 指纹** 即手指末端的皮纹。在皮纹中由三组不同方向的嵴纹汇聚一处而形成的汇合点称为三叉点。根据指端外侧三叉点的数目将指纹分为三种类型：弓形纹、箕形纹和斗形纹（图6-1）。弓形纹是弓形嵴纹从一侧走向另一侧，中间隆起呈弓形，无三叉点；箕形纹是

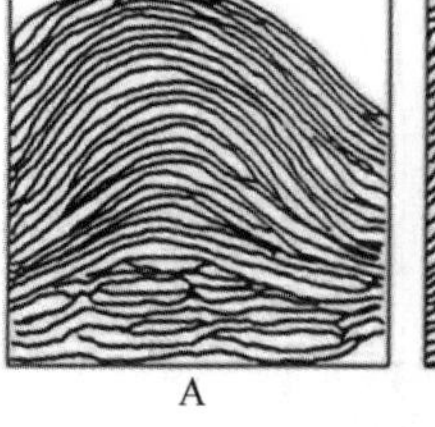
A

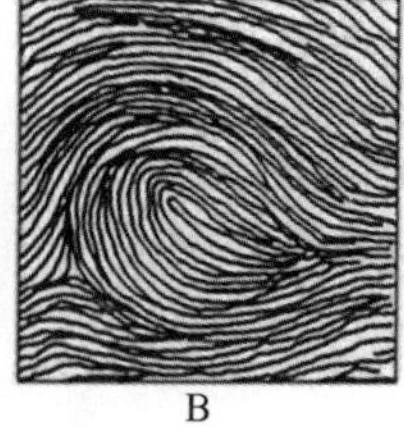
B

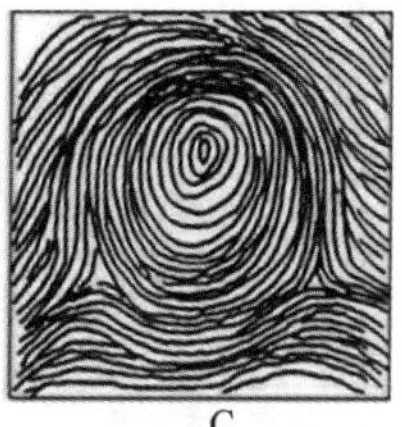
C

图6-1 指纹的类型

A.弓形纹；B.箕形纹；C.斗形纹

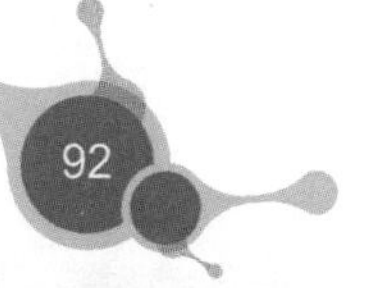

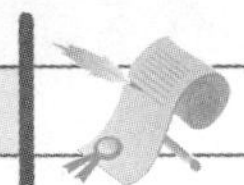

嵴纹从一侧发出后向上弯曲，又转回发生的一侧，形似簸箕状，箕头侧下方有一个三叉点；斗形纹的嵴纹走向分同心环状或螺旋状，有两个三叉点，可分为环形纹、螺形纹、双箕斗等。

**2. 总指嵴纹数**　从箕形纹或斗形纹的中心点到三叉点画一直线，这条直线跨过的嵴纹数目称为嵴纹计数。弓形纹没有嵴纹数，箕形纹有一个嵴纹数，斗形纹有两个嵴纹数（取两个中较大的为准）。将双手十指的嵴纹计数相加即为总指嵴纹数（TFRC）。我国汉族正常男性的 TFRC 平均值为 144.7，正常女性的 TFRC 平均值为 138.5。染色体病患者的 TFRC 与正常人有明显差异，因此 TFRC 可作为某些染色体病的辅助诊断指标。

**3. 掌纹**　手掌中的皮纹称为掌纹。掌纹（图 6-2）的分析包括五个方面：大鱼际区、小鱼际区、指间区、指基三叉点及其发出的掌纹线、*t* 三叉点和 *atd* 角。其中，临床应用广泛的是 *t* 三叉点和 *atd* 角。在手掌基部大小鱼际之间，有一个三叉点称为轴三叉点，简称 *t* 三叉点，其位置的高低对某些疾病的诊断有重要参考意义。*atd* 角是指 *a* 指基三叉点（在示指下有一三叉点 *a*）和 *d* 指基三叉点（小指下有一三叉点 *d*）到 *t* 三叉点的连线所构成的夹角（图 6-3）。*atd* 角的大小可反映 *t* 三叉点的位置。*atd* 角小于 45°，轴三叉点用 *t* 表示；如 *atd* 角为 45°～56°，用 *t*′ 表示；若 *atd* 角大于 56°，则用 *t*″ 表示。我国正常人 *atd* 角平均值为 41°。

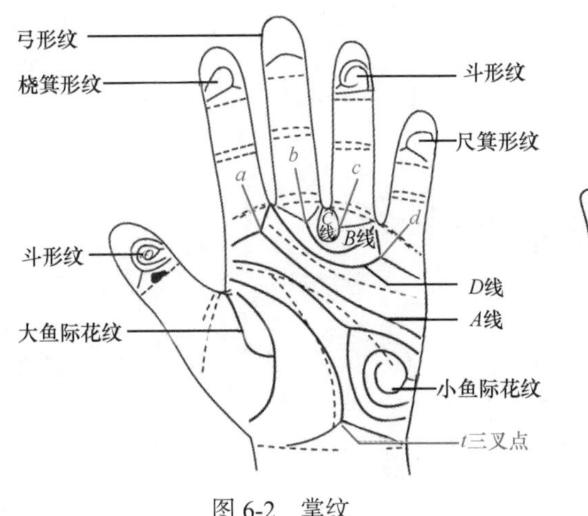


图 6-2　掌纹

图 6-3　*atd* 角

**4. 褶线**　是指手指和手掌的关节弯曲活动处明显可见的褶纹，分别称为指褶线和掌褶线（图 6-4）。

(1) 指褶线：正常人除拇指只有一条指褶线外，其余各指部都有两条指褶线。

(2) 掌褶线：正常人的手掌褶线有三条，即远侧横褶线、近侧横褶线和大鱼际纵褶线。有时远侧横褶线和近侧横褶线连接成一条单一的褶线横贯全掌，称为猿线，我国称为通贯手。根据两者相接的程度不同，可分为各种变异类型（图 6-5）。

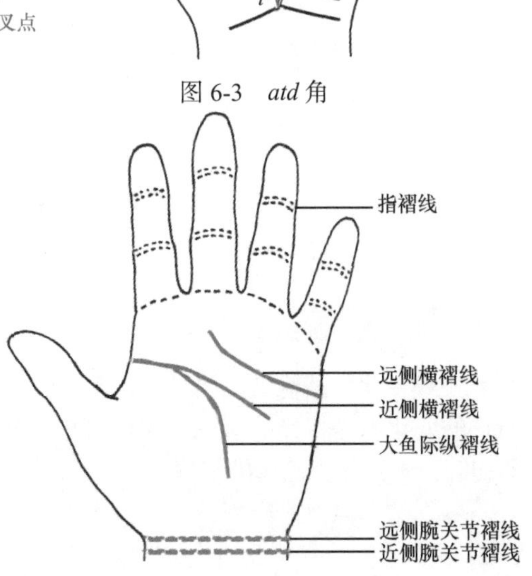


图 6-4　指褶线及掌褶线

**5. 蹈趾球部纹型**　人的脚趾和脚掌上的

皮纹称为趾纹和跖纹，但具有临床意义的只涉及蹈趾球部纹型。蹈趾球部的皮纹也有弓形、箕形、斗形等各种图形，并按照皮纹的走向不同可分为下列主要类型：近侧弓形纹、腓侧弓形纹、胫侧弓形纹、远侧箕形纹、腓侧箕形纹、胫侧箕形纹及斗形纹（图 6-6）。

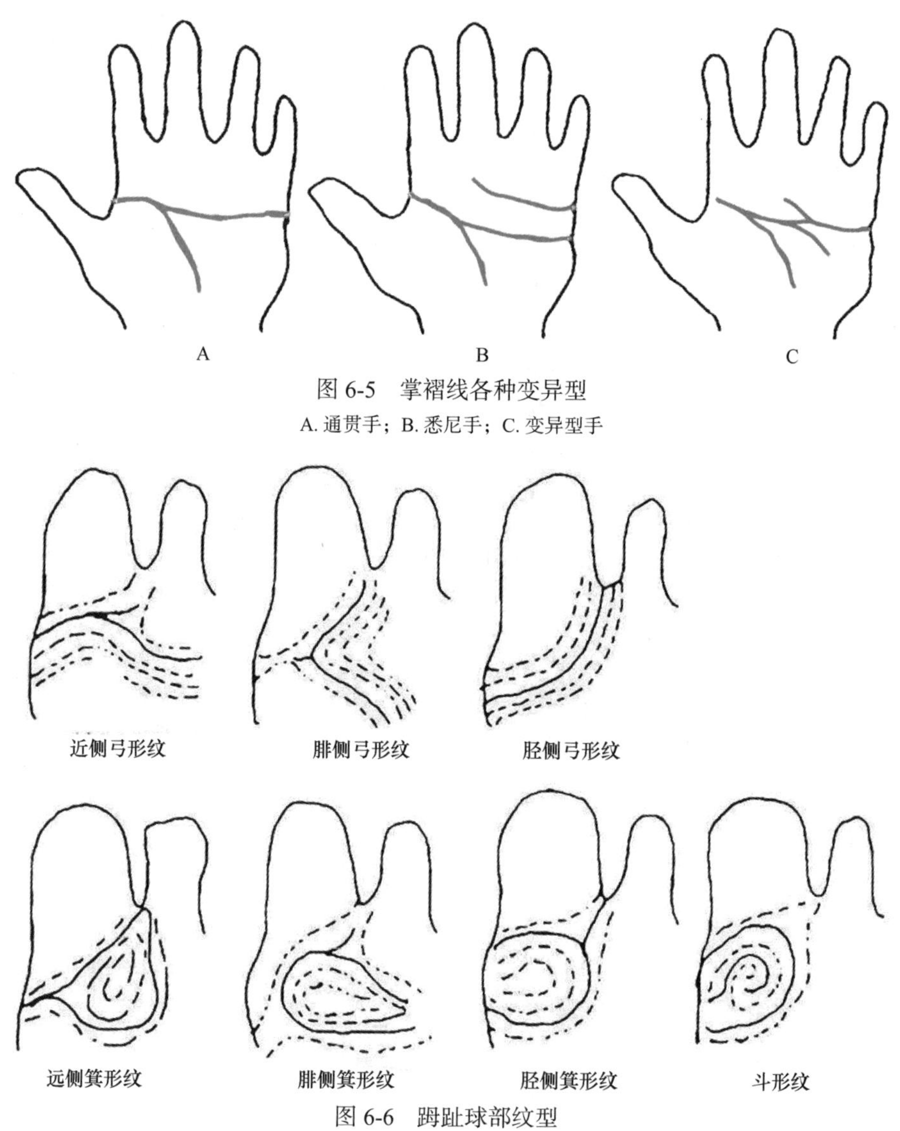


图 6-5　掌褶线各种变异型

A. 通贯手；B. 悉尼手；C. 变异型手



图 6-6　蹈趾球部纹型

## （二）皮纹检查的临床意义

皮纹变化与某些染色体异常（表 6-2）、先天性疾病以及不明原因的综合征有一定关系，但它的变化不是特异的，正常人也可出现异常皮纹，故皮纹分析只能作为诊断旁证或疾病的初筛，不能作为确诊的依据。

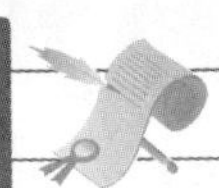


**表 6-2　常见染色体病患者的皮纹特征**

| 皮纹特征 | 正常人 | 21 三体 | 18 三体 | 13 三体 | $5P^-$ | 45，X |
|---|---|---|---|---|---|---|
| 指纹中弓形纹数 >7 | 1% | | 80% | 多见 | | |
| 指纹中斗形纹数 >8 | 8% | | | | 32% | |
| TRC 数值 | | | 低 | 低 | | ≥ 200 |
| 第 5 指单一指褶纹 | 0.5% | 17% | 40% | | | |
| 通贯掌（双手） | 2% | 31% | 25% | 62% | 35% | |
| 三叉点 t′ | 2% | 82% | | | | 多见 |
| 三叉点 t″ | 3% | | 25% | 81% | 80% | |
| 拇趾球部胫侧弓形纹 | 0.5% | 72% | | | | |
| 拇趾球部腓侧箕形纹 | 9% | | | 42% | | |

## 八、产前诊断

产前诊断又称宫内诊断，是对胚胎或胎儿出生前是否患有某种遗传病或先天畸形做出的诊断。

**考点：**产前诊断的概念、主要诊断方法。

产前诊断的对象主要包括：① 35 岁以上的高龄孕妇；②具有不明原因的自然流产史、畸胎史、死产或新生儿死亡史的孕妇；③曾生育过单基因遗传病患儿的孕妇或可疑为 X 连锁隐性遗传病致病基因携带者的孕妇；④羊水过多、宫内生长发育迟缓或疑为严重宫内感染的孕妇；⑤夫妇之一有染色体畸变（特别是平衡易位携带者）或生育过染色体病患儿的孕妇；⑥具有遗传病家族史又属于近亲婚配的孕妇；⑦孕早期服用过致畸药物的孕妇或夫妇之一有明显致畸因素接触史的孕妇。

根据是否侵入机体可将产前诊断分为侵入性诊断和非侵入性诊断。下面介绍几种最常见的产前诊断方法。

**1. 超声波检查**　是一项简便并对母体安全无创伤的检测方法，B 型超声（简称 B 超）是首选的诊断方法，应用最广。它可适用于胎儿性别的鉴定和先天畸形的诊断（表 6-3），也可直接对胎动和胎心进行动态观察并摄像记录分析，还可胎盘定位、选择羊膜穿刺部位、引导胎儿镜操作、采集绒毛和脐带血标本供实验室检查等。超声检查发展迅速，尤其近几年来四维超声技术的发展，能将胎儿非常逼真地展现在我们面前，结束了人们无法看到母腹中胎儿的真面目以及无法了解胎儿生长发育情况的时代。

**表 6-3　利用 B 超检查做产前诊断的疾病**

| 诊断部位 | 疾病 |
|---|---|
| 脸和颈 | 唇腭裂、眼间距宽、腮裂囊、水囊状淋巴管瘤 |
| 胸部 | 先天性心脏病、膈疝、小胸腔、肺发育不全 |
| 腹部 | 十二指肠闭锁、食管闭锁、腹裂畸形、脐脱出 |
| 肾 | 肾盂积水、多囊肾、肾发育不全 |
| 骨骼异常 | 无指（趾）畸形、肢体畸形、多指并指畸形、多发性骨折、软骨发育不全、脊柱后凸 |
| 中枢神经系统 | 无脑畸形、脑积水、脑膨出、小头畸形、脊髓脊膜膨出、全前脑无裂症 |

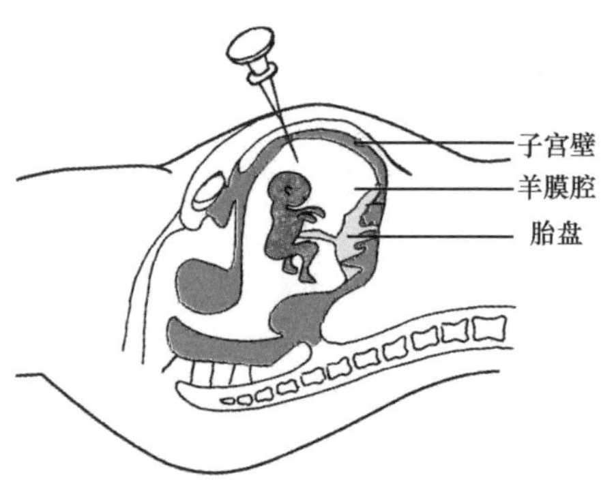

图 6-7　羊膜穿刺术示意图

**2. X 线检查**　主要用于妊娠 18 周以后胎儿骨骼异常的诊断，可以诊断无脑儿、脑积水、小头畸形、脑疝、先天性成骨发育不全、脊柱裂等。近年来 CT 和磁共振检查技术也均在产前诊断中应用。但因为 X 线对胎儿有不良影响，所以尽量不要使用。

**3. 羊膜穿刺术**　又称羊水取样，是指在 B 超监视和引导下抽取胎儿羊水的方法，是目前最常用的产前诊断方法（图 6-7）。一般在妊娠 16 ～ 20 周时进行，此时羊水量多，胎儿浮动，穿刺时易于进针，也不易伤及胎儿，并且此期胎儿脱落细胞也较多，易于培养，成功率高。羊水中胎儿脱落细胞经体外培养后，可进行染色体、基因和生化分析；也可不经培养，用微量技术做酶和蛋白质分析或直接提取 DNA 做基因诊断。此法适用于诊断染色体病、神经管缺陷及基因突变引起的疾病。

**4. 绒毛吸取术**　在妊娠早期诊断中最常见，一般于妊娠 10 ～ 12 周进行。此时自然流产率已经明显降低，而此前取样，手术并发症会增加。该技术也在 B 超的监护下进行，用特制的取样器，从阴道经宫颈进入子宫，沿子宫壁到达取样部位，吸取绒毛（图 6-8）。绒毛样本可用于诊断染色体病、胎儿性别鉴定、代谢病、生化检测及 DNA 分析。该法的优点是取样时间早，一旦做出明确诊断，需要做选择性流产时，给孕妇带来的损伤和痛苦较小。

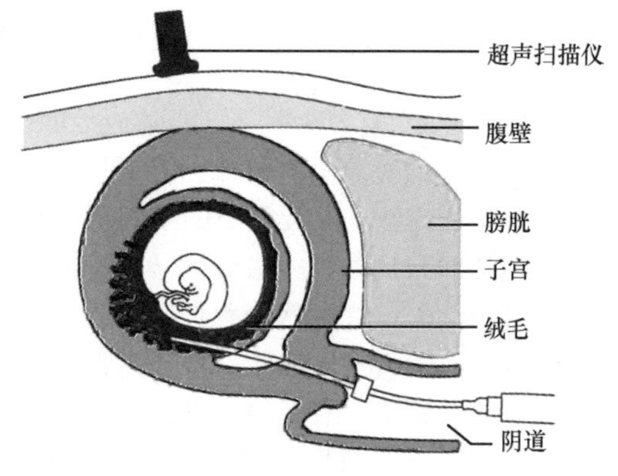

图 6-8　绒毛吸取术示意图

**5. 脐带穿刺术**　是在 B 超的监护下，用细针经腹壁、子宫壁穿入胎儿脐带，并抽取胎儿血液样本。脐带穿刺术一般是在妊娠 18 ～ 32 周时进行，常作为因错过绒毛吸取术或羊膜穿刺术取样的最佳时机或羊水检测失败的补救措施，也可检测胎儿血液系统疾病和先天性免疫缺陷病等。

**6. 胎儿镜检查**　又称羊膜腔镜或宫腔镜检查，是一种带有羊膜穿刺的双套管的光导纤维内镜。胎儿镜的最佳检查时间是妊娠 18 ～ 20 周，可直接观察胎儿性别和发育状况、是否畸形，也可以同时抽取羊水或胎儿血样进行检查，还可进行宫内治疗等。由于该技术操作困难，容易引起多种并发症，加之 B 超的广泛应用，该方法已很少使用。

**7. 孕妇外周血分离胎儿细胞**　是近年来发展起来的一种新型非创伤性产前诊断技术，易被广泛接受。妊娠期间，胎儿血液中的一些红细胞和淋巴细胞可经胎盘进入母体血液循环系统，虽然数量不多，但可通过一些标记来识别。这些细胞经富集、分离后，通过 PCR 等方法进行产前诊断，目前可用于一些已知突变性质的基因病和染色体病的诊断。

## 九、其他辅助诊断

针对遗传病的不同病症和发病特点，临床实验室检查还会用一些辅助检查来帮助确诊和了解病情，如心电图、脑电图、肌电图、各种内镜、造影技术、磁共振等现代医学检查手段。

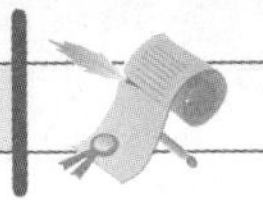

**链接**

**胚胎植入前遗传学诊断**

胚胎植入前遗传学诊断（pre-implantation genetic diagnosis，PGD）简称植入前诊断，是 20 世纪 60 年代由 Edwards 首先提出的设想，包括体外授精技术、精子细胞质内注射技术、荧光原位杂交技术和比较基因组杂交技术。PGD 技术是指在体外授精的胚胎，发育到 4 ～ 8 细胞期，通过显微操作技术取出单个卵裂球细胞，应用 FISH、PCR 等技术判断胚胎是否携带致病基因，确定正常后将胚胎植入母体子宫继续妊娠。目前，国内外已成功进行了 α- 珠蛋白生成障碍性贫血、镰刀形细胞贫血、唐氏综合征、脆性 X 综合征、囊性纤维化等的植入前诊断。该技术把遗传病控制在胚胎发育的最早阶段，是遗传病产前诊断的重大突破。

# 第 2 节　遗传病的预防

## 一、遗传病预防的意义

遗传病对人类健康所造成的危害是不能低估的，特别是病情严重者，会造成患者终身残疾，同时也给患者的家庭和社会造成极大的负担。就目前的医疗技术水平而言，大多数遗传性疾病及某些先天畸形尚无有效的治疗方法，所以重点应是贯彻预防为主的方针，避免有遗传缺陷的患儿出生，从而控制遗传病在人群中的蔓延，提高人口素质。

遗传病的预防主要是通过人为的科学方法降低致病基因在人群中的传递频率。它包括研究遗传病发生的规律，制订相应的措施，贯彻以预防为主的原则，加强医学科学技术的投入，提高全民族的文化素质，普及遗传学知识，以降低和杜绝遗传病的发生和发展。

## 二、遗传病的预防措施

### （一）环境保护

人类周围的一切都是人类赖以生存的环境。环境中的一些物理因素或化学因素如电离辐射、化学药品等可对人类的遗传物质造成损害，从而影响人类健康。对于个体的防护，妇女在孕早期尤其应该注意避免接触致畸剂和诱变剂，如各种射线、肾上腺素、苯、甲氨蝶呤、甲丙氨酯等，以防生出先天畸形患儿；还应注意病毒感染，如风疹病毒、巨细胞病毒、单纯疱疹病毒等也可诱发畸形；此外，乙醇和尼古丁对生殖细胞也有损伤作用，酗酒可能造成精子畸形，影响受精卵的质量，导致“酒精儿”；吸烟更会污染环境，危害后代及他人。总之，搞好环境保护，防止环境污染是预防遗传病发生的重要措施之一。

**考点：**遗传病预防的主要措施。

### （二）遗传病的群体普查与登记

为了预防遗传病的发生，应有计划地进行遗传病的群体普查，目的是掌握人群中遗传病的种类、分布、遗传方式、发病率、致病基因频率、携带者频率等，以便对患者及其家属进行婚姻和生育指导，从而减少遗传病的发病率。通常来说，采用的普查方法应该简便易行且准确性较高。所选的病种应该是发病率较高、危害较严重、可以治疗、有可靠的筛查方法并适合大规模进行筛查的疾病。

遗传病登记是在普查的基础上对所发现的遗传病患者进行系统登记，以便进行深入观

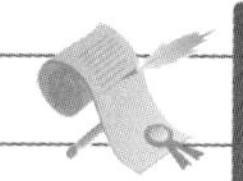



察和分析。登记时应做到详细和全面，一般需要登记本人的病史、发育史、婚姻史、生育史及家庭史等。这样不仅有利于认识遗传病特点并积累资料，还有利于探讨发病机制和研究防治措施。

### （三）遗传病的筛查

遗传病的筛查是预防严重遗传病患儿出生和降低群体中发病率的有效手段。

**1. 携带者筛查** 携带者是指表型正常而带有致病基因的杂合体，包括隐性遗传病的杂合体、染色体平衡易位的个体、倒位染色体的携带者、表型正常的延迟显性个体及带有外显不全致病基因但不发病的个体。当他们生育后代时便可能有患儿出现，因此携带者筛查是非常必要的，对预防遗传病、实现优生有着重要意义。杂合子携带者的检测方法大致可分为：临床水平、细胞遗传学水平、酶和蛋白质水平及 DNA 或基因水平。临床水平不能准确检出，一般只能提供线索。细胞遗传学水平主要是染色体检查，多用于平衡易位携带者的检出。酶和蛋白质水平的测定主要是检测一些代谢病杂合子。随着分子遗传学技术方法的应用，可以从 DNA 或 RNA 分子水平直接检出杂合子，尤其是对一些致病基因的性质和异常基因产物还不清楚的遗传病，或者用一般生化方法不能准确检测的遗传病。

**2. 初生前筛查**（产前诊断） 是近代医学的一项重大成就，应用产前诊断技术，可以在胎儿出生前特别是妊娠早期，甚至在胚胎植入子宫之前对孕卵、胚胎或胎儿进行适当的检查，及早了解胎儿的发育是否正常，达到减少遗传病患儿和畸形儿出生的目的（详见本章第 1 节）。

**3. 新生儿筛查** 是在新生儿期针对某些疾病进行的检查，一般采取脐血或足跟血的血纸片进行检测。新生儿筛查是群体筛查的一种，是在症状出现前及时诊断某些遗传性酶病患者的有效手段。筛查的病种通常是发病率高、可致死、致残、致愚和能防治的疾病。通过新生儿筛查，往往能早期发现某些遗传性疾病，达到早期诊断、早期治疗的目的。因此，重视新生儿筛查对预防遗传病及减轻遗传病的损害具有重要意义。

目前，我国的新生儿筛查工作开展得较好的是对苯丙酮尿症、半乳糖血症、葡萄糖 -6- 磷酸脱氢酶缺乏症和先天性甲状腺功能减退症等患儿的筛查。

### （四）婚姻指导及生育指导

对于到了结婚年龄的青年男女及家属，特别是对那些遗传病患者及其家属要进行婚姻及生育指导，减少由于婚配不当而使遗传病绵延的危险，达到优生的目的。

**1. 做好婚前检查** 婚前检查是指男女青年在结婚登记之前接受的一次全面的、与婚育因素有关的身体健康检查。其内容包括询问病史、家族史调查、体格检查、实验室检查以及性生活指导和生育指导等。此外，还要对男女青年进行卫生宣传、避孕方法介绍等。通过婚前检查，可以发现和处理不利于结婚和生育的问题，避免不利于优生的因素，有利于男女青年的身体健康和婚后幸福。

**2. 提倡适龄生育** 妇女生育最适宜的年龄是 25 ～ 29 岁，在这期间生育子女，其孩子健康的可能性最大。很多资料表明，20 岁以下的母亲所生子女中，先天畸形发生率比 25 ～ 29 岁者要高 50%；35 岁以上母亲所生子女中，唐氏综合征的发生率比 25 ～ 29 岁者要高 5 倍，40 岁以上者要高 15 倍，45 岁以上者要高 30 倍。

**3. 禁止近亲婚配** 在一般群体中，某一种遗传病的患者数量并不多，所以患者间特别是严重遗传病患者间相互婚配的可能性是很少见的。但是，在人群中携带者的数量比较多，特别是近亲之间往往有某些隐性致病基因是相同的。因此，近亲婚配最大的问题就是隐性

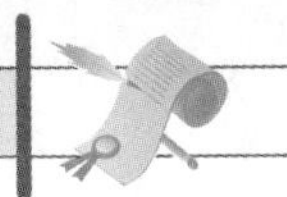

遗传病的出生率和生出遗传性缺陷、先天畸形以及流产、死产的概率比一般群体要高很多。因此，严格禁止近亲结婚是预防遗传病发生的最简单、最有效的手段。

**4. 禁止在医学上认为不能结婚的疾病患者结婚或生育**　我国新婚姻法规定：“患麻风病未经治愈或者其他在医学上认为不应当结婚的疾病患者禁止结婚。”1984 年在重庆召开的全国优生科学讨论会上提出了四个规范，即关于不宜结婚与生育疾病病种的意见；第一胎是遗传病儿，第二胎的优生原则；遗传咨询；产前诊断。

(1) 关于不宜结婚与生育疾病病种的意见：属于下列情况之一者不得结婚，①各种原因引起的重度智力低下；②精神分裂症或抑郁性精神病现症患者（病愈后两年未复发者可考虑准予结婚）；③男女双方均曾患精神分裂症或躁狂抑郁性精神病，虽已治愈，彼此间也不得结婚；④直系血亲或三代以内旁系血亲之间不能通婚；⑤各种法定传染病的隔离期内不能结婚，麻风、性病未治愈前不得结婚。

凡属下列情况，需先实行优生绝育术才可结婚：①严重的常染色体显性遗传病患者。病种包括：遗传性痉挛性共济失调症，强直性肌营养不良，结节性硬化症，双侧视网膜母细胞瘤，软骨发育不全，成骨不全，马方综合征（Marfan 综合征），无虹膜、视网膜色素变性（AD 型），双侧先天性小眼球（AD 型），进行性肌营养不良（面肩肱型）。②男女双方均患有相同的严重的常染色体隐性遗传病，需一方先行绝育术后才能结婚。病种包括：苯丙酮尿症、肝豆状核变性、小头畸形、糖原贮积症、先天性全色盲。③多基因遗传病：包括下列三种疾病的高发家系的患者，即精神分裂症、躁狂抑郁性精神病和先天性心脏病。高发家系指除患者本人外，其父母或兄弟姐妹中有一人或更多人患同样疾病者。在对上述严重遗传病确能做到产前诊断者，可考虑婚前不施绝育术，怀孕后做产前诊断，对病胎给予人工流产。

(2) 第一胎是遗传病儿，第二胎的优生原则：凡第一个孩子是智力低下、严重畸形、不治或难以治愈的病残儿，以致影响劳动和独立生活甚至死亡的，可以生第二胎，但如患的是遗传病，则需根据情况，确定能否生第二胎。①第一胎患常染色体显性遗传病，父母之一患病，已生一个遗传病儿，不能生第二胎；父母无病，第一胎是基因突变产生的，可以生第二胎。常见病种包括：软骨发育不全、成骨不全、骨硬化症、埃勒斯 - 当洛斯综合征（Ehlers-Danlos 综合征）、马方综合征、腓骨肌萎缩、遗传性球形红细胞增多症、双侧性视网膜母细胞瘤、无虹膜结节性硬化症、原发性癫痫、手裂、脚裂等。②第一胎患常染色体隐性遗传病，不能生第二胎。常见病种包括：视网膜色素变性、先天性青光眼、先天性全色盲、先天性聋哑、先天性肌弛缓、婴儿型进行性肌萎缩、早老症、多囊肾（儿童型）、白化病、苯丙酮尿症、半乳糖血症、同型胱氨酸尿症、糖原贮积症、泰 - 萨克斯病、肝豆状核变性、生长激素缺乏性侏儒症、先天性肾上腺皮质增生症、脑肝肾综合征、小头畸形等。③第一胎患 X 连锁隐性遗传病，可以生第二胎，但只能生女，不能生男。常见病种包括：脆性 X 染色体综合征、假肥大性肌营养不良、良性假肥大性肌营养不良、血友病（A、B）、无汗型外胚层发育不良、无丙种球蛋白血症（Bruton 型）、导水管阻塞性脑积水、威斯科特 - 奥尔德里奇综合征（Wiskott-Aldrich 综合征）、肾性糖尿病、眼脑肾综合征、口面指综合征、慢性肉芽肿病等。④ X 连锁显性遗传病：父母无病，病儿为基因突变而发病者，可以生第二胎；母亲有病的，不应生第二胎；父亲有病，不能生女，只能生男。常见病种包括：家族性低磷酸血症佝偻病、某些遗传性肾炎等。⑤对于染色体病，第一胎是染色体病儿，第二胎经产前诊断后，证明是正常核型，可以生育。⑥对于多基因遗传病和智力低下，如家系中只有一人发病，再发风险率低于 5%，可以生第二胎；如家系中父母亲、伯、叔、舅、姨、姑、祖父母、外祖父母中有人患同样疾病者，不能生第二胎。较严重的病种包括：先天性心脏

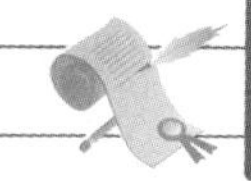



病、少年型糖尿病、哮喘、原发性癫痫、精神分裂症、先天性髋关节脱位、先天性巨结肠、脊柱裂等。

在有条件的地区，对能进行产前诊断的常染色体显性或隐性遗传病，可以生第二胎，怀孕期内应先做产前诊断，健康者可以生育。对能早期诊断及治愈的遗传病，如散发性甲状腺功能减退症、苯丙酮尿症、半乳糖血症等，如第一胎因诊断过迟、已造成不可逆的智力低下等病理损害时，也可以生第二胎。但应对脐血进行检查，如仍是患儿，应进行早期防治。

### （五）遗传咨询

遗传咨询是一个交流过程，是一个通过咨询医生与咨询者共同商讨咨询者提出的各种遗传学问题，在医生指导下帮助患者合理解决这些问题的全过程，又称遗传商谈。即医生或遗传学工作者通过询问、检查、收集家族史来解答遗传病患者或其亲属提出的有关该病病因、遗传方式、诊断、治疗及预后等问题，并估计再发风险，提出各种处理方案，供患者或其亲属参考。遗传咨询是做好优生工作、预防遗传病发生的最主要措施之一（详见第7章）。

## 第3节　遗传病的治疗

**考点：**遗传病治疗的主要方法。

对于遗传病的治疗，通常只是改善或矫正患者的临床症状，还没有根治的方法。分子生物学和医学遗传学的发展，特别是重组DNA技术的应用，使得临床诊断和检测技术迅速提高，基因治疗逐步进入临床，为遗传病的根治展现了光明的前景。遗传病的治疗主要方法有手术治疗、药物治疗、饮食治疗和基因治疗等。

### 一、手术治疗

手术治疗是指应用外科手术的方法对病损器官进行切除、修补或替换。它是目前治疗遗传病最常用的方法，主要包括手术矫正和组织器官移植。

手术矫正是遗传病手术治疗的主要手段，对遗传病产生的畸形以手术的方式进行矫正、修补或切除。例如，修补和缝合腭裂、唇裂；对先天性心脏畸形、两性畸形实施矫正手术；对多指（趾）症的切除和遗传性球形红细胞增多症进行脾切除等。

患者受损的组织器官的治疗可实行组织器官移植，如通过骨髓移植治疗重型珠蛋白生成障碍性贫血和镰状红细胞贫血；角膜移植治疗遗传性角膜萎缩症；胰腺移植治疗胰岛素依赖性糖尿病；肾移植治疗先天性肾病综合征、胱氨酸尿症和家族性多囊肾等。

### 二、药物治疗

药物治疗的基本原则是“去其多余，补其所缺”。根据治疗时期不同它分为出生前治疗、症状前治疗和临症治疗。

**考点：**药物和饮食治疗的原则。

某些遗传病在胎儿出生前进行药物治疗，可大幅度减轻胎儿出生后的遗传病症状，如对确诊为维生素$B_{12}$依赖型癫痫的胎儿，在出生前给孕妇服用维生素$B_{12}$，胎儿出生后不会出现癫痫等。某些遗传病在症状出现前进行治疗，既可预防症状的发生，也可达到治疗的效果，如发现新生儿甲状腺功能低下，终身口服甲状腺素制剂，可防止发生智力和体格发育障碍等。

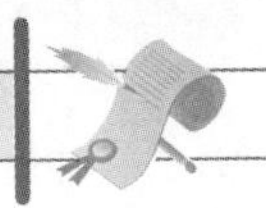

当遗传病发展到各种症状已经出现，机体器官已受到损害，此时的治疗只能是对症治疗。例如，对于家族性高胆固醇血症患者，血清胆固醇超标，可口服考来烯胺治疗，其可以促进胆固醇转化为胆脂并由胆道排出；珠蛋白生成障碍性贫血患者因长期输血导致的含铁血黄素沉积症，可使用去铁胺 B 治疗，去铁胺 B 与铁蛋白可以形成螯合物，去除多余的铁；对于先天性肾上腺皮质增生症患者，可用类固醇激素进行治疗；生长激素缺乏性侏儒症患者可以通过补充生长激素来进行治疗；糖尿病患者可注射胰岛素进行治疗等。

## 三、饮食治疗

饮食治疗的原则是“禁其所忌，补其所需”，就是限制摄入已大量蓄积的代谢物及代谢前物质，补充因代谢异常而造成的机体缺乏的某种必需物质，以维持代谢平衡。饮食治疗包括产前治疗和现症患者治疗。例如，对苯丙酮尿症患儿的治疗，可采取低苯丙氨酸饮食疗法，目前已有商品化的低苯丙氨酸奶粉，同时也可在常规进食后，服用苯丙氨酸氨基水解酶胶囊，将苯丙氨酸转化为苯丙烯酸；对葡萄糖 -6- 磷酸脱氢酶缺乏者禁食蚕豆或奎宁类药物，以免引起患者出现溶血性贫血等。

## 四、基因治疗

基因治疗是运用 DNA 重组技术设法将外源正常基因通过基因转移技术导入靶细胞，使细胞恢复正常功能而达到治疗遗传性疾病的目的。它是治疗遗传病的最理想方法。

### （一）基因治疗的策略

基因治疗的策略主要包括基因替代、基因修正（即原位修复）、基因增强、基因抑制或基因失活等。基因替代是用正常基因来替代缺陷基因，把缺陷基因全部除去；基因修正是用正常基因来纠正突变基因，也就是在原位修复缺陷基因；基因增强是将目的基因导入疾病细胞，目的基因的表达产物可补偿缺陷细胞的功能或者加强其原有的功能，但致病基因本身不变；基因抑制是指导入外源正常基因来抑制有害基因的表达，如向肿瘤细胞内导入肿瘤抑制基因，以抑制癌基因的表达。

### （二）基因治疗的种类

由于基因转移的受体细胞不同，基因治疗分为生殖细胞基因治疗和体细胞基因治疗。

**1. 生殖细胞基因治疗**　是将正常基因转移至遗传病患者的精子、卵子或受精卵中，使其发育成正常个体。理论上，该方法既能使生殖细胞受精后产生正常个体，还能使该个体的后代也不会患遗传病，是根治遗传病的最理想的方法，但因技术、社会伦理等因素目前很少采用。

**2. 体细胞基因治疗**　是将正常基因转移到体细胞，使其表达基因产物，以达到治疗目的。其因治疗只涉及体细胞的遗传转变，不影响下一代，方法上也易于实施，现在已经广泛应用。

**链接**

**基因治疗的首例突破**

一个美国马里兰州 4 岁小孩得了重症联合免疫缺乏症，因为缺乏腺苷脱氨酶（ADA）使她免疫系统失去功能，只能生活在无菌室里。1990 年美国国家卫生研究院的科学家对她进行了基因治疗，即将她体内白细胞取出，再把培植好的 ADA 酶基因植入白细胞内，再将经过遗传修饰的白细胞输入到她的血液中。她在两年内一共接受了 11 次这样的基因治疗，最终她走出了多年生活的无菌室。这是世界首例人类体细胞基因治疗，它的成功开创了基因治疗人类遗传病的新纪元。1991 年 11 月，我国复旦大学薛京伦教授用基因转移技术治疗两例血友病 B 患者并取得显著疗效，这是世界上首例对血友病施行的基因治疗。

### （三）基因治疗的临床应用

由于各种因素的限制，到目前为止，国际上已开展基因治疗研究的遗传病只有血友病 B、腺苷脱氨酶（ADA）缺乏症、家族性高胆固醇血症、囊性纤维化、α1 抗胰蛋白酶缺乏症等 20 多种，其中部分疾病已在临床治疗中获得了疗效。

目前，科学家已经完成了大量的体外基因治疗或动物体外基因治疗工作，已鉴定的认为可能有治疗价值的基因数量迅速增加，也有很多已经进入临床试验阶段。当然基因治疗仍然存在着很多的问题，有待进一步探索和研究，相信随着人类基因组计划的实施以及 DNA 重组技术的进一步发展，基因治疗将成为根治遗传病、改善人类遗传素质的重要手段。

**小结**

遗传病的诊断方法分为常规诊断和特殊诊断，常规诊断方法包括采集病史、检查症状和体征、进行必要的实验室检查等；特殊诊断方法包括系谱分析、染色体检查、生化分析、基因检测、皮纹分析、产前诊断等。遗传病的预防措施包括遗传咨询、携带者检出、新生儿筛查、群体普查等；遗传病的治疗主要包括手术治疗、药物治疗、饮食治疗和基因治疗，其中基因治疗是理想的治疗方法。

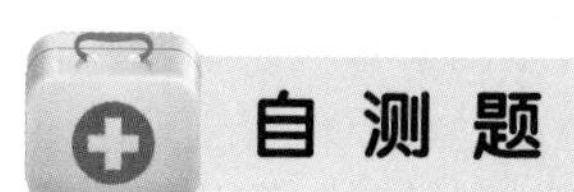


## 一、名词解释

1. 遗传咨询　2. 基因诊断　3. 产前诊断
4. 基因治疗

## 二、填空题

1. 基因诊断的方法主要有________、________、________和________等。
2. 我国目前新生儿筛查工作开展较好的是对________、________、________和________________的筛查。
3. 基因治疗的策略主要包括________、________、________和________等。
4. 遗传病治疗中，药物治疗的原则是________、________。
5. 超声检查中在临床上应用最广泛的是________。
6. 我国正常人的 *atd* 角平均值是________。

## 三、选择题

**$A_1$ 型题**

1. 遗传病病史采集的准确性至关重要，除一般病史外，应着重了解患者的婚姻史、生育史和（　　）
   A. 发热　B. 传染病史　C. 家族史　D. 染色体　E. 性染色质
2. 临床上诊断 PKU 患儿的首选方法是（　　）
   A. 染色体检查　B. 生化检查　C. 系谱分析　D. 性染色质检查　E. 基因诊断
3. 染色体检查又称核型分析，是确诊哪类遗传病的主要方法（　　）
   A. 染色体病　B. 单基因病　C. 多基因病　D. 线粒体病

E. 体细胞遗传病

4. 在临床上生化检查主要是诊断哪一项遗传病首选的方法（　　）

A. 常染色体病　　B. 性染色体病

C. 多基因病　　D. 单基因病

E. 体细胞遗传病

5. 首次进行基因治疗的遗传病是（　　）

A. 腺苷脱氨酶（ADA）缺乏症

B. 血友病 A　　C. 血友病 B

D. 苯丙酮尿症　　E. 囊性纤维化

6. 性染色质检查可以对下列哪种疾病进行辅助诊断（　　）

A. 特纳综合征　　B. 21 三体综合征

C. 18 三体综合征　　D. 苯丙酮尿症

E. 珠蛋白生成障碍性贫血

7. 具备下列哪一指征者应进行染色体检查（　　）

A. 新生儿黄疸伴智力低下

B. 智力低下伴腐臭尿液

C. 智力低下伴肝硬化和白内障

D. 原因不明的智力低伴大耳、大睾丸和多动症

E. 智力低下伴骨骼畸形、面容粗陋和肝脾大

8. 下列哪种方法不能用于神经管缺陷的诊断（　　）

A. 羊水 AFP 测定

B. B 超检查

C. 胎儿镜检查

D. 羊水乙酰胆碱酯酶的测定

E. 羊水细胞染色体的检查

9. 家系调查的最主要目的是（　　）

A. 了解发病人数　　B. 了解疾病的遗传方式

C. 了解治疗效果　　D. 了解病情轻重

E. 了解发病症状

10. 进行产前诊断时，妊娠多少周取羊水最合适（　　）

A. 16 ～ 20 周　　B. 10 ～ 15 周

C. 22 ～ 25 周　　D. 25 ～ 30 周

E. 5 ～ 10 周

## 四、简答题

1. 简述遗传病产前诊断的主要方法。
2. 简述遗传病预防的主要措施。
3. 简述目前基因治疗遗传病的现状。

7

# 第 7 章　遗传与优生

引言：据统计，一岁以内婴幼儿的死因中先天畸形占首位，新生儿中遗传病患者占 23% ～ 25%。生出健康、聪明的新生儿已是我国人口政策的一个重要内容，为此“优生优育”与“遗传咨询”工作越来越显得重要和迫切，它既利国又利民。

## 第 1 节　优　生　学

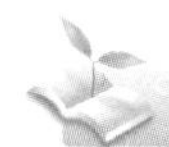

**案例 7-1**

一对健康的青年男女，坠入爱河，憧憬着幸福美满的生活，祈盼婚后拥有一个健康、聪明的孩子，可他们对生孩子有一种恐惧感，原因是他们的健康朋友中，有一个人生出唐氏综合征的患儿。

**问题：**

1. 唐氏综合征属于什么类型的遗传病？
2. 他们如果想要健康聪明的孩子，应怎样做？

### 一、优生学的概念

**考点：**优生学的概念。

所谓优生，就是要生育健康的、在身体和智力方面优质的后代。父母都希望自己的孩子既健康又聪明，希望把自己身上最优良的遗传素质传递给后代。同时，也尽量避免不要把不良的遗传因素传给子女。因此，优生是人们共同的愿望。

优生学诞生于 19 世纪 80 年代，是在进化论和遗传学发展的基础上建立起来的。优生学是指应用医学遗传学的原理和方法，改善人类的遗传素质，防止出生缺陷，提高人口质量的一门学科。优生学的任务：一是降低不良的遗传素质；二是增加优良的遗传素质。

### 二、优生学的分类

优生学根据研究任务可分为正优生学和负优生学。

**1. 正优生学**　是研究如何增加群体中有利表型的基因频率，促进智力和体力上优秀个体的繁衍，这是优质的扩展，所以又称为积极优生学或演进性优生学。正优生学的主要措施有生殖细胞的冷冻储存、建立精子库、人工授精、试管婴儿、胚胎移植、卵子赠送、重组 DNA 技术、克隆技术等。生殖细胞的冷冻储存、建立精子库、人工授精、试管婴儿、胚胎移植、卵子赠送已成功应用于临床实践；重组 DNA 技术和克隆技术还处于正在研究之中。正优生学由于受社会伦理、道德观念、法律行为和研究技术等诸多问题的限制，在目前不

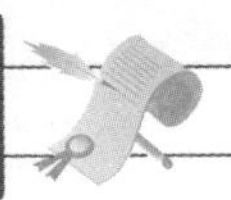

宜开展和推广。但它具有积极的意义，前景是乐观的。

**链接**

**人 工 授 精**

人工授精是将男方的精液用人工的方法射入女方宫颈，以达到受孕的目的。目前，它主要针对男方性功能异常和精液严重异常或根本无精子者、女方阴道狭窄或痉挛和子宫位置异常等不能直接接受精液者。人工授精方法简单、受孕率高，易被人们接受和采纳，但这种方法在伦理道德、法律方面、科学界都引起了许多争论。因为名义夫妻的后代中，父子间无血缘关系，尤其近年来，有些卫生机构滥用人工授精，用一个人的精子使许多妇女受孕，造成“同父异母”兄弟姐妹，增加了近亲婚配的机会。所以，人工授精必须有计划、有控制地进行。

**2. 负优生学**　是研究如何降低群体中有害的基因频率，减少以至消除有严重遗传病和先天性缺陷的个体出生，这是劣质的消除，又称为消极优生学或预防性优生学。负优生学的主要措施有遗传咨询、婚前检查和指导适龄生育、妊娠早期保护、产前诊断、选择性流产和围生期保健等，这是从选择配偶、结婚受孕到分娩，对整个生殖过程的科学监督。这些措施在我国已具有较高的普及性，目前我国主要以负优生为主。

**考点：**负优生学的主要措施。

## 三、优生优育咨询

优生优育咨询是以优生学的研究成果为指导，对咨询者提出的有关优生优育问题给予科学合理的建议，从而达到优生优育的目的。根据个体发育的不同阶段，优生优育咨询主要包括以下几个方面的内容：

### （一）婚前期优生优育咨询

婚前期优生优育咨询是通过了解咨询对象双方的生理条件，确定咨询对象是否适合结婚，这是优生的前提。

**1. 择偶**　每位青年男女都有自己的择偶标准，不论怎样的择偶标准，男女双方必须了解对方及其家庭成员是否有严重的遗传病或与遗传有关的疾病，避免日后出现不孕或生出缺陷儿。

**2. 婚前保健服务**　是对准备结婚的男女双方在结婚登记前所进行的婚前医学检查、婚前卫生指导和婚前卫生咨询。

(1) 婚前医学检查：是指对准备结婚的男女双方进行一次全面的与婚育因素有关的健康检查，其内容包括询问病史（主要追溯三代内有无遗传病、先天性疾病）及全身健康检查和生殖器检查，必要时做实验室检查（如染色体检查、基因检测等）来了解双方情况是否适合结婚、生育，并进行婚育指导，提出“禁止结婚”、“不宜生育”或需“采取医学措施”的建议，以此保证健康的婚配，防止各种疾病特别是严重遗传病及有关精神病的蔓延。2003 年 10 月新出台的《婚姻登记条例》中取消了强制婚检的规定，据报道由于种种原因，婚检率大幅度下降，新生儿缺陷发生率有所上升，严重制约了出生人口质量的提高。

**考点：**婚前医学检查的重要性。

(2) 婚前卫生指导：是指对男女双方进行以生殖健康为核心与以结婚、生育为目的的有关保健知识的宣传教育。其内容包括介绍男女生殖系统的解剖生理、性卫生知识，新婚避孕知识，婚后计划生育安排和避孕方法的选择，受孕前的准备和注意事项及生育

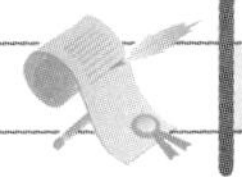


知识等。

(3) 婚前卫生咨询：是指婚检医生针对医学检查结果发现的异常情况及服务对象提出的具体问题进行解答、交流，帮助服务对象在知情的基础上做出适宜的决定。婚检医生在提出“禁止结婚”、“暂缓结婚”和“不宜生育”等医学建议时，应充分尊重服务对象的意愿，耐心、细致地说明科学道理，对可能产生的后果给予重点解释，并由受检双方在体检表上签署知情意见。

**链接**

**婚前卫生咨询医学意见**

禁止结婚：近亲婚配；各种原因引起的重度智力低下，生活不能自理者；双方均患有精神分裂症和躁狂抑郁性精神病等。暂缓结婚：凡有生殖器官畸形；患有指定传染病（如艾滋病、梅毒、淋病等）；重要脏器疾病伴功能不全（如心脏病、肝肾疾病）等。不宜生育：男女任何一方患有严重的常染色体显性遗传病；男女双方均患有相同的严重隐性遗传病；男女任何一方为精神分裂症，躁狂抑郁性精神病者；严重重要脏器疾病等。

## （二）孕前期优生优育咨询

孕前期优生优育咨询主要是指导夫妻安排理想的受孕时间，避开不利的受孕时机，在最佳的心理状态和最适宜的环境条件下受孕，以保证孕期母子健康，是优生的关键。

**1. 怀孕前的准备** 应从两方面着手准备。

(1) 避开不利的受孕时机：如接触过有毒害化学物质或接触过放射线者，应该在孕前一段时间避免接触；吸烟、饮酒者必须戒烟、禁酒 2 ～ 3 个月后才能受孕；长期口服避孕药或长期因某疾病服药者，应停药一段时间后受孕；接触过某些急性传染病患者，应当进行检查，排除受感染后再受孕等。

(2) 注意营养调理：受孕前夫妻的营养状况直接影响到精子、卵子的质量，为了保证生殖细胞的质量，孕前几个月夫妻双方必须保证营养物质的摄取，多吃富含优质蛋白、必需微量元素和维生素的食物；一日三餐，膳食合理平衡，并注意补充水果，同时应多呼吸新鲜空气、多接触阳光和多饮水。应倡导孕前检查，让夫妻双方选择在身体健康状况最佳、心理状态良好、心情轻松愉快时受孕。

**2. 选择最佳的生育年龄** 从优生优育的角度看，女性的最佳生育年龄一般在 25 ～ 29 岁，男性一般在 26 ～ 35 岁。这期间生育能力旺盛，精子、卵子质量好，不易发生流产、早产、死产及并发症，尤其是女性，低于 20 岁或超过 35 岁，生殖细胞在减数分裂时染色体畸变的概率增加，导致先天畸形的风险将加大。

**考点：**女性最佳的生育年龄、受孕季节。

**3. 选择最佳的受孕季节** 受孕季节因地而异，就我国大部分地区来说，应避免在初春或深冬气候多变的季节受孕，以春末夏初和夏末秋初时受孕最为适宜。春末夏初受孕，孕妇经历春、夏、秋三个蔬果旺季，能补充足够的天然蔬菜和水果。另外在这个季节受孕，孕妇在整个怀孕期间可获得良好的日照条件，多晒太阳能帮助转化维生素 D，促进钙、磷的吸收，有利于胎儿骨骼的钙化；夏末初秋受孕，即 11 月初为妊娠第 3 个月，秋高气爽，气候宜人，孕妇感到舒适，早孕反应阶段，正值秋季，避开了盛夏对食欲的影响，秋季时蔬菜水果供应齐全，容易调节食欲，增加营养，有利于胎儿的生长发育，特别是脑发育。足月分娩时，正是气候宜人的春末夏初，这样的季节有利于新生儿对外界环境的适应，从而能更好地生长发育。

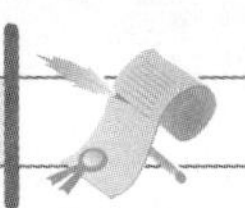

**案例分析 7-1**

唐氏综合征（21- 三体综合征）属于染色体病，引起此病的原因较多，如果他们健康的同学采纳了负优生学的主要措施或婚前进行优生优育咨询并严格履行的话，就会避免这种悲剧。他们想要拥有健康、聪明的孩子，建议进行优生优育咨询，采纳负优生学的主要措施。

### （三）孕期优生优育咨询

孕期优生优育咨询应从早孕（妊娠前 3 个月）开始，贯穿于孕期全过程，主要包括孕期保健和胎教。

**1. 孕期保健**　孕期尤其是孕早期，是受精卵植入胚胎的重要阶段，各组织器官形成时期，是胎儿致畸的敏感期和高发期，此期间对外界环境的不良刺激影响极为敏感，保健尤为重要，应注意以下事项：

**考点：**孕期注意的事项。

(1) 不能滥用药物，特别是已证明对胎儿有致畸作用的药物，必须用药时，一定要在医生的指导下服用，防止发生意外。

(2) 注意适当休息、适当运动、科学饮食、保持精神愉快。

(3) 合理安排性生活，应适当节制，妊娠初期和妊娠期最后两个月更要小心。

(4) 定期进行产前优生检查，及时消除隐患。

(5) 孕妇应禁酒、戒烟，也应防止被动抽烟。

(6) 远离有害、有毒物质及放射线。

(7) 不饲养狗、猫等宠物，防止病原体感染。

(8) 注意膳食平衡，以清淡为宜。

**2. 胎教**　据研究发现，胎儿从第 3 个月起，大脑开始发育，身体各感觉器官与大脑之间的信息通道开始建立。从胎龄 6 个月起，锥体细胞体积开始长大，树突开始延伸。7 个月左右胎动频繁，胎儿神经系统已发育到较高程度，具有思想、感觉和记忆能力。另外，胎儿在 4 ～ 5 个月开始注意外界的声音，若这时能有针对性、积极主动地给予恰当的各种信息刺激，可促进神经感觉系统的发育，帮助年轻夫妇实现拥有一个健康、聪明孩子的心愿。目前，国内外主要采用的胎教方法有：音乐胎教法、语言胎教法、抚摸胎教法、环境胎教法、拍打胎教法、学习胎教法及触压法等。但每种胎教法必须正确进行，否则会影响胎儿正常发育。

### （四）分娩期优生优育咨询

分娩的过程尽管相对人的一生来看是极为短暂的，但却可能影响孩子未来一生的健康，如果一个足月正常的胎儿，在母亲分娩时由于各种原因引起胎儿窘迫、新生儿窒息或产伤等，皆可能导致婴儿畸形、智力障碍甚至死亡。因此，分娩期的保健是优生优育的重要一环。分娩是女性的正常过程，应提倡自然分娩，因为自然分娩的婴儿经产道挤压，胎儿肺液能够排出，要比剖宫产婴儿肺容量大且较少患呼吸系统疾病；另外，剖宫产的婴儿由于没有经受分娩时阵阵子宫收缩的影响，长大后往往性情急躁，缺乏耐心，还可能因分娩过程中缺氧或受麻醉剂的影响，性格孤僻、不善于交际等。为了减轻分娩时女性的疼痛，使分娩人性化，目前有些医院采取了无痛分娩、水中分娩和丈夫伴娩等三种措施。

**1. 无痛分娩**　是用各种方法尽量减轻或缓解分娩时的疼痛，甚至使之消失。目前，常用的分娩镇痛方法有两种：一是应用镇痛药或麻醉药来达到镇痛效果；二是通过产前训练，

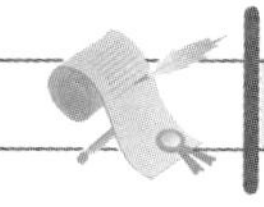



指导子宫收缩时的呼吸来减轻疼痛。这两种方法中，更提倡后者，因为药物的剂量掌握不好，少了起不到镇痛作用，多了对婴儿有影响。

**2. 水中分娩** 是让产妇在适宜的水池中分娩。此方法可以减轻产妇在整个分娩过程中的疼痛感，缩短产程，是较为人性化的分娩方式。目前，医学界的一些人认为此种方法是优于产床分娩的“新生法”。

**3. 丈夫伴娩** 是让丈夫进入产房，陪伴妻子生产，减轻妻子的焦虑与不安，达到顺利生产及减轻疼痛的效果。因为分娩期产生过度焦虑和不安可使体内去甲肾上腺素及其他内分泌激素发生改变，使产时子宫收缩力减弱，产程延长，甚至增加出血量。为此，目前丈夫伴娩已在很多国家采用。

### （五）哺乳期优生优育咨询

哺乳期为产后至婴儿一周岁断乳为止，时间长短因人而异。出生健康的婴儿如果哺乳期得不到科学合理的喂养，则很难保证婴儿的健康成长。因此，哺乳期是优育的基础。

考点：母乳喂养的重要性。

**1. 母乳喂养** 提倡母乳喂养，一方面可保障婴儿的身体生长发育所需的营养；另一方面可促进母婴感情的交流。首先，母乳是婴儿最理想的天然营养食品，它含有婴儿生长发育所需的各种营养素且易被吸收；免疫活性物质含量高，可预防疾病，是任何其他乳汁和代乳品都不能与之相比的。其次，婴儿在吸吮母乳时，母亲可通过肌肤接触、语言及眼神等和婴儿交流，能增进母婴感情，建立良好的关系。但也应该注意及时断奶，否则对母婴的健康皆有影响。另外，婴儿有生物需求，也有恐惧感，只有悉心地照料好他的生活，在精神上对他加以爱抚和关怀，才能使他建立起信任感和安全感，有利于婴儿身心健康的发展以及增进与父母的感情。

**2. 亲自抚养** 提倡自己抚养，母亲是婴儿环境中最重要的因素，母亲的形象、声音、行动都是婴儿最早且最好的学习对象。

**3. 注意营养需求及饮食方式** 据研究发现，婴儿全面足够的营养可使婴儿脑细胞增殖多一些，从而在遗传因素不变的情况下，使婴儿的智力增强。提倡6个月以后，逐渐添加辅食。断奶（适宜1岁左右）时加大牛奶的用量，因为牛奶的营养成分接近人乳，有利于婴儿的吸收，满足营养的需求。断奶最好在春秋季节进行。同时，还应从婴儿期开始培养良好的饮食习惯，不挑食、偏食，按时喝奶、吃饭。

**4. 培养良好的生活习惯** 应让婴儿学会天黑了要关灯睡觉，天亮了可睁开眼睛看和玩，建立条件反射。增加婴儿与外界的接触，教婴儿说简单的话和做一些简单动作，都有利于婴儿早期智力开发。

### （六）孩童期优生优育咨询

孩童期是培养健全人格的关键时期，除了给孩童创造良好的外部环境外，还需重视“唤醒期”。此期孩童如果缺少优育和优教，孩童的智力发育将受到抑制，因此应和孩童多交流，开展多样化的活动。先从教简单的字和词语开始，随着年龄的增长，通过讲故事、说歌谣唤醒大脑皮质的各功能区，在开发智力的同时，培养孩子高尚的道德品质，这一时期孩童的模仿能力逐步在形成，首先应从养成孩子的良好生活习惯开始，除了养成定时吃、定点睡的好习惯外，父母一定要注意避免生活上的不良行为习惯对孩子的影响，“身教重于言教”。应通过经常陪孩子玩或做游戏，训练孩子的动手能力，这不仅能刺激大脑皮质的发育，而且能培养孩子的自信心及克服困难的毅力、坚韧不拔的意志等非智力因素。

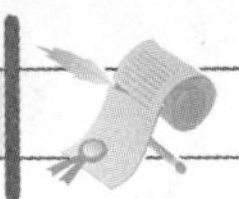

**链接**

**唤　醒　期**

幼儿从出生到五岁左右，是大脑皮质功能区的定位过程，听觉区及声信息有关的区域（如语言区、音乐区、感情信号区等）存在一个“唤醒期”。在“唤醒期”内，幼儿对声信号刺激有一种本能的敏感和储存效应，不需外部的强制和监督，只要有一个适宜的环境和合理的诱导，幼儿的听觉器官如同海绵般对一切感觉到的声信号都会吸收并储存于大脑皮质。“唤醒期”是人一生中信号储存的黄金季节。中国有句俗语“三岁看小，七岁看老”，此乃人生经验之谈。

# 第2节　遗 传 咨 询

## 一、遗传咨询的概念和意义

### （一）遗传咨询的概念

遗传咨询也称为遗传商谈，是咨询医生和咨询者（遗传病患者或其家属）就某种遗传病的发病原因、遗传方式、诊断、治疗、预防及再发风险等问题进行一系列讨论和商谈，寻求最佳对策，给予科学的答复，并提出建议或指导性意见，以取得最佳防治效果的过程。

通过遗传咨询，判别遗传病和非遗传性先天性疾病，发现高危家庭和高危孕妇，通过分析病因，预测患者家庭有关成员的发病风险、携带者风险，指导婚育，配合有效的产前诊断和选择性流产的措施，预防遗传病患儿的出生。所以，遗传咨询是优生优育的主要措施之一，其最终目的是防止遗传病患儿出生，降低遗传病发生率，提高人口先天素质。

### （二）遗传咨询的意义

遗传咨询的重要意义体现在对患者本人、家庭和社会三方面：①对患者本人，提供可能的治疗，减轻其身体和精神痛苦；②对患者家庭，分析其家庭成员的患病风险及携带者风险，提出婚育指导，防止患儿出生；③对社会，采取各种遗传预防措施，宣传遗传预防知识，把遗传病的预防变为群众的自觉行动，引起全社会的重视。

## 二、遗传咨询的对象与内容

### （一）遗传咨询的主要对象

(1) 35岁以上的孕妇。

(2) 生育过遗传病或先天畸形的夫妇。

(3) 曾有不明原因的习惯流产、死产及新生儿死亡史的孕妇。

(4) 不明原因的智力低下者及其血缘亲属。

(5) 有遗传病家族史的夫妇。

(6) 有致畸因素接触史的孕妇。

(7) 有原发性闭经者和原因不明的继发性闭经者。

**考点：**遗传咨询的对象。

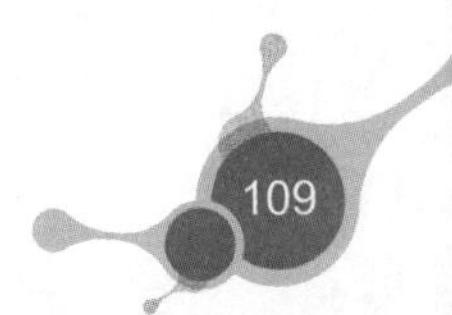

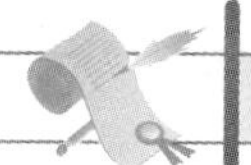



(8) 夫妇多年不孕不育者。

(9) 近亲婚配者。

(10) 有因母子血型不合引起胆红素脑病导致新生儿死亡的生育史者。

### （二）遗传咨询的内容

遗传咨询的内容包括婚前咨询、产前咨询和一般咨询。

**1. 婚前咨询** 双方或一方家属中的某些遗传病对婚姻的影响及后代的发病风险；男女双方有一定的亲属关系，能否结婚，若结婚对后代的影响如何；若双方或一方患某种遗传病能否结婚，若结婚，后代的发病风险如何等。

**2. 产前咨询** 夫妇中的一方或家属为遗传病患者，他们的子女患病的可能性有多大；曾生产过遗传病患儿，再妊娠是否会生出同样的患儿；有致畸因素接触史，是否影响胎儿健康等。

**3. 一般咨询** 确诊某种病是否是遗传病；有遗传病家族史，该病是否累及本人或后代；习惯流产是否有遗传的原因；有致畸因素接触史是否会影响后代；已诊断的遗传病是否能治疗，后代的再发风险有多大；多年不孕的原因及生育指导等。

## 三、遗传咨询的步骤

### （一）确诊

确诊是遗传咨询的第一步，也是最基本和最重要的一个步骤。当咨询者前来咨询时，咨询医生应根据咨询者的病史、家族史、婚姻史和生育史来绘制系谱图，再通过临床诊断、染色体检查、生化检查与基因诊断、皮纹分析及辅助性器械检查等方法，明确诊断是否为遗传病，是哪种遗传病，并推算出该病的再发风险。若再发风险为10%以上属于高风险，5%～10%为中度风险，5%以下为低风险。高风险者不宜生育或需做产前诊断；中度风险者，可根据某种遗传病的病情程度予以合理指导；低风险者对其生育可不必劝阻，但也应谨慎。

### （二）告知

确诊后，就可告知咨询者该病的发病原因、遗传方式、防治方法、预防及再发风险，并对其提出的婚姻和生育方面的有关问题进行解答。

### （三）商谈

根据实际情况给咨询者提供切实可行的建议和各种对策，如可否结婚、能否生育、是否进行产前诊断和选择性人工流产、可否进行人工授精或体外受精 - 胚胎移植等，在与咨询者反复商谈后由咨询者参考与选择。

### （四）随访

为了证实咨询者所提供信息的可靠性，观察咨询效果，或为了降低发病率，追溯患者家庭成员的患病情况，查明携带者，需要建立完备的档案，以便进行随访和查询。

遗传咨询过程中的注意事项：为了使咨询工作顺利、有效地进行，咨询医生必须抱有同情和支持的态度；在讨论有关问题时，力求解释清楚，避免用刺激性语言形容患者，以取得患者及其亲属的信任和合作；在推算遗传病再发风险时，医生不能也不应该做出保证；在协助他们决定今后的婚姻和生育问题时，注意避免出现强迫性命令。

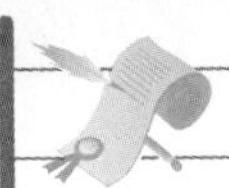

## 小结

所谓“优生”，就是要生育健康的、在身体和智力方面优质的后代。优生学是指应用医学遗传学的原理和方法，改善人类的遗传素质，防止出生缺陷，提高人口质量的一门学科。优生学根据研究任务可分为正优生学和负优生学。优生优育咨询是以优生学的研究成果为指导，对咨询者给予的有关优生优育问题给予科学合理的建议，从而达到优生优育的目的。根据个体发育的不同阶段，优生优育咨询主要包括婚前期优生优育咨询、孕前期优生优育咨询、孕期优生优育咨询、分娩期优生优育咨询、哺乳期优生优育咨询和孩童期优生优育咨询六个方面的内容。遗传咨询也称为遗传商谈，是咨询医生和咨询者就某种遗传病的发病原因、遗传方式、诊断、治疗、预防及再发风险等问题进行一系列讨论和商谈，寻求最佳对策，给予科学的答复并提出建议或指导性意见，以取得最佳防治效果的过程。

## 自测题

### 一、名词解释

1. 优生学　2. 遗传咨询　3. 优生优育　4. 正优生学　5. 负优生学

### 二、填空题

1. 哺乳期提倡________喂养；________抚养；注意________需求及________方式；培养良好的________习惯。
2. 为了减轻分娩时女性的疼痛，目前常采用的三种措施是________、________和________。

### 三、选择题

**$A_1$ 型题**

1. 优生学的意义在于（　　）
   A. 控制人口增长
   B. 提高人类健康水平
   C. 改善人类的遗传素质
   D. 提高人类生活水平
   E. 延长人类寿命
2. 女性最佳的生育年龄一般为________岁。
   A. 20 ～ 25　B. 25 ～ 29
   C. 25 ～ 30　D. 28 ～ 35
   E. 30 ～ 35
3. 男性最佳的生育年龄一般为________岁。
   A. 20 ～ 25　B. 24 ～ 29
   C. 25 ～ 30　D. 26 ～ 35
   E. 30 ～ 38
4. 为了减少出生缺陷，最佳受孕季节为（　　）
   A. 春末夏初或夏末秋初　B. 盛夏
   C. 夏初秋初　D. 秋初秋末
   E. 秋末冬初
5. 下面属于负优生学措施的是（　　）
   A. 人工授精　B. 新生儿筛查
   C. 试管婴儿　D. 胚胎移植
   E. 重组 DNA 技术
6. 下面属于正优生学措施的是（　　）
   A. 遗传咨询　B. 产前诊断
   C. 胚胎移植　D. 婚前检查
   E. 孕期保健

### 四、简答题

1. 简述优生优育咨询的主要内容。
2. 什么是遗传咨询？哪些人需要遗传咨询，咨询的内容是什么？

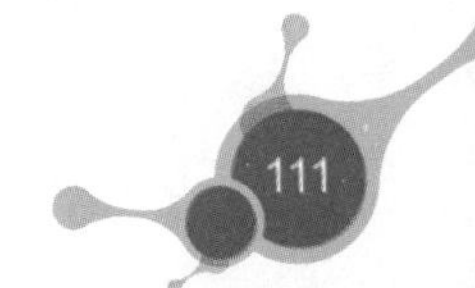

# 第8章 遗传与环境

引言：当我们在工作和生活之余，环顾我们所居住的环境，天蓝、水清、地绿、空气清新，这些人类最向往的也是最基本的自然环境似乎正悄悄远离我们，而雾霾、污水、垃圾、沙尘暴正隐隐地不断出现。这种变化能否对我们产生影响？答案是肯定的。科学证实：疾病的发生是由环境因素和遗传因素共同决定的。个体的成长是遗传与环境相互作用的结果，生活在恶劣环境下的人群其疾病发病率明显高于普通环境下的人群，这说明环境与各类疾病有直接的关系。

## 第1节 环境污染与保护

**案例 8-1**

2013年中国环境监测总站发布信息，中国多地空气质量达到严重污染程度。在74个监测城市中，有33个城市空气质量达到了严重污染程度，北京全市多处PM2.5浓度监测值已升至每立方米700～800μg以上的严重污染情况，雾霾中的颗粒污染物不仅会引发心肌梗死，还会造成心肌缺血或损伤、肺气肿、哮喘、支气管炎等常见的呼吸系统疾病。临床证实：可吸入颗粒物浓度每立方米上升10μg，呼吸系统疾病上升3.4%，心血管疾病上升1.4%，每日总死亡率上升1%。

**问题：**

1. PM2.5是如何定义的？
2. 细颗粒性污染物如何引起呼吸系统疾病？

### 一、环境污染

人类在生产和生活过程中通过直接或间接的方式向环境排放超过其自净能力的污染物从而导致环境质量下降，称为环境污染。

#### （一）环境污染的种类及来源

污染的种类包括以下六方面：

考点：环境污染的类型。

**1. 大气污染** 按照国际标准化组织（ISO）的定义，大气污染又称为空气污染，通常是指由于人类活动或自然过程引起某些物质进入大气中，呈现出足够的浓度，达到足够的时间，并因此危害了人类的舒适、健康和福利或环境的现象。

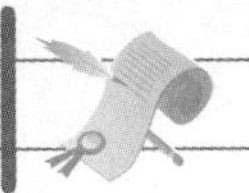



**2. 水污染**　水体因某种物质的介入而导致其物理、化学、生物或者放射性等方面特性的改变，从而影响水的有效利用，危害人体健康或破坏生态环境，造成水质恶化的现象。

**3. 土壤污染**　是指人类活动产生的污染物通过各种途径进入土壤，其数量和速度超过了土壤的容纳和净化能力，积累到一定程度，土壤的性质、组成、性状等属性发生改变，破坏土壤的自然生态平衡，引起土壤质量恶化，并进而造成农作物中某些指标超过国家标准的现象。

**4. 噪声污染**　产生的环境噪声超过国家规定的环境噪声排放标准并干扰他人正常生活、工作和学习的现象。

**5. 放射性污染**　由放射性物质所造成的污染，称为放射性污染。种类有：高速带电粒子如 α 粒子、β 粒子、质子；不带电粒子如中子以及 X 射线、γ 射线等。

**6. 重金属污染**　在化学中定义的重金属是指比重大于 4 或 5 的金属，在生活中大约有 40 多种，尽管有些重金属如锰、铜、锌等重金属是生命活动所需要的微量元素，但是大部分重金属如汞、铅、镉、铬等并非生命活动所必需，而且所有重金属超过一定浓度都对人体有毒。

污染的来源包括自然污染和人为污染。自然污染是指自然界中天然的物理、化学和生物学过程中产生的有毒物质对人类及环境造成的污染或危害。例如，火山爆发产生的火山灰；海水蒸气时带入空气中的各种盐粒；海洋上浪花飞溅产生的液体微粒及大风扬起的灰尘等。人为污染是指人类在生产和生活中产生的一些有害有毒物质，不经过科学、无害化处理，随意排放到自然界中而形成的污染。

## （二）环境污染的方式

自然界的污染方式主要是以人为污染为主，其污染类型及方式如下。

**1. 大气污染**

(1) 工业生产：工业生产排放到大气中的污染物种类繁多，有烟尘、硫氧化物、氮氧化物、有机化合物、卤化物、碳化合物等。其中，部分是烟尘，部分是气体。

**考点：**人为污染的类型及方式。

(2) 生活炉灶与采暖锅炉：城市中大量民用生活炉灶和采暖锅炉需要消耗大量煤炭，煤炭在燃烧过程中释放的大量灰尘、二氧化硫、一氧化碳等有害物质污染大气。

(3) 交通运输工具：它们烧煤或石油，产生的尾气中所排放的污染物能直接侵袭人的呼吸器官，对城市的空气污染很严重，成为大城市空气的主要污染源之一。

**2. 水污染**

(1) 生活污水：是人类在日常生活中使用过的并被生活废料所污染的水。

(2) 工业废水：是在工业、企事业生产过程中用过的水。

(3) 生产污水：是指在生产过程中形成，并被生产原料、半成品或成品废水污染过的水。

(4) 污染的雨水：主要是指初期雨水，由于初期雨水冲刷了地表的各种污染物而形成的。

(5) 城市污水：是指生活污水与生产污水形成的混合废水。

**3. 土壤污染**

(1) 化学污染物：包括来自于生活和生产中的无机污染物和有机污染物。

(2) 物理污染物：指来自工厂、矿山的尾矿、废石、粉煤灰和工业垃圾等。

(3) 生物污染物：是指废水中含有的有害微生物。生活污水、医院废水、制革废水中都含有一定数量的有害微生物，如病原菌、病毒及寄生性虫卵等。

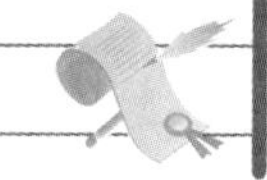



(4) 放射性污染物：主要存在于核原料开采和大气层核爆炸地区，以锶和铯等在土壤中生存期长的放射性元素为主。

**4. 噪声污染**

(1) 交通噪声：主要是由交通工具在运行时发出来的。在机动车辆中，载重汽车、公共汽车等重型车辆的噪声在 89 ～ 92dB。

(2) 工业噪声：来自生产和各种工作过程中机械振动、摩擦、撞击以及气流扰动而产生的声音。噪声数值在 80 ～ 100dB。

(3) 生活噪声：主要指街道和建筑物内部各种生活设施、人群活动等产生的声音。它们一般在 80 分贝以下。

**5. 放射性污染** 包括核武器试验的沉降物、核燃料循环的“三废”、医疗照射引起的放射性污染等。

**6. 重金属污染**

(1) 工业废水中的重金属：如随工业废水排出的重金属，即使浓度小，也可在藻类和底泥中积累，被鱼和贝的体表吸附，产生食物链浓缩，从而造成公害。

(2) 冶炼工业中的重金属：炼锌工业和镉电镀工业排放的镉较多。

(3) 交通工具排放的金属：汽车尾气排放的铅经大气扩散等过程进入环境中。

另外，铜、锌、铁、钴、镍、钒、铌、钽、钛、锰、汞、钨、钼、金、银等重金属在区域内含量异常升高也大都属于人为污染造成的。

## （三）污染物在环境中的变化

**考点**：污染物在环境中的变化方式。

**1. 净化作用** 把自然界及生活环境中的各类污染物浓度通过某种方式降低或稀释的过程。

(1) 自然净化作用：一般指受污染的物体或者环境经自然界本身的作用，不需人为干扰而达到净化或无害化的现象。

(2) 物理净化作用：通过污染物的稀释、扩散、沉淀等作用使浓度降低。

(3) 化学净化作用：通过污染物的氧化、还原、吸附、凝聚等作用使浓度降低。

(4) 生物净化作用：是指生物类群通过代谢作用使环境中污染物的数量减少，浓度降低，毒性减轻直至消失的过程。

**2. 转移过程** 污染物转移的实质是污染物在环境中所发生的空间位置的移动及其所引起的富集、分散和消失的过程。

(1) 机械转移：污染物在水体中的扩散、大气中的扩散以及重力作用下的机械迁移等转移方式。

(2) 物理化学转移：以简单的离子、络离子或可溶性分子的形式在环境中通过一系列物理化学作用，如溶解 - 沉淀作用、氧化 - 还原作用、水解作用、络合和螯合作用、吸附 - 解吸作用、化学分解、光化学分解和生物化学分解等作用所实现的污染物转移方式。

(3) 生物转移：污染物通过生物体的吸收、代谢、生长、死亡等过程所实现的转移，是一种非常复杂的转移形式。

**3. 二次污染** 又称次生污染物污染。由污染源排出的污染物在环境中演化而成的新污染物，往往对环境和人体的危害更为严重，如大气中的二氧化硫和水蒸气相遇而生成的硫酸雾，其刺激作用比二氧化硫强 10 倍。

## （四）对人类社会的影响

环境污染在宏观上对人类社会的影响包括：①影响范围大，接触人群广；②污染物浓度低，作用时间长；③污染物种类多，作用多样；④有害因素之间的联合作用；⑤污染容易，治理困难；⑥治理目标具有长远性。

考点：污染物对人类的危害。

环境污染对人体健康方面的影响包括：①造成人体免疫功能异常、肝损伤及神经中枢受影响。②对眼、鼻、喉、上呼吸道和皮肤造成伤害。③引起慢性健康伤害，减少人的寿命。④严重的可引起致癌、胎儿畸形、妇女不孕症等。⑤对胎儿及小孩的正常生长发育影响很大，可导致白血病、记忆力下降、生长迟缓等。⑥电离辐射可引起急性损伤，慢性放射性损伤、皮肤损伤、造血障碍，白细胞减少、生育力受损等。关键是辐射还可以引起遗传物质的突变，从而造成致癌或引起胎儿的畸形及死亡等。

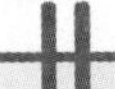
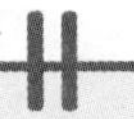

**护考链接**

慢性阻塞性肺疾病包括常见的慢性支气管炎和肺气肿，是一种逐渐削弱患者呼吸功能的破坏性肺部疾病。导致慢性阻塞性肺疾病的主要原因是空气污染，慢性阻塞性肺疾病是由于（　　）

A. 大气污染物在体内蓄积的结果

B. 大气污染物对机体微小损害逐次累积的结果

C. 水体污染物在体内蓄积的结果

D. 水体污染物对机体微小损害逐次累积的结果

E. 大气二次污染物对机体微小损害逐次累积的结果

**点评**：慢性阻塞性肺疾病是一种常见的疾病，尤其是在空气污染严重的地区发病率会变得较高，此病会反复发作，是因为长期吸入 PM2.5 颗粒并在呼吸系统各部位沉积下来，日积月累会使呼吸功能减弱并严重损伤气管和肺部的生理功能，从而形成慢性阻塞性肺疾病。答案应为 A。

## 二、环 境 保 护

环境保护是指人类为解决现实的或潜在的环境问题，协调人类与环境的关系，保障经济社会的持续发展而采取的各种行动的总称。

### （一）防止污染

防止污染包括防止工业生产排放的“三废”、粉尘、放射性物质及产生的噪声、振动、恶臭和电磁微波辐射，交通运输活动产生的有害气体、液体、噪声，海上船舶运输排出的污染物，工农业生产和人民生活使用的有毒有害化学品，城镇生活排放的烟尘、污水和垃圾等造成的污染。

考点：环境保护的方式。

### （二）防止破坏

防止破坏包括防止由大型水利工程、铁路、公路干线、大型港口码头、机场和大型工业项目等工程建设对环境造成的污染和破坏，森林和矿产资源的开发对环境的破坏和影响，新工业区、新城镇的设置和建设等对环境的污染和影响。

### （三）自然保护

自然保护包括对珍稀物种及其生活环境、特殊的自然发展史遗迹、地质现象、地貌景观等提供有效的保护。城乡规划，控制水土流失和沙漠化、植树造林、控制人口的增长和分布、

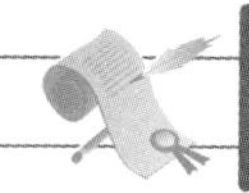



合理配置生产力等也都属于环境保护的内容。环境保护已成为当今世界各国政府和人民的共同行动和主要任务之一。

**护考链接**

国家环境法中制定地面水的水质卫生标准的原则是（　　）

A. 防止地面水传播疾病

B. 防止地面水引起急、慢性中毒及远期效应

C. 保证地面水感官性状良好

D. 保证地面水自净过程正常进行

E. 以上都是

**点评：**我们的饮用水大部分是以地面水为主，所以应杜绝疾病的传播和由于各类水质逐渐恶化而出现的远期致病结果，同时干净清澈的生活用水也是必不可少的，对使用后的生活用水其自我净化能力也是需考虑的部分。答案为 E。

## 三、环境污染的防治

### （一）雾霾的产生及防治

**考点：**环境污染的防治方法。

最近几年，厚重的雾霾常常笼罩着中东部地区。严重时空气污染指数纷纷接近或达到其测定的极限值，雾霾现在成了人们常说的一个天气名词。雾是自然的天气现象，和人为污染没有必然的联系；霾则是颗粒物污染导致的，两者的主要区别在于空气湿度，通常在湿度大于 90% 时称之为雾，而湿度小于 80% 时称之为霾，湿度在 80% ～ 90% 则为雾霾。

雾霾对人体有害的成分主要为悬浮颗粒，其产生的主要来源是化石燃料的燃烧、工业产生的粉尘、大量汽车尾气及扬尘的产生等几种方式。防治雾霾的发生，可以使用清洁能源、燃煤脱硫减少污染物排放量、限制施工扬尘和道路扬尘、淘汰高污染排放车辆等。

**案例分析 8-1**

PM2.5 又称细颗粒物，是指环境空气中空气动力学当量直径≤ 2.5μm 的颗粒物。它能较长时间悬浮于空气中，其在空气中含量浓度越高，就代表空气污染越严重。人体细胞会试图通过“自我吞噬”作用包裹降解这些侵入的超细颗粒及无用蛋白质等。然而，这些超细颗粒由于含有大量无机碳、重金属等有毒物质，很难被细胞自噬降解，在一系列复杂过程下，最终导致呼吸道炎症和黏液的大量分泌，引发慢性呼吸道疾病。

### （二）水体污染的产生及防治

据报道，中国的七大水系和四大海区均有不同程度的污染，对国家的经济和人民的健康都产生了较大的影响。而饮用水的污染直接关系我们每个人的自身安全。

水体污染的来源主要有工业污染、农业污染、生活污染。防治水体污染可通过应用新技术、新工艺减少污染物的产生，同时对污染的水体做处理使之符合排放标准；农业上提倡使用农家肥，合理使用化肥和农药；生活污水应逐步实现集中处理和排放。

### （三）其他污染的产生及防治

其他污染的产生及防治主要包括土壤污染、电磁污染、噪声污染、光污染、装修污染

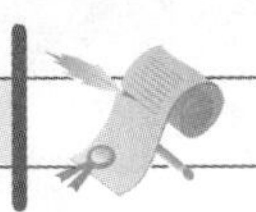

及重金属污染等。其防治方法依靠国家的法律和法规，也需要我们每个人提高自己的法制意识和个人素质。

## 第 2 节　遗传与环境的关系

从环境与机体统一的观点看，疾病是环境因素（外因）和机体（内因）相互作用而形成的一种特殊的生命过程，任何疾病的发生都是环境因素与遗传因素相互作用的结果。但在分析某一具体疾病发生中，环境因素与遗传因素的相对重要性则要具体分析，大致有下面三种情况：第一类是环境因素起主要作用的疾病；第二类是遗传因素起主导作用的疾病；第三类是环境因素与遗传因素都很重要，共同参与而起作用。

众所周知，环境因素对胎儿影响极为重要，在人类发生的先天畸形中，有 10% 是由于环境因素引起的。从胚胎形成到分娩近 10 个月的时间中，怀孕的前 3 个月中，环境因素起很大的作用，主要表现在需注意周围的环境，远离化学物质，避免辐射等。母亲的饮食营养要合理多样，具有科学性，母亲的情绪要保持愉快、喜悦、轻松、舒畅，这些都属于环境因素，对胎儿的正常发育起很大作用。

**考点：** 遗传和环境因素对疾病的影响。

### 一、遗传和环境因素对疾病的影响

遗传和环境不是分别起作用的，健康与疾病是这两种因素相互作用的结果。对大多数正常人而言，人的健康和寿命由几个因素决定：生活方式和行为起主导作用，占 60%；环境因素次之，占 17%；遗传因素占 15%；医疗服务条件占 8%。而对于先天畸形这类疾病而言，遗传因素占 10% ～ 25%，环境因素占 10% ～ 20%，环境与遗传共同的因素占 60% ～ 80%。在大多数多基因遗传病中，遗传因素起主要作用。而常见的消化性溃疡、先天性心脏病等遗传因素所起作用较小，环境因素所起作用较大。环境因素在宫内对胎儿产生影响，可能引起先天异常。因此，人类的性状和绝大多数疾病都是遗传和环境相互作用的结果，遗传因素提供了产生疾病必要的遗传背景，环境因素促使疾病表现出相应的症状和体征。

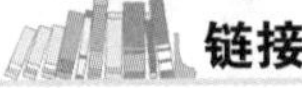

**链接**

**糖尿病的病因**

糖尿病是一组以高血糖为特征的代谢性疾病。高血糖则是由于胰岛素分泌缺陷或其生物作用受损或两者兼有引起。糖尿病时长期存在的高血糖，导致各种组织的慢性损害和功能障碍。其发生原因主要有遗传因素和环境因素（如过量饮食、水果当饭、睡眠不好、常喝含糖饮料等）。

#### （一）遗传因素对疾病的影响

遗传与疾病的关系主要表现在由于遗传物质发生改变而引起的一系列疾病。遗传性疾病是指由于人类的遗传物质缺陷引起器官发育、功能障碍而造成的疾病。它是完全或部分由遗传因素决定的疾病，在医学上称为先天性疾病。这些疾病在人体内存在着相对应的易感基因，由于易感基因的存在，使人体患这种病的可能性增大。而易感基因形成则是因为细胞遗传物质受损而导致基因突变和染色体变异，从而加大了人体患此种病的概率。

先天性疾病是指父亲或母亲的有缺陷的遗传物质通过生殖细胞传给下一代，这些遗传病完全由遗传因素决定发病，并且可以代代相传下去。例如，唐氏综合征、多指（趾）、先天性聋哑、血友病等，这些先天性疾病均属于家族性遗传病，但先天性疾病不一定都是遗传病。

### （二）环境因素对疾病的影响

环境因素包括自然环境和社会环境，对疾病的发生有重要的影响。自然环境包括物理因素、化学因素和生物因素。社会环境包括生活方式、饮食习惯、营养状况、心理因素和社会因素。这些因素通过与多基因的相互作用而决定最终的表型和遗传效应。

**链接**

**一些常见遗传病的发生率**

高血压属于多基因遗传性疾病。调查发现，父母均患有高血压者，其子女今后患高血压概率高达45%；父母一方患高血压者，子女患高血压的概率是28%；而双亲血压正常者其子女患高血压的概率仅为3%。糖尿病患者子女糖尿病患病率比非糖尿病者子女患病率高4～10倍。双亲之一为2型糖尿病患者，其子女发病率为40%；双亲均为2型糖尿病患者，子女发病风险率可达70%。冠心病的发病具有明显的家族性。双亲中有1人患冠心病，其子女患病率为双亲正常者的2倍。若父母亲均患冠心病，则子女患病率为双亲正常者的4倍；若父母亲均早年患冠心病，其子女患病率较无冠心病双亲子女的患病率高5倍。

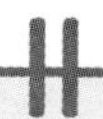

**护考链接**

糖尿病是一种高发疾病，它的发生和很多因素有关。从宏观方面来说（　　）

A. 完全由遗传因素决定发病　　B. 遗传因素和环境因素对发病都有作用

C. 发病完全取决于环境因素　　D. 基本上由遗传因素决定发病

E. 大部分遗传因素和小部分环境因素决定发病

**点评**：糖尿病的发生除与自身的遗传因素有关外，还与我们平时的生活习惯和饮食方式有极大的关系。所以，糖尿病是遗传因素和环境因素共同作用而产生的疾病。答案为B。

## 二、环境因素对遗传物质的损伤

DNA是各种生命活动中最重要的遗传物质，其稳定性是非常重要的。生物体内存在复杂的修复和监控系统，以确保遗传信息的完整性和忠实传递，从而使细胞的正常功能得以维持。但在某些特定的情况下，遗传物质可发生异常改变，这种改变可自发产生，也可由外界因素诱发产生，其中由环境因素所引起的占主要部分。环境因素对遗传物质的损伤主要有下列几种情况：

### （一）物理因素的损伤

在物理因素中，大量的电离辐射对人类有极大的潜在危险，虽然自然空间存在的各种各样的射线也可对人体产生一定的影响，因剂量小，所以影响不大。细胞受到电离辐射后，可导致细胞内染色体异常，并且畸变率随射线剂量的增大而相应增大。机体受电离辐射照射后，会发生一系列极为复杂的生化反应，影响营养素代谢，下面是电离辐射对人体内正

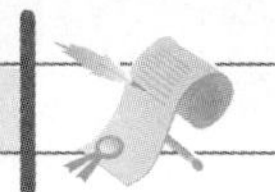

常物质代谢所产生的影响。

**1. 对蛋白质代谢的影响**　所有生物最主要的组成物质是蛋白质，而这方面的影响主要表现为分解代谢增强、合成代谢受障碍。在成长过程中蛋白质消耗损失较大。

**2. 对脂肪代谢的影响**　大量辐射使组织分解代谢增加，使正常的代谢出现异常，常出现高脂血症，三酰甘油增加。又由于合成代谢增强，磷脂含量也增高。

**3. 对碳水化物代谢的影响**　大量辐射使小肠对营养物质的的吸收减少，葡萄糖分解成二氧化碳及产生能量的效率降低，糖酵解率增加。

**4. 对维生素代谢的影响**　据调查，电离辐射易造成维生素缺乏，如维生素 A、维生素 E、维生素 $B_6$、维生素 $B_{12}$、叶酸、维生素 C 等。

人体有体细胞和生殖细胞两类细胞，它们对电离辐射的敏感性和受损后的效应是不同的。一方面，电离辐射对机体的损伤，其本质是对细胞的灭活作用，当被灭活的细胞达到一定数量时，组织受损，体细胞的损伤会导致人体器官组织发生疾病，最终可能导致人体死亡。体细胞一旦死亡，损伤的细胞也随之消失，不会转移到下一代，即不会产生可遗传的传递。另一方面，电离辐射可导致遗传基因发生突变，当生殖细胞中的 DNA 受到损伤时，即 DNA 的空间结构发生改变（如缺失、断裂等），后代继承母体改变后的基因，导致产生有缺陷的后代。

## （二）化学因素的损伤

环境中化学因素成分复杂，种类繁多，主要包括：亚硝酸、黄曲霉毒素、碱基类似物等。各种有害的化学物质可通过食物链、呼吸及接触等方式进入人体，作用于人体细胞，破坏细胞核中的 DNA，使基因发生突变。化学物质进入机体后，能与机体相互作用，发生物理化学或生物化学反应，引起机体功能性或器质性、暂时性或永久性损害。值得注意的是，环境污染物还可通过二次污染，如汽车废气中的碳氢化合物和氮氧化物在强烈日光紫外线照射下所形成的光化学烟雾，对人造成极大的危害。化学污染物一般都可引起染色体畸变，长期接触有害物者，出现染色体数目异常和发生染色体断裂的频率远高于一般人群。

**链接**

### 生活中常见的污染物

二氧化硫损伤呼吸器官，可致气管炎、肺炎、肺水肿；二氧化氮引起呼吸道过敏及心肺疾病；一氧化碳影响血液输氧能力，可使人窒息；二氧化碳引起急性中毒，严重者可致人死亡；甲醛引发肺、肝及免疫功能异常，体质降低，重者可引起变态反应性疾病；苯有刺激作用，可引起再生障碍性贫血、白血病；甲苯类危害中枢神经系统，可因呼吸循环衰竭而死亡；苯并芘是可吸入颗粒物，属于致癌物质，可诱发哮喘病，降低肺功能等；氡属于放射性气体，来自装修材料中的石材，与尘埃结合后沉积在肺部产生辐射，从而导致肺癌发生。

## （三）生物因素的损伤

生物因素可导致染色体畸变，它包括两个方面：①由生物体产生的生物类毒素所致。例如，真菌毒素具有一定的致癌作用，同时也可引起细胞内染色体畸变等。②某些生物体如病毒本身可引起染色体畸变。病毒，尤其是致癌病毒，可引起宿主细胞染色体畸变，主要畸变类型为 DNA 的断裂和重排，同时也可引起部分染色体缺失。当人体感染某些病毒，如风疹病毒、乙肝病毒、麻疹病毒和巨细胞病毒时，就有可能引发染色体畸变；如果用病毒感染离体培养的细胞，将会出现各种类型的染色体异常。

### （四）遗传因素和母亲年龄

染色体畸变可由上述致变因素诱发，也可以从遗传获得。当一个新生命形成时，他有可能继承了父母异常的染色体，成为一个染色体异常的患者。当母亲年龄增大时，所生子女的体细胞中某一序号染色体有三条的情况要多于一般人群，如母亲大于 35 岁时，生育唐氏综合征患儿的概率增高，这与生殖细胞老化及受精卵早期所处的宫内环境有关。

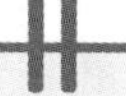

**护考链接**

多基因遗传病的遗传度越高，则表示该多基因病（　　）

A. 主要是遗传因素作用　　B. 主要是遗传因素作用，环境因素作用较小

C. 主要是环境因素作用　　D. 主要是环境因素作用，遗传因素作用较小

E. 遗传因素和环境因素各占一半

**点评**：遗传病是由遗传因素和环境因素共同作用的结果，如果某种病的遗传度较高，则说明遗传因素占主导地位，其疾病的发生主要是由遗传因素决定的；反之，则是由环境因素所决定的。答案为 B。

## 三、遗传物质损伤的效应和预防

减少环境污染是防止环境因素对遗传物质操作的重要措施，目前已知引起遗传物质损伤的环境污染物大致有以下几类：农药（杀虫剂、除草剂）、化学物品和塑料制品（化工产品、石油衍生物）、垃圾焚烧物（二噁英、粉尘颗粒）、添加剂（亚硝酸盐、塑化剂）、药物类（类固醇、己烯雌酚）、重金属（环境污染的六价铬、引起血铅超标的铅、工业废弃物中的汞）等。它们分布广，并且很难降解，具有极强的地域环境滞留性。另外，大多数此类污染物都具有一个共同的特征：亲脂性和较强的人体蓄积性，即使在污染区域中的浓度很低，也可以在生物细胞中积累，可沿食物链逐级传递进行富集，在食物链顶端可以极高的浓度进入人体，对人体细胞和核酸进行破坏，造成损害。环境污染物对遗传物质的损害及产生的后果有以下三种形式：

### （一）诱发基因突变

除了电离辐射有强烈的诱变作用以外，食品工业中的着色剂、亚硝酸盐，农药中的除草剂、杀虫剂等都是一些诱变剂，它们都可作用于染色体上，诱发基因突变，并可产生遗传性传递。

### （二）诱发染色体畸变

染色体畸变包括正常染色体的数目畸变和结构畸变，可产生较严重的家族性遗传病。电离辐射是诱发染色体畸变的因素，一些生物因素如病毒感染也可引起染色体畸变。

### （三）诱发先天畸形

诱发先天畸形的作用是使发育中的个体体细胞产生畸形，一些特殊的环境污染物作用于细胞的染色体，使染色体的数目或结构发生变化，从而改变遗传信息的某些基因，使一些组织和细胞的生长失控，产生肿瘤。先天畸形如发生在生殖细胞，则可能造成流产、畸胎或患遗传性疾病。胎儿出生后，体细胞遗传物质的突变易引起肿瘤，经广泛调查发现，许多农药接触者的染色体畸变率高于对照组，多环芳烃、芳族胺、偶氮化合物、酞酸酯、氯乙烯等物质均有亲电子基的烷化剂，都是强致癌物，它们或其代谢产物可与 DNA 共价键相结合，造成 DNA 不可修复性损伤，从而造成染色体的畸变，进而导致细胞发生癌变。

为控制和减少环境污染对人类健康造成日益严重的危害，应从以下几方面抓起：从源头堵住环境污染物产生和排放，严禁有害物质进入外界环境；加强对电镀工业、塑料、电池、电子等工业排放废水的管理，因为它们是镉、铅、汞等重金属离子的主要污染源，应要求排放时必须严格达标；研究制定有毒、有害物质的排放标准和专项法律，把大多数有毒有害物质纳入法规、标准管理之中；避免超剂量接触电离辐射、诱变剂和致畸剂，宣传戒烟戒酒；对各种新化学产品在出厂前进行严格的诱变作用检测，并对其使用进行必要的限制等。这种综合的环境保护措施，对防止可能造成的遗传性损伤是十分重要的。

**小结**

环境污染是一种生态破坏，污染的来源可分为自然污染和人为污染。目前，我国环境污染主要包括大气污染、水污染、土壤污染、噪声污染、放射性污染和重金属污染等。环境污染物对人体的伤害扩散广、作用时间长且不同的污染物之间有联合作用，因此污染的治理却非常困难。疾病的发生与环境因素和遗传因素有关，有的疾病环境因素起主要作用，有的疾病遗传因素起主导作用，有的疾病两者共同发挥作用。

## 自 测 题

### 一、名词解释

1. 环境污染　2. 净化作用　3. 二次污染

### 二、填空题

1. 环境污染包括________、________、________、________、________、________。
2. 污染物在环境中的变化过程分为________、________、________三种类型。
3. 任何疾病的发生都是与________相互作用的结果。
4. 人的健康和寿命由四个因素决定，分别是________、________、________、________。
5. 在多基因遗传病中，________起主要作用。
6. 环境因素对遗传物质的损伤主要包括________、________、________三种。
7. 减少基因型疾病的出现，需要执行________、________、________、________等措施。
8. 由于遗传物质的损伤而产生的后果是________。

### 三、选择题

**$A_1$ 型题**

1. 自然界中的污染方式主要是以________为主。
   A. 自然污染　B. 人为污染
   C. 生物污染　D. 空气污染
   E. 以上都对
2. 污染物在自然界中的净化作用包括（　）
   A. 自然净化作用　B. 物理净化作用
   C. 化学净化作用　D. 生物净化作用
   E. 以上都对
3. 若某种遗传性疾病是由致病基因所引起的，则其疾病易感性应为（　）
   A. 达到 100%
   B. 低于 100%，但大于 50%
   C. 低于 50%

D. 达到 10%

E. 以上都不对

4. 环境因素对遗传物质的损伤应为（　　）

A. 物理因素的损伤　　B. 化学因素的损伤

C. 生物因素的损伤　　D. 遗传因素和母亲年龄

E. 以上都对

5. 自然界中的污染物对遗传物质的损害及产生的后果包括（　　）

A. 不会诱发基因突变

B. 染色体畸变不明显

C. 诱发先天畸形

D. 对体细胞具有致死性

E. 破坏生殖细胞

6. 下列哪项属于预防遗传病的范畴（　　）

A. 鉴别胎儿的性别

B. 统计地区性疾病

C. 改变家庭中未生育人员的饮食习惯

D. 加强遗传咨询，做好产前诊断

E. 以上都是

7. 各种多基因遗传病的遗传率是有差别的，如果致病基因起主要作用，则遗传率为（　　）

A. 70% ～ 80%　　B. 50%

C. 0　　D. 30% ～ 40%

E. 20%

8. 对人的健康和寿命起关键作用的是（　　）

A. 生活方式和行为　　B. 遗传因素

C. 环境因素　　D. 医疗服务

E. 饮食条件

9. 下列哪些项目属于优生优育措施（　　）

A. 禁止近亲结婚　　B. 进行遗传咨询

C. 适龄生育　　D. 产前诊断

E. 以上都是

10. 种类最多的遗传病和发病率最高的遗传病分别是（　　）

A. 多基因遗传病，单基因遗传病

B. 单基因遗传病，多基因遗传病

C. 地区疾病

D. 男性发病率高于女性发病率

E. 女性发病率高于男性发病率

## 四、简答题

1. 影响出生缺陷发生的因素有哪些？

2. 为了防止后代出现遗传性疾病，应该采取的比较有效的预防措施有哪些？

# 9

# 第 9 章　遗传与肿瘤

引言：肿瘤是人的一种体细胞遗传病。它是由于体细胞的遗传物质在各种因素的作用下，发生染色体或 DNA 的改变，导致体细胞去分化并无限制地增殖而形成。研究表明，许多物理因素、化学因素和生物因素如电离辐射、黄曲霉毒素、病毒等均能诱发肿瘤的发生，但并不是每个接触致癌原的人都发生肿瘤。肿瘤是遗传因素和环境因素共同作用的结果。

## 第 1 节　肿瘤发生的遗传因素

### 一、肿瘤发病率的种族差异

研究表明，在不同种族中，某些肿瘤的发病率存在明显差异。例如，日本人松果体瘤的发病率比其他民族高 11 ～ 12 倍，而乳腺癌的发病率却比欧美人低；中国人的鼻咽癌的发病率比美国人高 30 多倍，比日本人高 60 倍，而不会因中国人移居国外而降低此病的发病率。这种民族差异的基础即是遗传因素的差异，可见肿瘤的发生与遗传因素密切相关。

**考点**：癌家族、家族性癌及肿瘤的遗传易感性的概念。

### 二、肿瘤的家族聚集现象

肿瘤发生的家族聚集性主要表现为以下两方面：

**1. 癌家族**　是指一个家系在几代中有多个成员发生同一器官或不同器官的恶性肿瘤。曾有报道，一个癌家族，共七代 824 名后代中，有 95 名癌症患者。其中，48 人患结肠癌，18 人患子宫内膜癌，其余为其他癌症患者。95 名癌症患者中，13 人为多发性肿瘤，19 人发生在 40 岁之前，72 人的双亲之一是癌症患者（76%），男女患者比为 47 ∶ 48，接近 1 ∶ 1，符合常染色体显性遗传。

**2. 家族性癌**　是指一个家族内多个成员患同一类型的肿瘤。例如，结肠癌患者 12% ～ 25% 有结肠癌家族史；乳腺癌、胃癌、子宫内膜癌等通常是散发的，但一部分患者有明显的家族史。家族性癌患者的一级亲属的发病率通常比一般人群高 3 ～ 5 倍。肿瘤在家族中的聚集现象，也说明了肿瘤的发生与遗传因素有着密切关系。

### 三、遗传性癌前病变

一些单基因遗传病和染色体病具有不同程度的恶性倾向，称为遗传性癌前病变。其遗传方式大多为常染色体显性遗传，少数为常染色体隐性遗传和 X 连锁遗传。①家族性结肠息肉病：呈常染色体显性遗传，群体发病率为 1/10 000，其特征为直肠和结肠表面有突出的息肉状病变，息肉极易恶变为结肠癌或直肠癌，平均恶变年龄为 35 岁；②神经纤维瘤：

呈常染色体显性遗传，患者出生后不久皮肤即有浅棕色的牛奶咖啡斑，腋窝有广泛的雀斑，儿童期可出现多个小纤维瘤，一般在 20 ～ 50 岁时，3% ～ 15% 可恶变为纤维肉癌、鳞状细胞癌或神经纤维肉瘤（图 9-1）；③基底细胞痣综合征：呈常染色体显性遗传，群体发病率约为 1/56 000，患者表现为多发性皮肤基底细胞痣，青春期即可发生癌变；④ Bloom 综合征：呈常染色体隐性遗传，患者临床表现为身材矮小，慢性感染，免疫功能缺陷，日光敏感性面部红斑等，多在 30 岁前诱发各种肿瘤和白血病。

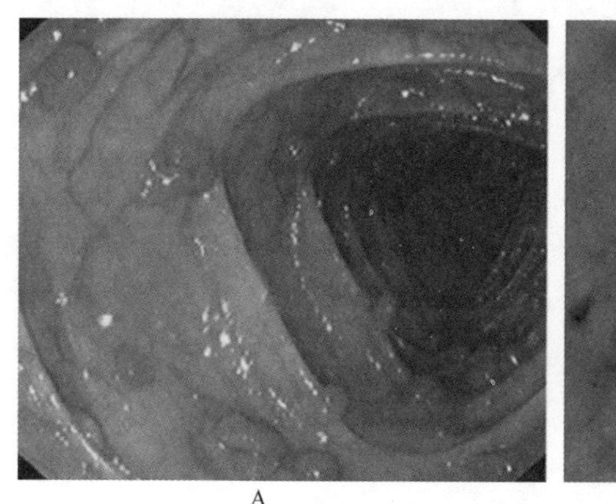

A

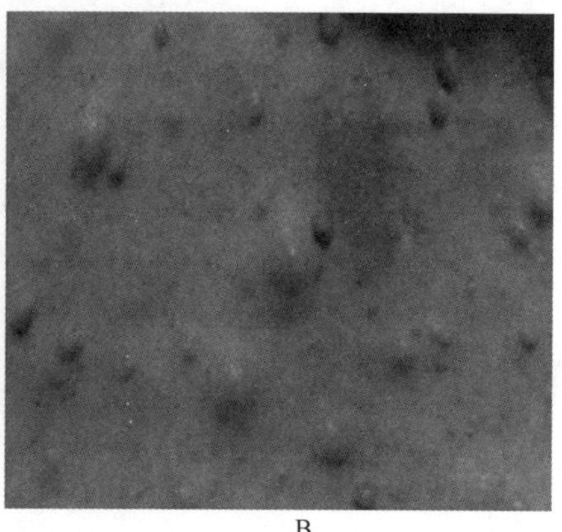

B

图 9-1　家族性结肠息肉病（A）和神经纤维瘤（B）

## 四、肿瘤的遗传易感性

遗传性肿瘤大多并非直接引起细胞癌变，所遗传的是对肿瘤的易感性，即肿瘤的遗传易感性。肿瘤的遗传易感性是指在一定内环境、外环境的影响下，由遗传基础决定的个体易患某种肿瘤的倾向。遗传物质的变异只是决定了个体肿瘤的遗传易感性增高。由于癌变是一个多阶段的病理过程，需要在致癌、致突变因子作用下，经过突变积累和克隆选择，才能使正常细胞转化成具有侵袭和转移能力的癌细胞。因此，这一过程也是遗传因素和环境因素共同作用的结果。

# 第 2 节　肿瘤发生的遗传机制

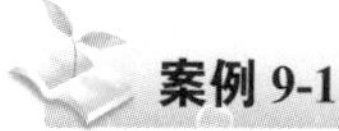

**案例 9-1**

视网膜母细胞瘤中，遗传型为双侧发病，多在 1 岁半以前发病；非遗传型多为单侧发病，且在 2 岁以后才发病。

**问题：**

1. 这是为什么？
2. 何谓二次突变论？

## 一、体细胞突变

恶性肿瘤是由相应的正常组织细胞恶性转化的结果。恶性转化是在个体具有肿瘤遗传易感性的基础上，由致癌因子引起细胞遗传物质结构及功能异常的结果。而这种异常多数

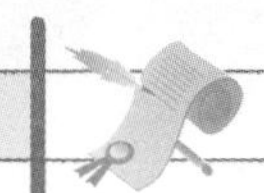

不是由生殖细胞遗传得来，而是在体细胞中新发生的基因突变所致。二次突变论认为，人体内的每个细胞都必须经过两次或两次以上的突变才能形成癌细胞；第一次突变可能发生在生殖细胞或由父母遗传而来，也可能发生在体细胞；第二次突变则均发生在体细胞。遗传性肿瘤的第一次突变由于发生在生殖细胞，受精后所发育个体的每一个体细胞和生殖细胞都带有这种突变基因，具有肿瘤发生的遗传易感性，因为任何细胞只要再发生一次突变（即第二次突变），就能转化为肿瘤细胞。非遗传性肿瘤的发生则需要同一个体细胞在出生后发生两次突变，且两次突变都发生在同一基因座位，所以这样的概率较小。

## 二、癌基因和肿瘤抑制基因

分子遗传学的研究认为有两类基因直接参与了肿瘤的发生，即癌基因和肿瘤抑制基因。

### （一）癌基因

癌基因是指能引起细胞恶性转化的核酸片段。癌基因包括病毒癌基因和细胞癌基因两种。病毒癌基因是一段存在于病毒基因组中的基因，该基因能使靶细胞发生恶性转化。正常细胞中存在一些与病毒癌基因同源的序列，称为细胞癌基因。细胞癌基因存在于正常细胞基因组中，其表达产物具有促进正常细胞生长、增殖、分化等功能，而一旦表达异常或发生突变，就会推动细胞发生恶性转化。在正常细胞内未被激活的细胞癌基因称为原癌基因。原癌基因是细胞正常生命活动不可缺少的基因，本身并无致癌作用，但具有转化的潜能，可被激活成为癌基因，从而导致细胞的恶性转化。

**考点**：癌基因、原癌基因及抗癌基因的概念。

原癌基因的激活分为以下几种情况：

**1. 点突变**　原癌基因与其相应的病毒癌基因或有活性的肿瘤癌基因（肿瘤细胞中的癌基因）的结构非常相似。受到理化致癌物质等的诱导后，原癌基因可发生点突变，成为有活性的癌基因，而产生异常的基因产物。也可由于点突变使基因摆脱正常的调控而过度表达，导致细胞恶性转化。

**2. 原癌基因的扩增**　原癌基因在基因组内异常扩增，造成原癌基因的表达过量，可导致肿瘤的发生。研究发现，在人体肿瘤细胞中扩增的原癌基因拷贝数可达正常细胞的数倍乃至数千倍。在肿瘤细胞中见到的双微体（无着丝粒的微小环状遗传结构）和染色体上的均质染色区（缺少正常深、浅染色区的染色体片段）正是原癌基因 DNA 片段扩增的表现（图 9-2）。

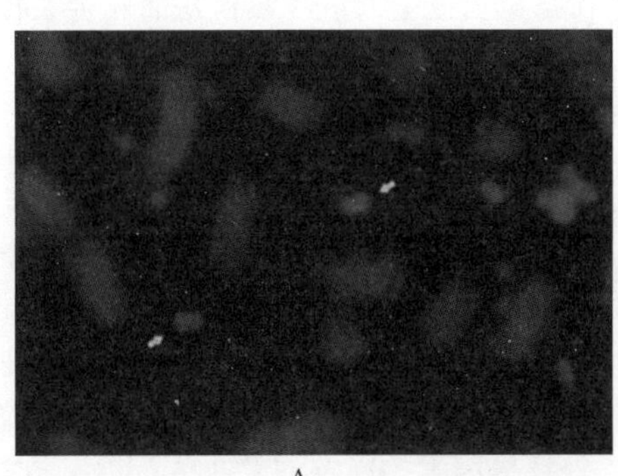

A

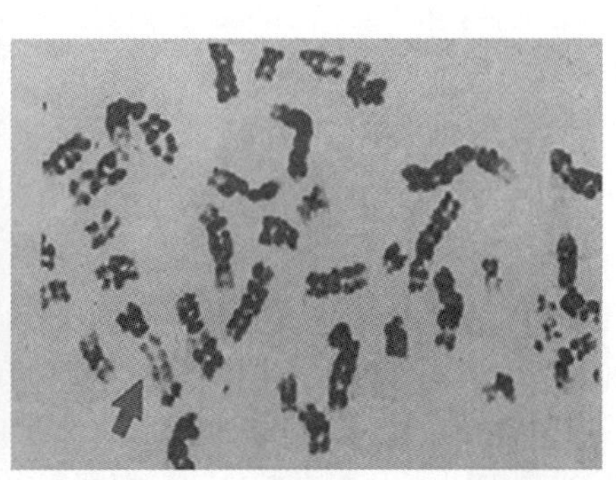

B

图 9-2　双微体（A）和均质染色区（B）

**3. 染色体的易位和插入**　由于基因的易位，使原来无活性的原癌基因移到某些强的启动子或增强子附近而被活化；或当一个很强的启动子插入到原癌基因附近，使该原癌基因

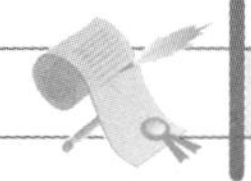



表达增强，导致肿瘤的发生。

### （二）肿瘤抑制基因

肿瘤抑制基因又称为抗癌基因，是指正常细胞基因组中存在的抑制肿瘤形成的基因。肿瘤抑制基因与原癌基因共同调控细胞的生长和分化。其功能是拮抗癌基因的作用从而抑制细胞的无限增殖。肿瘤抑制基因一旦缺失或突变，会引起细胞癌变。从 1986 年在人类恶性肿瘤中首次发现肿瘤抑制基因以来，人类已经发现了 20 多种肿瘤抑制基因。许多人类遗传性肿瘤常常伴有肿瘤抑制基因的缺失或失活。常见的肿瘤抑制基因有 *Rb* 基因、*p53* 基因、*NF1* 基因、*NF2* 基因等。这些基因都有一个共同的特点，当两个等位基因都突变时，细胞才会因正常抑制的解除而引起癌变。例如，遗传性视网膜母细胞瘤的 *Rb* 基因，正常情况下控制着视网膜母细胞的正常发育和分化，基因型为 RbRb 的个体，生殖细胞发生一次突变后，其中一个 *Rb* 突变成 *rb*，其后代的基因型为 Rbrb，不发病，出生后只有再一次基因突变或染色体缺失，使视网膜母细胞中的另一个等位基因 *Rb* 突变成 *rb* 或缺失，形成 rbrb 的纯合子或 rb 半合子，才会导致视网膜母细胞瘤的发生。

**案例分析 9-1**

视网膜母细胞瘤有遗传性和非遗传性。遗传性视网膜母细胞瘤，因为患儿出生时全身所有细胞已有一次基因突变，只需在出生后视网膜母细胞再发生一次突变，就会转变为肿瘤细胞，因此易表现出发病早（多在 1 岁半以前发病）、双侧性的特点；非遗传性视网膜母细胞瘤的发生则需要同一细胞在出生后发生两次突变，而且两次突变都发生在同一基因座位，因此概率小，发病晚（2 岁以后），多为单侧性。二次突变论认为，人体内的每个细胞都必须经过两次或两次以上的突变才能形成癌细胞。

**链接**

**_p53_ 基 因**

人们最初认为 *p53* 基因是癌基因，后来发现某些肿瘤中的 *p53* 与正常的 *p53* 基因编码的蛋白质不同，最终证实了 *p53* 基因是一种肿瘤抑制基因。*p53* 基因的突变常发生在结肠癌、乳腺癌、肺癌、肝癌等多种肿瘤中，与目前已知的任何一种肿瘤抑制基因相比，*p53* 基因在 50% 左右的人类恶性肿瘤中存在变异。除此之外，它还具有帮助细胞基因修复缺陷的功能，对于受化疗药物作用而受伤的细胞，则起修复作用。因此，对 *p53* 基因及其相关基因的研究将会在肿瘤的诊断治疗中发挥重要作用。

## 第 3 节　肿瘤的染色体异常

自细胞遗传学应用于人类恶性肿瘤研究以来，大量研究证明多数恶性肿瘤中都伴有染色体数目和结构的异常，这被认为是肿瘤细胞的特征。在一个肿瘤的各个细胞中，染色体常有相同的特点，这表明他们来源于一个共同的突变细胞，经过多次分裂形成单克隆。然而，随着肿瘤的生长，绝大部分肿瘤细胞在内、外环境因素的影响下又处在不断变异之中，导致同一肿瘤的不同细胞核型有所差异，呈现多样性，继而演变为多克隆。不同核型瘤细胞生存和增殖能力不同，有的异常核型是致死的，在选择过程中逐渐被淘汰，有的却能使细胞获得生长优势。在一个肿瘤细胞群体中占主导地位的克隆称为肿瘤干系（stem line）。肿瘤干系细胞中染色体数目称为众数（model　number）。在肿瘤细胞群体中占非主导地位

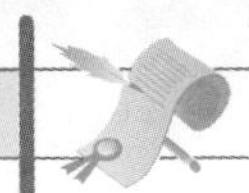

的称为旁系（sideline）。干系的细胞生长占优势，肿瘤的生长主要是干系增殖的结果。

## 一、肿瘤的染色体数目异常

人类正常体细胞的染色体为二倍体，肿瘤细胞的核型大都伴有染色体数目的异常，多为非整倍体，其中包括：①染色体数目在二倍体左右，如超二倍体、亚二倍体，这类肿瘤中常常可见 8 号、9 号、12 号、21 号染色体数目的增多或者 7 号、22 号以及 Y 染色体数目的减少；②染色体数目在三到四倍数之间，如亚三倍体、亚四倍体等。实体瘤细胞染色体数目多为三倍体左右。

还有一些肿瘤的染色体数目变化更大，如癌性胸腔积液、癌性腹水中转移的癌细胞染色体数目变化更大，常超过四倍体，有的甚至可见上百条染色体。不过染色体数目变化的程度与肿瘤的恶性程度不成正比，数目变化小的癌细胞并不意味着恶性程度低。

## 二、肿瘤的染色体结构异常

人类肿瘤细胞的染色体结构异常包括易位、缺失、重复、倒位、环状染色体和双着丝粒染色体等类型。如果一种异常的染色体较多地出现在某种肿瘤的细胞内则称为标记染色体（marker chromosome）。其可分为特异性标记染色体与非特异性标记染色体两种。特异性标记染色体是指经常出现在同一种肿瘤内的标记染色体，对该肿瘤具有代表性。例如，费城染色体就是慢性粒细胞白血病的特异性标记染色体（图 9-3）。大约 95% 的慢性粒细胞白血病都是 Ph′ 阳性，因此它可以作为诊断的依据。有时 Ph′ 先于临床症状出现，故又可用于早期诊断；化疗后 Ph′ 小体可消失，因此 Ph′ 小体的有无又可作为判定治疗效果的一种指标；另外，也可用于区别临床上相似但 Ph′ 为阴性的其他血液病（如骨髓纤维化等）。

**考点：** 特异性标记染色体的概念。

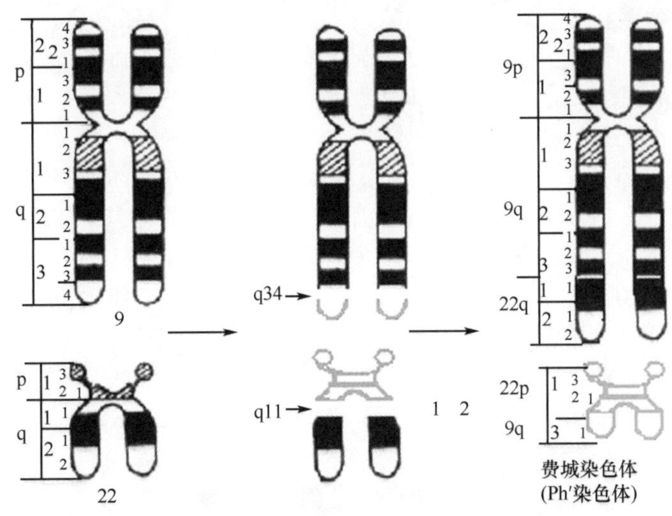


图 9-3　费城染色体的形成

有些染色体异常不属于某种肿瘤所特有，即同一种肿瘤内可能有不同的染体异常，或同一类的染色体异常可出现于不同肿瘤中。对于整个肿瘤来说，不具有代表性的染色体称为非特异性标记染色体。

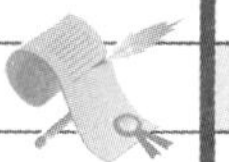



## 小结

肿瘤的发生是一个复杂的过程，是遗传因素和环境因素共同作用的结果。肿瘤发生的遗传因素及其发病率存在种族差异，具有家族聚集现象、遗传性癌前病变、肿瘤的遗传易感性等特点。肿瘤发生的遗传机制主要涉及体细胞点突变、癌基因和肿瘤抑制基因等。大部分恶性肿瘤都有染色体异常。肿瘤的染色体异常分为数目异常和结构异常两大类。染色体数目的异常多为非整倍体；染色体结构异常包括：易位、缺失、重复、倒位、环状染色体和双着丝粒染色体等类型。肿瘤细胞内这种结构异常的染色体称为标记染色体，标记染色体可分为特异性标记染色体和非特异性标记染色体两类。但是具有高度特异性标记染色体的肿瘤是很少的。

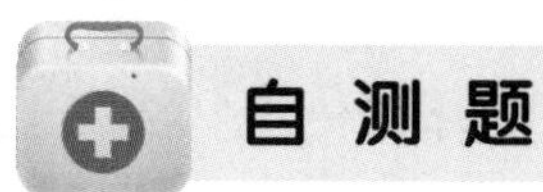

## 自测题

### 一、名词解释

1. 癌家族　2. 家族性癌　3. 癌基因
4. 原癌基因　5. 抗癌基因　6. 肿瘤干系

### 二、填空题

1. 肿瘤发生的家族聚集性主要表现为________和________两种形式。
2. 某些单基因遗传病具有不同程度的恶性倾向，这种遗传性疾病称为________。
3. 恶性肿瘤是由相应的________恶性转化的结果；恶性转化是在个体具有________的基础上，由________引起细胞遗传物质结构及功能异常的结果。

### 三、选择题

**$A_1$ 型题**

1. 下列叙述中，正确的是（　）
   A. 癌家族是指一个家族中每个成员都发生了相同或不同的恶性肿瘤
   B. 家族性癌是指一个家族内有多个成员患相同或不同的恶性肿瘤
   C. 家族性癌是指一个家族内每个成员都患有相同的恶性肿瘤
   D. 癌家族是指一个家族中多个成员都发生了相同的恶性肿瘤
   E. 癌家族和家族性癌都是肿瘤家族聚集现象的表现
2. 下列不属于原癌基因激活因素的是（　）
   A. 点突变　B. 基因扩增
   C. 基因的易位　D. 启动子的插入
   E. 整条染色体的缺失
3. Ph′ 染色体常存在于________细胞中。
   A. 慢性粒细胞白血病　B. 视网膜母细胞瘤
   C. 着色性干皮病　D. 肺癌
   E. 肝癌
4. 下列对抗癌基因的叙述中，不正确的是（　）
   A. 抗癌基因是通过基因工程导入到正常细胞中的
   B. 抗癌基因与原癌基因共同调控细胞生长和分化
   C. 抗癌基因的功能是拮抗癌基因的作用从而抑制细胞的无控制分裂
   D. 抗癌基因一旦缺失或突变，会引起细胞癌变
   E. 抗癌基因是正常细胞基因组中存在的抑制肿瘤形成的基因

### 四、简答题

Ph′ 染色体有什么临床意义？

# 医学遗传学基础实验

## 实验一　显微镜的结构与使用

### 一、实 验 目 标

1. 熟悉显微镜的结构及其作用。
2. 掌握显微镜的使用方法。
3. 观察玻片标本，练习显微镜使用方法。

### 二、实 验 用 品

显微镜、玻片标本（如人血涂片）、擦镜纸、镊子、香柏油、二甲苯。

### 三、显微镜的结构及其作用

显微镜由机械装置和光学系统两大部分构成。

#### （一）机械装置部分

**1. 镜筒**　为安装在镜臂前方的圆筒状结构，上接目镜，下接转换器。镜筒有单筒和双筒两种。

**2. 转换器**　装在镜筒下方的圆盘状构造，可顺反方向自由旋转，其上有 2 ～ 4 个圆孔，用以安装不同放大倍数的物镜。

**3. 载物台**　是位于转换器下方的方形或圆形的平台，是放置标本的地方。其中央有一通光孔。在载物台上安装有用于固定标本的弹簧夹和指示标本位置的游标卡尺，载物台下装有标本移动螺旋，用于标本前后左右移动。

**4. 调焦器**　安装在镜柱的两侧，为调节焦距的装置。

(1) 粗调螺旋：可使镜筒或载物台有较大幅度的升降，适于低倍镜观察时的调焦。

(2) 细调螺旋：只能使镜筒或载物台有较小幅度的升降，适用于高倍镜和油镜的聚焦或观察标本的不同层次，精细调节焦距。

**5. 镜臂**　镜柱上方和转换器连接部分。

**6. 镜柱**　直立于镜座上的短柱。

**7. 镜座**　位于显微镜最底部的构造。现有显微镜在镜座内装有照明光源等构造。

#### （二）光学系统部分

**1. 目镜**　安装在镜筒的上端，由一组透镜组成，作用是把物镜所放大的倒立实像再次放大成一个虚像。常见的有 5×、10×、15× 和 20× 等不同放大倍率的目镜。

**2. 物镜**　安装在转换器上，由一组透镜组成，作用是将标本第一次放大成一个倒立的实像。物镜一般可分低倍镜（8× 或 10×）、高倍镜（40× 或 45×）和油镜（90× 或 100×）等三种不同放大倍率的物镜。显微镜的放大倍数是目镜和物镜放大倍数的乘积。

**3. 聚光器** 位于载物台的通光孔的下方，由一组凹透镜组成，可汇集来自内置光源的光线或反光镜反射的光线。在其左下方有一调节螺旋，可使其升降，可调节光线的强弱，升高时使光线增强；反之，则光线变弱。

**4. 虹彩光圈** 位于聚光器下的圆形光圈，由簿金属片组成，中心形成圆孔，外侧有一小柄，可使光圈的孔径开大或缩小，以调节光线的强弱。

**5. 反光镜** 位于聚光器的下方，有一个平凹双面的圆镜，可向各方向转动，作用是采集光线，光线较弱时用凹面镜；反之，用平面镜。现有的光学显微镜一般都自带光源而没有反光镜。

## 四、显微镜的成像原理

光源（或光源→反光镜）→光圈→聚光器→标本→物镜→在镜筒内形成标本放大的实像→目镜→把经过物镜形成放大的实像进一步放大→眼。

## 五、显微镜的使用

**1. 观察前的准备**

(1) 取镜：显微镜从显微镜柜或镜箱内拿出时，用右手紧握镜臂，左手平托住镜座，平稳地将显微镜搬运到实验桌上。

(2) 放置：放置显微镜在身体的左前方，离桌边约 10cm 处。

**2. 对光**

(1) 转动粗调螺旋，使镜筒略升高或使载物台下降，转动转换器，使低倍镜对准通光孔。

(2) 将聚光器上调至最高处，光圈开到最大。

(3) 用左眼向着目镜内观察，同时调节反光镜的方向（自带光源显微镜，调节亮度旋钮），调节聚光器的高度和虹彩光圈的大小，使视野内的光线均匀、亮度适宜。

**3. 低倍镜的使用**

(1) 标本放置：将标本放置到载物台中央，标本材料对正通光孔的中心，用弹簧夹固定好。

(2) 调节焦距：侧视低倍镜，转动粗调螺旋使镜头下降或载物台上升距标本 0.5cm 处，左眼注视目镜，同时用左手慢慢转动粗调螺旋使镜筒上升或使载物台下降，直至视野中出现物像为止，再转动细调螺旋，使视野中的物像最清晰。

**4. 高倍镜的使用**

(1) 选择目标：在使用高倍镜观察标本前，先用低倍镜寻找到需观察的目标，并将其移至视野中央，转动细调螺旋，使观察的物像最清晰。

(2) 换用高倍镜：从侧面观察，转动转换器，移走低倍镜，转换为高倍镜，并对准通光孔。注意避免镜头与玻片相碰擦。

(3) 调节焦距：在用低倍镜观察到物像最清晰时，应当换用高倍镜观察，视野中可见到模糊的物像。此时只需稍微调节细调螺旋，即可使物像最清晰。如视野光线太弱，可升高聚光器或放大光圈口径或选用凹面反光镜调节光线，使视野亮度适宜。

**5. 油镜的使用**

(1) 用低倍镜、高倍镜找到所需观察的标本物像后，将要观察的部分移至视野中央。

(2) 将聚光器升至最高处并将光圈开至最大。

(3) 转动转换盘，移开高倍镜，往标本上需观察的部位滴一滴香柏油，从侧面观察，将油镜转至工作状态，此时油镜的下端镜面一般与香柏油相接。

(4) 左眼注视目镜，只需稍微调节细调螺旋，可使物像最清晰。如果油镜上升或使载物台下

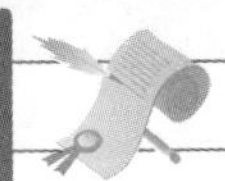

降至离开油面还未看清物像，则需重新按上述步骤调节。

(5) 油镜使用完后，上升油镜或下降载物台，将油镜镜头转出，先用擦镜纸擦去镜头上的油，再用擦镜纸蘸少许二甲苯擦去镜头上残留的油迹，最后再用擦镜纸擦拭 2 ～ 3 次即可。

**6. 使用后的整理** 观察完毕后，上升镜筒或下降载物台，再下降聚光器，转动转换器，使物镜与通光孔错开，然后取出装片。清洁好显微镜，罩好防护罩，按取镜的方法放回原位。

## 六、实验报告

填图，注明显微镜各部分的结构名称（实验图 1-1）。

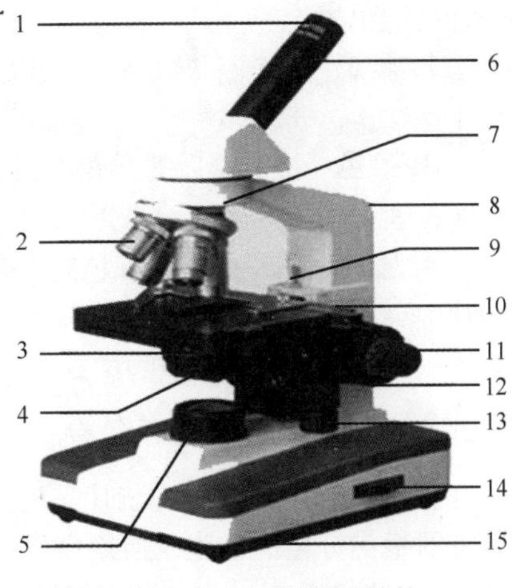

实验图 1-1　显微镜的结构

# 实验二　有丝分裂

## 一、实验目标

1. 观察动植物细胞有丝分裂过程，识别有丝分裂的不同时期，归纳比较动植物细胞有丝分裂的异同点。

2. 了解制作洋葱根尖有丝分裂切片的技术和绘制生物图的方法。

## 二、实验用品

洋葱、马蛔虫子宫切片；显微镜、擦镜纸、载玻片、盖玻片、玻璃皿、广口瓶、剪刀、镊子、带橡皮头的铅笔、滴管、吸水纸；盐酸乙醇（15% 盐酸： 95% 乙醇 =1 ： 1）、0.02g/ml 甲紫溶液（或醋酸洋红液）、卡诺固定液（95% 乙醇：冰醋酸 =3 ： 1）。

## 三、实验原理

根据高等动植物细胞有丝分裂的过程，人为将其分为前期、中期、后期、末期。在植物细胞分裂的适宜时间取材，通过固定、解离、漂洗、染色和压片等步骤，使细胞内染色体着色、分散，在显微镜下即可观察植物细胞的有丝分裂过程，并根据各个时期细胞内染色体（或染色质）的形态特征和变化特点，识别细胞处于有丝分裂的哪一个时期。

## 四、实验内容及方法

### （一）洋葱根尖的培养与固定

在实验前 3 ～ 4 天，将洋葱放置在盛有清水的广口瓶上，使洋葱底部接触到水面。待洋葱的根长到 1 ～ 2cm 后，即可剪取根尖 1cm 置于固定液（1 份冰醋酸和 3 份 95% 乙醇的混合液）中固定，一般需 12 ～ 24 小时，然后用 70% 乙醇漂洗，再置于 70% 的乙醇中保存，随用随取。

### （二）制作临时标本切片

**1. 解离** 将固定好的洋葱根尖，放入盛有盐酸乙醇的玻璃皿中，在室温下解离 3 ～ 5

分钟后取出根尖。

**2. 漂洗** 待根尖酥软后，用镊子取出，放入盛有清水的玻璃皿中漂洗约 10 分钟，换水 1 ～ 2 次。

**3. 染色** 把漂洗后的洋葱根尖，放进盛有甲紫溶液（或醋酸洋红液）的玻璃皿中，染色 3 ～ 5 分钟后取出。

**4. 压片** 用镊子将染好色的洋葱根尖取出来，剪取洋葱根尖分生区 2 ～ 3mm，放在载玻片中央，加一滴清水，用镊子尖把洋葱根尖弄碎，盖上盖玻片，用吸水纸吸去多余的水，双指压住盖玻片，用铅笔的橡皮头端均匀敲击盖玻片，使细胞分散开来。

### （三）洋葱根尖细胞有丝分裂的观察

把制作好的洋葱根尖装片先放在低倍镜下观察，慢慢移动装片，找到呈正方形、排列紧密的根尖分生区细胞；换用高倍镜，观察辨别各时期染色体（或染色质）的变化，并判断该细胞处于有丝分裂的哪个时期。可先找出处于细胞分裂期中期的细胞，然后再找出前期、后期、末期的细胞。

**1. 间期** 细胞核染色均匀，可见核仁、核膜，此期是积累物质，储备能量，准备分裂的时期。

**2. 前期** 染色质通过凝集、螺旋化和折叠，逐渐浓缩变粗、变短形成染色体，染色体交织在一起散乱分布；形成纺锤体；核仁、核膜逐渐消失。

**3. 中期** 染色体达到最大的浓缩状态，此时的染色体形态稳定、最清晰，染色体的着丝粒排列在细胞的中央形成赤道板。

**4. 后期** 每条染色体从着丝粒处纵裂一分为二，染色单体彼此分开各自成为一条独立的染色体，染色体数目加倍，平分成两组，在纺锤丝牵引下分别移向细胞两极。

**5. 末期** 染色体解螺旋化变成染色质，纺锤体消失，核仁、核膜重新出现，形成两个子核，细胞膜自两子核间形成细胞板，将细胞质一分为二，形成两个子细胞。

## 五、实验报告

1. 绘出所观察到的洋葱根尖细胞分裂各时期简图，并注明时期。
2. 说出马蛔虫受精卵细胞的有丝分裂与植物细胞的有丝分裂有何区别？

**链接**

**动物细胞有丝分裂观察**

取马蛔虫子宫横切片，置于低倍镜下观察，可见到马蛔虫子宫腔内有许多近圆形的、处于不同分裂时期的受精卵细胞，蛔虫的受精卵外包裹着一层厚厚的透明卵壳。我们观察的是卵壳里的处在有丝分裂不同时期的细胞，有些同学可能把整个卵壳看成了一个细胞是不对的。每个受精卵细胞都包在卵壳之中，卵壳与受精卵细胞之间的腔，称为围卵腔。细胞膜的外面或卵壳的内面可见有极体附着。在低倍镜下找出前期、中期、后期及末期的细胞，转换高倍镜仔细观察马蛔虫虫卵细胞分裂各时期的特点。

# 实验三 减数分裂

## 一、实验目标

1. 试述减数分裂的过程及各个时期染色体的动态变化和形态特征。

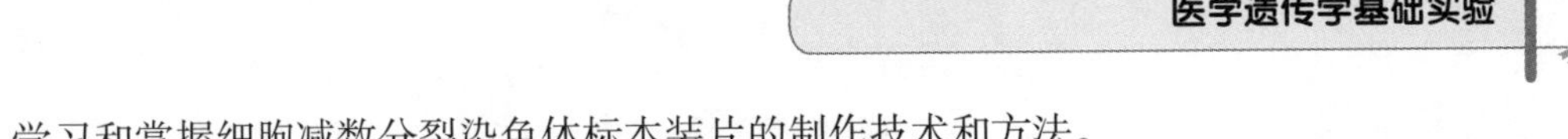


2. 学习和掌握细胞减数分裂染色体标本装片的制作技术和方法。

## 二、实验用品

雄性蝗虫或蚱蜢的精巢；减数分裂视频、显微镜、载玻片、盖玻片、小镊子、剪刀、解剖针、解剖盘、玻璃皿、酒精灯、滴瓶、吸水纸；95% 乙醇溶液、70% 乙醇溶液、50% 乙醇溶液、30% 乙醇溶液、卡诺固定液、改良苯酚品红染液。

## 三、实验原理

减数分裂是一种特殊的细胞有丝分裂，仅在配子形成过程中发生。这一过程的特点是：染色体只复制一次，细胞连续进行两次分裂，结果形成四个细胞，每个细胞的染色体数目比原来减少一半，所以称为减数分裂。前期特别长，而且变化复杂。在减数分裂过程中，同源染色体之间发生联会、交换和分离，非同源染色体之间进行自由组合。染色质（染色体）为嗜碱性物质，将处于减数分裂不同时期的精母细胞固定后，用碱性染料染色，染色质（染色体）则被染成红色，而细胞质不着色，显微镜下清楚可见。

## 四、实验内容

1. 观看减数分裂视频。

2. 雄性蝗虫精巢生精小管标本装片的制作与观察。

(1) 采集蝗虫：在夏秋季节，可用手抓或用网捕捉的方法，采集成熟的雄性蝗虫。雌雄蝗虫的鉴别：雄性蝗虫的腹部末端朝上，形似船尾，雌性蝗虫的腹部末端分叉（实验图 3-1）。

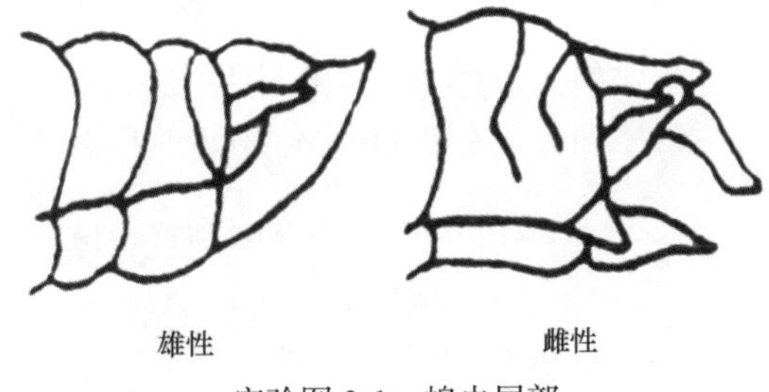

实验图 3-1　蝗虫尾部

(2) 取材与固定：取夏秋季节采集的雄性蝗虫，放置在玻璃皿上，剪去雄性蝗虫的头、翅和附肢，沿着腹部背中线剪开体壁，用镊子取出腹腔中的两个精巢（黄色，圆块状，左右各一）。将精巢放入卡诺固定液中，固定 24 小时后，再换 95% 乙醇溶液浸泡 30 分钟，最后浸泡于 70% 乙醇溶液中，保存在 4℃的冰箱里，长期备用。

(3) 染色：用镊子取一小段精巢，置于载玻片中央，用解剖针将生精小管拨开，除去外围脂肪；再放入玻璃皿中，依次用 50% 乙醇溶液、30% 乙醇溶液和清水漂洗 2 ～ 3 次；最后放入盛有改良苯酚品红染液的玻璃皿中染色 15 ～ 20 分钟。

(4) 压片：用镊子取 2 ～ 3 条已染色的生精小管，置于载玻片中央，加一滴染液，盖上盖玻片，取一张吸水纸，吸去多余的染液。在盖玻片上覆盖一张吸水纸，以左手示指和中指按住盖玻片边缘，右手用铅笔的橡皮头端均匀垂直敲击，使细胞和染色体分散铺展开。在酒精灯上轻轻掠过 2 ～ 3 次，微微加热，使染色体染色更深。

(5) 镜检：将压片先置于低倍镜下观察，可见到许多分散排列的细胞，处于减数分裂各个时期的分裂象。移到视野中央，然后转到高倍镜下确认细胞所属时期。在压片中可以看到从精母细胞到成熟精子不同时期染色体的动态变化特点和位置。蝗虫的染色体：雄性为 $2n=23$，性染色体为 XO 型，即只有一条性染色体 X；雌性为 $2n=24$，性染色体为 XX 型，即有两条性染色体 X。

减数分裂结束后，1 个初级精母细胞形成 4 个精细胞，每个精细胞中含有单倍性染色体，即 $n=11$ 或 $n=12$。精细胞经过变形成为精子。

## 五、实 验 报 告

绘制观察到的减数分裂各时期的染色体变化简图。

**链接**

**固定液及染色液的配制**

**1. 卡诺固定液**（Carnoy 固定液） 无水乙醇 3 份，冰醋酸 1 份。

**2. 改良苯酚品红染液**

(1) A 液：取 3g 碱性品红溶解在 100ml 70% 乙醇溶液中即可。

(2) B 液：取 A 液 10ml 加入 90ml 5% 苯酚溶液中。

(3) 苯酚品红染液：取 B 液 45ml，加入冰醋酸 6ml、37% 甲醛溶液 6ml 混合即成。

(4) 改良苯酚品红染液：取苯酚品红染液 10ml，加入 45% 乙酸溶液 90ml 和山梨醇 1g。

注：改良苯酚品红染液配好后 2 周即可使用，保存期为 2 年。

# 实验四　人类 X 染色质的观察

## 一、学 习 目 标

1. 掌握 X 染色质标本的制片方法。
2. 掌握 X 染色质的形态特征及临床意义。

## 二、实 验 用 品

人口腔黏膜上皮细胞、显微镜、载玻片、盖玻片、玻璃皿、擦镜纸、吸水纸、牙签；95% 乙醇溶液、醋酸洋红染液、5mol/L HCl 溶液。

## 三、实 验 原 理

一个个体不论其细胞中有几条 X 染色体，都只有一条具有转录活性，其余的 X 染色体均失活形成异固缩的 X 染色质。人类正常女性的体细胞中有两条 X 染色体，其中失去活性的这条 X 染色体在间期细胞中经特殊染色，可观察到核膜边缘出现直径 1μm 左右的浓染小体，呈平凸形、三角形、扁平形，即 X 染色质。而正常男性只有一条 X 染色体，这条 X 染色体在间期细胞始终保持活性，故无 X 染色质形成。检测间期细胞中 X 染色质，既可用于性别的鉴定，也可用于临床性染色体病的诊断。

## 四、实 验 内 容

### （一）标本的制作

**1. 取材**　让受检者用水漱口数次，然后用牙签钝头部刮口腔两侧颊部，刮取上皮黏膜细胞，弃去第一次刮到的细胞，在原位连刮 2 ～ 3 次。

**2. 涂片**　将刮取的上皮黏膜细胞均匀地单向（即涂片时，只能从左至右或从右至左，切勿来回涂抹）涂在干净的载玻片上，涂抹范围约一张盖玻片大小，然后晾干。

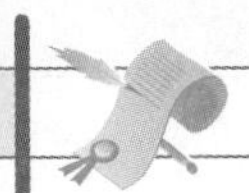

**3. 固定** 将晾干的上皮黏膜细胞涂片，放入到盛有 95% 乙醇溶液的玻璃皿内固定 30 分钟。

**4. 水解** 将固定后的玻片标本置于蒸馏水中漂洗几分钟，浸入到盛有 5mol/L HCl 溶液的玻璃皿内，室温水解 10 ～ 20 分钟后，用干净蒸馏水冲洗 3 ～ 4 次，充分洗去残留的 HCl。

**5. 染色** 在晾干的玻片标本上滴一滴醋酸洋红染液，室温下染色 10 ～ 20 分钟。

**6. 盖片** 将染色好的玻片标本用蒸馏水漂洗 3 次，稍干后盖上盖玻片，取吸水纸吸去多余的蒸馏水。

### （二）观察

取制备好的玻片标本置于显微镜低倍镜下，选择核较大、染色清晰、轮廓完整、核质呈均匀细网状的细胞进行观察，然后换高倍镜继续进行观察。可见 X 染色质大多位于核膜内边缘，呈 1μm 左右大小、染色较深的浓染小体，其形状为平凸形、三角形、扁平形等。

## 五、实验报告

观察 100 个可计数细胞，计算显示 X 染色质细胞所占的比例。可计数细胞的标准是：核较大，轮廓清楚完整，核质染色呈网状或颗粒状，分布均匀，核膜清晰，无缺损，染色适度，周围无杂质。正常女性 X 染色质阳性率一般为 10% ～ 30%，有的可高达 50% 以上。男性 X 染色质阳性率平均低于 1% 或为 0。

绘制三个典型细胞，标明 X 染色质的形态和部位。

## 六、注意事项

1. 刮口腔上皮黏膜细胞前要漱口，防止口腔细菌和食物残渣污染，影响观察效果。
2. 口腔颊部刮片时，用力要适当、均匀、单向，以求刮下的细胞可以观察到 X 染色质。
3. 掌握好盐酸水解的时间和温度。
4. 染色时间不要太长，否则核质着色深，X 染色质不易区分。

# 实验五　人类染色体核型分析

## 一、实验目标

1. 说出人类染色体的形态结构和分组特征。
2. 熟悉人类染色体核型分析的基本方法。

## 二、实验用品

正常人体染色体玻片标本、正常人类染色体放大照片、核型纸；显微镜、剪刀、直尺（或三角尺）、胶水、擦镜纸、香柏油、二甲苯。

## 三、实验原理

人类正常体细胞染色体数为 46 条，其中 44 条为常染色体，2 条为性染色体。以“人类染色体命名的国际体制”为标准，即依据各对染色体的大小和着丝粒的位置，两臂的相对长度、次缢痕、随体的有无、性染色体等特性分为 A、B、C、D、E、F、G 共 7 组，其中常染色体 22 对，用阿拉伯数字由大到小编号，性染色体 1 对，大的为 X 染色体，小的为

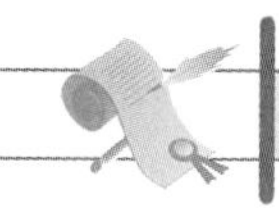


Y 染色体。X 染色体分在 C 组，Y 分在 G 组，每组染色体都有其特定的形态特征。

## 四、实验内容及步骤

### （一）正常人体细胞染色体的观察与计数

**1. 观察** 将一张正常人体细胞染色体玻片标本置于显微镜下，先在低倍镜下观察，寻找到中期分裂象，再用高倍镜寻找染色体清晰且分散良好的中期分裂象，然后转换油镜仔细观察。镜下可见，根据着丝粒位置不同，将人类染色体分为中央着丝粒染色体、亚中央着丝粒染色体和近端着丝粒染色体三种类型。正常人的每一体细胞都含有 46 条染色体，其中有 22 对是男女共有的，称为常染色体；另外一对与性别决定有着直接关系，称为性染色体，女性为 XX，男性为 XY。

**2. 计数** 每位同学观察 2 ～ 3 个分裂象，并寻找一个清晰且分散良好的中期分裂象进行染色体计数。为了便于计数和避免计数时发生重复和遗漏，在计数前，先按染色体自然分布的图形大致分为几个区域，然后按顺序计数出各区染色体的实际数目，最后加起来即为该细胞的染色体总数。

### （二）人类染色体照片的核型分析

**1. 分组编号** 每人取两张正常人染色体中期分裂象图片（实验图 5-1），一张贴在核型分析报告单上部作为对照，另一张作为分析用。仔细用尺子测量辨认每条染色体，根据染色体相对长度及大小，用铅笔在其旁边标明组别及序号，先辨认 A、B、D、E、F、G 组，最后辨认 C 组。标注完后，再检查一次有无遗漏或错误。并根据各染色体组的特点，进行各对同源染色体配对。

**2. 剪切** 将照片上的染色体按标明的序号逐个剪切下来。

**3. 排列** 将剪切下来的染色体，按短臂朝上、长臂朝下、着丝粒置于同一直线上的原则，依次排列在预先划分好的分组横线报告单上。

**4. 校对** 按染色体的大小和着丝粒位置以及染色体组的形态特点，再次校对调整排列。

**5. 粘贴** 用牙签挑取少量浆糊或胶水，小心地将每号染色体依次粘贴在报告单上。

**6. 分析结果** 辨别该核型的性别，并写出核型。

### （三）显微镜下的核型分析

先用低倍镜选择分散良好且清晰的中期分裂象，在高倍镜下再检查一下中期分裂象的质量，转换油镜对选择好的中期分裂象进行仔细观察。

**1. 绘线条图** 按显微镜中所看到的图像，在报告纸上描绘出各染色体的线条图，在草图中，应保持各染色体的原有方位和相对长度。

**2. 分组分析** 按各组染色体的形态特征对染色体进行分组分析。仔细地观察分散良好且清晰的中期分裂象，先寻找 A 组中的 1 号、2 号和 3 号染色体，并在线条图的染色体旁标上序号；然后依次找出 B 组、G 组（包括 Y 染色体）、F 组、D 组，并在各染色体旁标上相应的组号，再识别出 E 组的 16 号、17 号和 18 号染色体。最后鉴定出 C 组染色体（包括 X 染色体）。使线条图上每个染色体旁都标有序号或组号。

**3. 鉴别程度** 在线条图的一侧垂直排列地写出可鉴别的染色体的号数，不能鉴别的只写组的英文字母，X 染色体列于 C 组，Y 染色体列于 G 组。统计出一个中期分裂象中染色体的数目，最后检查每组染色体的数目是否正确。

**4. 确定性别** 一般根据 C 组和 G 组的染色体数目来判断，如果 C 组为 16 条染色体，G 组为 4 条染色体，可初步确定该核型是 46，XX；如果 C 组为 15 条染色体，G 组为 5 条染色体（其中一个比其他 4 条略大且两长臂靠近，为 Y 染色体），则可初步确定该核型为 46，XY。

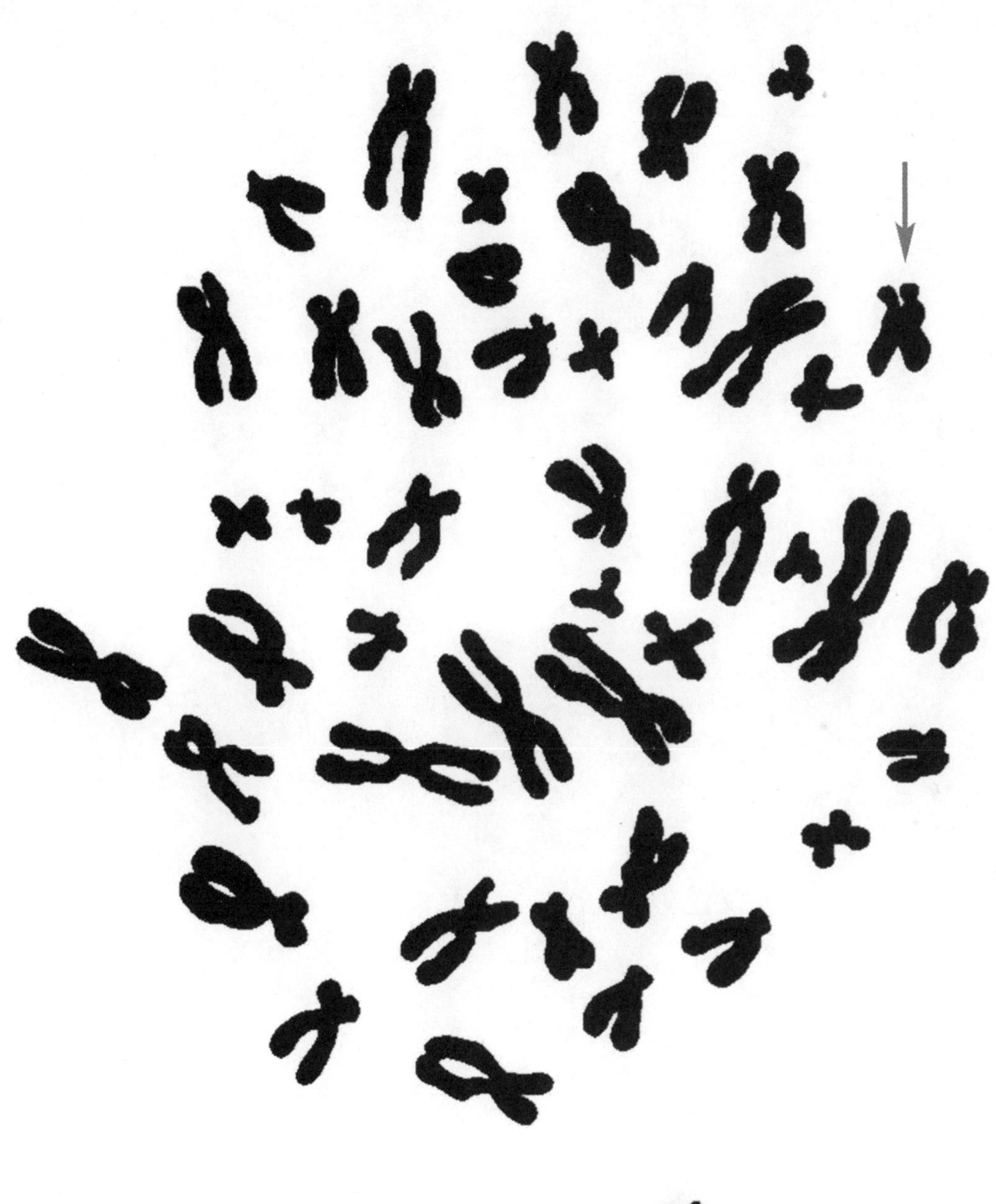

实验图 5-1　人类染色体（↓示随体）

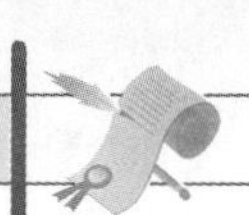

## 五、实验报告

完成人类染色体核型分析报告（实验图 5-2）。

人类染色体核型分析报告

贴染色体照片

编号：　　住院号：
性别：　　标本来源：
核型：　　诊断：
医师签名：　　年　月　日

A　1 — —　2 — —　3 — —　　B　4 — —　5 — —

C　6 — —　7 — —　8 — —　9 — —　10 — —　11 — —　12 — —

D　13 — —　14 — —　15 — —　　E　16 — —　17 — —　18 — —

F　19 — —　20 — —　　G　21 — —　22 — —　　性染色体 — —

班级：　　姓名：

实验图 5-2　人类染色体核型分析报告示意图

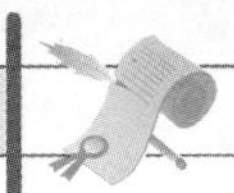

# 实验六　人类遗传病与系谱分析

## 一、实验目标

1. 观看人类遗传病视频，掌握遗传病的概念和分类。
2. 掌握单基因遗传病的系谱分析方法和遗传方式以及对遗传病发病风险率估计的基本要领。
3. 了解常见遗传病的主要临床表现。
4. 学会绘制系谱。

## 二、实验用品

多媒体设备、人类遗传病视频、单基因遗传病系谱图。

## 三、实验原理

单基因遗传病指受一对等位基因控制而发生的疾病。单基因遗传病根据致病基因的性质（显性或隐性）及其所在染色体（常染色体或性染色体）可分为常染色体显性遗传、常染色体隐性遗传、X 连锁显性遗传、X 连锁隐性遗传等不同的遗传方式。通过系谱分析可确定其可能的遗传方式，推测家系各成员的基因型，估计遗传病发病的再发风险率。

## 四、实验内容及步骤

### （一）观看人类遗传病视频

1. 观看前教师介绍本教学片有关的内容和注意事项。

2. 观看结束后，与同学们一起归纳单基因遗传病各遗传方式的系谱特点以及单基因遗传病、多基因遗传病和染色体病的主要区别。

### （二）单基因遗传病系谱的绘制和分析

**1. 绘制系谱图**

例 1　先证者为男性的苯丙酮尿症患者，根据以下信息绘制系谱图。

(1) 先证者的祖父、祖母都正常。

(2) 先证者的大姐、三弟、四弟、五妹及他们的父母都正常。

(3) 先证者父亲有一弟、二妹，先证者的叔、婶和他们的二女和二子以及先证者的姑妈、姑丈和他们的四子一女都正常。

(4) 先证者叔叔的一子和先证者姑妈的一女结婚后，其子女中一女为苯丙酮尿症患者、一女一子都正常。

**2. 系谱分析**

例 2　分析上述苯丙酮尿症的系谱。

(1) 判断该系谱的遗传方式是什么？判断的主要依据是什么？

(2) 写出先证者的基因型。

(3) 先证者叔叔的一子和先证者姑妈的一女结婚后，估计其子女发病的风险率。

练习 1　观察下列家族性多发性结肠息肉病的系谱图（实验图 6-1）并分析讨论，回答下面问题：

(1) 判断该系谱的遗传方式是什么？判断的主要依据是什么？

(2) 写出先证者的基因型。

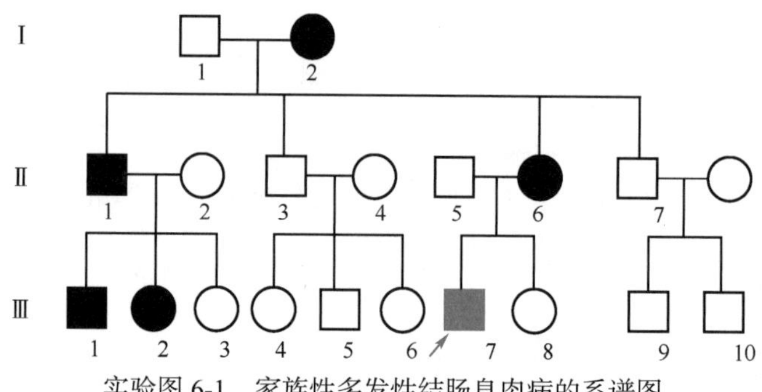


实验图 6-1 家族性多发性结肠息肉病的系谱图

(3) 为什么Ⅱ $_3$ 和Ⅱ $_7$ 的家庭中没有患者？

(4) 如果Ⅲ $_2$ 与正常人结婚，估计其子女发病的风险率。

练习 2 观察下列遗传性肾炎的系谱图（实验图 6-2）并分析讨论，回答下面问题：

(1) 判断该系谱的遗传方式是什么？判断的主要依据是什么？

(2) 写出先证者的基因型。

(3) 为什么Ⅲ $_9$ 的家庭中没有患者？

(4) 如果Ⅲ $_7$ 与正常人结婚，估计其子女发病的风险率。

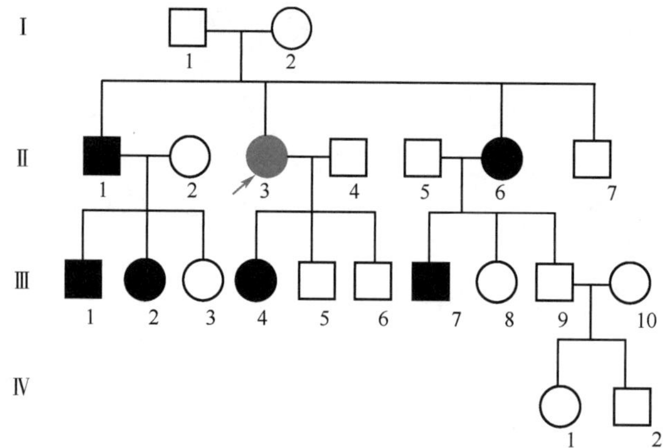


实验图 6-2 遗传性肾炎的系谱图

练习 3 观察下列进行性肌营养不良（假肥大性）的系谱图（实验图 6-3）并分析讨论，回答下面问题：

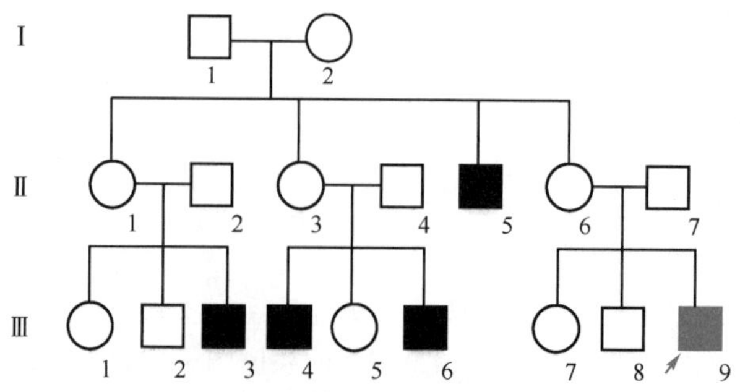


实验图 6-3 进行性肌营养不良（假肥大性）的系谱图

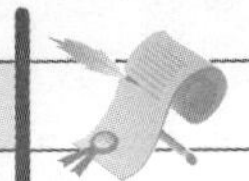

(1) 判断该系谱的遗传方式是什么？判断的主要依据是什么？

(2) 写出先证者的基因型。

(3) $Ⅱ_5$的致病基因由谁传给？为什么？

(4) 如果$Ⅲ_4$与正常人结婚，估计其子女发病的风险率。

## 五、实验报告

在实验报告纸上绘制以上四个系谱，按要求分析结果并回答问题。

# 实验七　人类皮肤纹理分析

## 一、实验目标

1. 学会皮纹的印取方法。
2. 观察自己指纹、掌纹、指褶纹和掌褶纹的类型。
3. 初步学会对皮纹纹理的分析。

## 二、实验用品

实验者双手、方盘、人造海绵垫、印台板、印油或油墨、8K 白纸、纱布、放大镜、直尺、铅笔、量角器。

## 三、实验原理

人体的皮肤由表皮和真皮组成。真皮乳头向表皮突起，构成许多整齐的乳头线称为嵴线，嵴线之间凹陷部分称为沟。指（趾）掌（脚）部位的皮肤表层因皮嵴和皮沟走向不同而形成各种皮肤纹理特征。皮肤纹理亦称皮纹，即指人的手指、掌面、足趾和跖面的皮嵴和皮沟因走向不同而形成的纹理图形。

人体的皮肤纹理属多基因遗传，具有个体的特异性。皮肤纹理于胚胎第 14 周形成，一旦形成终生不变，所以皮纹具有高度的稳定性。掌握其调查方法可以为遗传病诊断提供资料。

## 四、实验内容与步骤

### （一）皮纹的印取

1. 先用肉眼直接观察自己的指纹类型，找出箕形纹与斗形纹的三叉点位置。对着直射光线，转动手指，以便从不同方向观察。

2. 了解自己掌三叉点的位置，确定 *a*、*b*、c、*d*、*t* 五个三叉点的位置。

3. 把红色印油或油墨适量地倒入方盘的海绵垫上，用纱布涂抹均匀，再把白纸平铺于印台板上，准备取印。

4. 受检者洗净双手，擦干。将全掌按在海绵垫上，使掌面获得均匀的印油或油墨（注意不要来回涂抹，印油或油墨量要适中）。

5. 按压法印取掌纹。先将掌腕线印在白纸上，然后从后向前按掌、指顺序逐步轻轻放下，手指自然分开，用另一手适当用力按压印取皮纹的手背，将全掌的各部分均匀地印在白纸上，尤其是腕部、掌心及手指基部，以免漏印。提起手掌时，先将指头翘起，然后是掌和掌腕面，这样便可获得理想的全掌皮纹。注意不可加压过重，不可移动手掌和白纸，以免使皮纹模糊不清或重叠。受检者左右手轮换印取掌纹。

6. 滚动法印取指纹。在对应的掌纹下方，由左至右依次印取 10 个指尖纹。要取印的手指要伸直，其余的手指弯曲，逐个由一侧向另一侧轻轻滚动 1 次（切勿来回滚动，以免图像重叠），注意印出手指两侧的皮纹，记下 10 个手指的顺序。

### （二）皮纹的分析

**1. 指纹分析** 指纹即手指末端腹面的皮纹。其可分为弓形纹、箕形纹和斗形纹三种类型。依据指纹线的走向和形态、有无三叉点及有无圆心对其分类，然后进行计数，最后统计嵴纹总数（TFRC）。

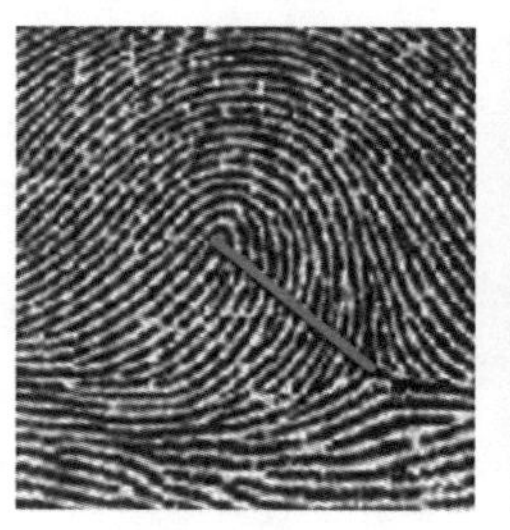
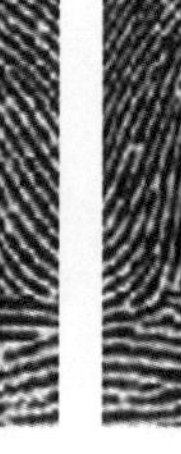

箕形纹　　斗形纹

实验图 7-1　嵴纹计数

(1) 指嵴纹计数

1）弓形纹：由于没有纹心和三叉点，其计数为零。

2）箕形纹：从中心到三叉点中心绘一直线，计算直线通过的嵴纹数，由于只有一个三叉点，故有一个嵴纹数。

3）斗形纹：因有两个三叉点，可得到两个数值，只计多的一侧数值（实验图 7-1）。

4）双箕斗：分别先计算两中心点与各自三叉点连线所通过的嵴纹数，再计算两中心点连线所通过的嵴纹数，然后将三个数相加起来的总数除以 2，即为该指纹的嵴纹数。

(2) 指嵴纹总数（TFRC）计算：10 个手指嵴纹计数的总和即为嵴纹总数。我国男性平均值为 148 条，女性平均值为 138 条。

**2. 掌纹分析** 掌纹指手掌中的皮纹。

(1) 掌褶线：正常人的手掌褶线有 3 条，大鱼际纵褶线、远侧横褶线和近侧横褶线。指间区掌面各有一个三叉点，分别称 *a*、*b*、*c*、*d*。

(2) *atd* 角的测量方法：*atd* 角是指在示指下有一个三叉点 *a*，小指下有一三叉点 *d*，分别引一直线连接位于腕关节褶线远侧的轴三叉点 *t* 所形成的夹角。用量角器测量其角度。我国正常人 *atd* 角的平均值为 41°。*atd* 角小于 45°，用 *t* 表示；45°～56°，用 *t′* 表示；大于 56°，用 *t″* 表示（实验图 7-2）。

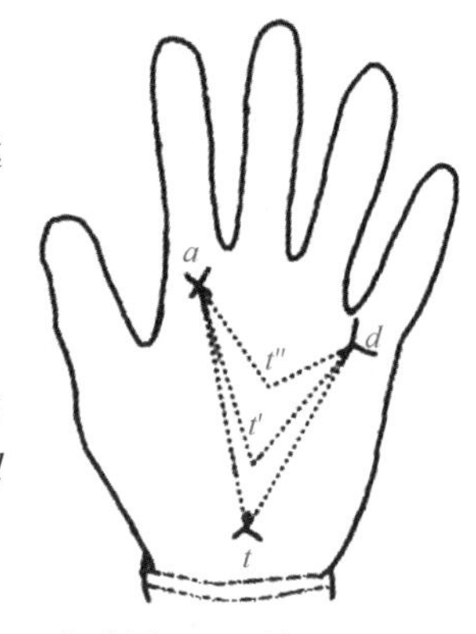


实验图 7-2　轴三叉点及 *atd* 角的测量

## 五、实验报告

1. 观察自己指纹、掌纹、指褶纹和掌褶纹的类型。
2. 测量双手的 *atd* 角。
3. 计数指纹嵴线总数。

# 医学遗传学基础教学大纲

## 一、课程性质与任务

医学遗传学基础是护理、助产和医学相关专业的一门专业基础课程。其主要内容包括绪论、遗传的细胞基础、遗传的分子基础、遗传的基本规律、遗传病及人类性状的遗传方式、遗传病的诊断与防治、遗传与优生及遗传与环境等。其主要任务是使学生掌握遗传的基本理论知识和基本技能，为后续课程的学习打下良好的基础，并能运用所学基本知识开展遗传咨询及遗传病调查与分析。

## 二、课程教学目标

### （一）知识教学目标

1. 掌握减数分裂各时期染色体的变化特征。
2. 掌握人类染色体核型及分组情况。
3. 掌握 DNA 的结构和功能。
4. 掌握遗传学基本术语。
5. 掌握遗传学三大基本定律。
6. 掌握单基因遗传病的遗传方式。
7. 理解细胞的有丝分裂特点。
8. 理解遗传与优生。
9. 了解遗传病的诊断与防治。
10. 了解遗传与环境。
11. 了解遗传与肿瘤。

### （二）能力培养目标

1. 具有初步开展遗传咨询的能力。
2. 能对单基因遗传病的遗传方式进行分析。
3. 能初步开展遗传病的调查，绘制遗传病系谱图并进行家系分析。

### （三）思想教育目标

1. 培养学生良好的学习习惯与方法。
2. 培养严谨、科学、实事求是的工作态度，具有良好的职业素养。

## 三、教学内容和要求

本课程教学内容分为三个模块：基础模块、技能模块、选学模块。基础模块包含必修内容和选学内容，其中标注有▲的内容为选学内容（即选学模块内容）；选学模块根据学校及学生的具体情况选择使用；技能模块属于必修内容。

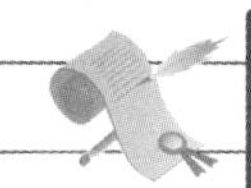



## 基础模块

| 教学内容 | 教学要求 | | | 教学活动参考 |
|---|---|---|---|---|
| | 了解 | 理解 | 掌握 | |
| 一、绪论 | | | | |
| (一)医学遗传学的概念及其在现代医学中的作用 | √ | | | |
| (二)遗传病概述 | | √ | | 理论讲授 |
| (三)医学遗传学发展简史 | √ | | | 多媒体演示 |
| (四)人类基因组计划 | √ | | | |
| 二、遗传的细胞基础 | | | | |
| (一)细胞的结构与功能 | | | | |
| 1. 细胞的类型 | | √ | | |
| 2. 真核细胞的基本结构及功能▲ | | √ | | |
| 3. 性染色质 | | | √ | |
| (二)人类染色体 | | | | |
| 1. 染色体的形态特征与分类 | | √ | | |
| 2. 人类染色体核型 | | | √ | 理论讲授 |
| 3. 显带染色体带型▲ | √ | | | 多媒体演示 |
| (三)细胞周期 | | | | |
| 1. 细胞周期概述 | | √ | | |
| 2. 细胞周期各时期的特点 | | √ | | |
| (四)减数分裂与配子发生 | | | | |
| 1. 减数分裂 | | | √ | |
| 2. 配子的发生过程 | | √ | | |
| 3. 精子与卵子发生的区别 | | | √ | |
| 三、遗传的分子基础 | | | | |
| (一)遗传物质的结构与功能 | | | | |
| 1. 核酸的组成 | | | √ | |
| 2. DNA 的结构 | | | √ | |
| 3. DNA 的功能 | | | √ | |
| 4. RNA 的结构与功能 | | √ | | |
| (二)基因的概念与结构 | | | | |
| 1. 基因的概念 | | | √ | 理论讲授 |
| 2. 基因的结构 | | √ | | 多媒体演示 |
| (三)基因的功能 | | | | |
| 1. 遗传信息的储存 | | √ | | |
| 2. 基因的复制 | | √ | | |
| 3. 基因的表达 | | √ | | |

| 教学内容 | 教学要求 | | | 教学活动参考 |
|---|---|---|---|---|
| | 了解 | 理解 | 掌握 | |
| (四)基因突变▲ | | | | |
| 1. 基因突变的概念 | √ | | | |
| 2. 基因突变的因素 | √ | | | |
| 3. 基因突变的特性 | √ | | | |
| 4. 基因突变的类型 | √ | | | |
| 5. 基因突变的表型效应 | √ | | | |
| 四、遗传的基本定律 | | | | |
| (一)分离定律 | | | | |
| 1. 性状的分离现象 | | | √ | |
| 2. 分离现象的解释 | | | √ | 理论讲授 |
| 3. 分离现象解释的验证 | | | √ | 多媒体演示 |
| (二)自由组合定律 | | | | |
| 1. 性状的自由组合现象 | | | √ | |
| 2. 自由组合定律的实质 | | √ | | |
| 3. 自由组合定律的应用条件及细胞学基础 | | | √ | |
| (三)连锁与互换定律 | | | | |
| 1. 完全连锁 | | | √ | |
| 2. 不完全连锁 | | √ | | |
| 3. 连锁及互换定律的应用条件 | | √ | | |
| 4. 连锁及互换定律的细胞学基础 | | | √ | |
| 五、遗传病及人类性状的遗传方式 | | | | |
| (一)单基因遗传 | | | | |
| 1. 常染色体显性遗传 | | | √ | |
| 2. 常染色体隐性遗传 | | | √ | 理论讲授 |
| 3. X 连锁显性遗传 | | | √ | 多媒体演示 |
| 4. X 连锁隐性遗传 | | | √ | 案例分析讨论 |
| 5. Y 连锁遗传 | √ | | | |
| (二)多基因遗传 | | | | |
| 1. 多基因遗传概述 | √ | | | |
| 2. 多基因遗传特点 | √ | | | |
| 3. 多基因遗传病 | √ | | | |
| (三)染色体畸变与染色体病 | | | | |
| 1. 染色体数目畸变及所致疾病 | | √ | | |
| 2. 染色体结构畸变及所致疾病 | | √ | | |

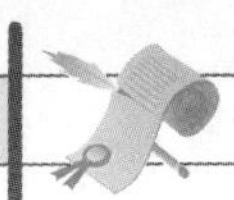

续表

| 教学内容 | 教学要求 | | | 教学活动参考 |
|---|---|---|---|---|
| | 了解 | 理解 | 掌握 | |
| 3. 两性畸形 | √ | | | |
| (四)分子病 | | | | |
| 1. 遗传性酶病 | | √ | | |
| 2. 分子病▲ | √ | | | |
| 六、遗传病的诊断与防治 | | | | |
| (一)遗传病的诊断 | | | | |
| 1. 病史采集 | | √ | | |
| 2. 症状与体征 | | √ | | |
| 3. 系谱分析 | | | √ | |
| 4. 细胞遗传学检查 | √ | | | |
| 5. 生化检查 | √ | | | |
| 6. 基因诊断 | √ | | | 理论讲授 |
| 7. 皮肤纹理分析 | √ | | | 多媒体演示 |
| 8. 产前诊断 | | √ | | |
| 9. 其他辅助诊断 | √ | | | |
| (二)遗传病的预防 | | | | |
| 1. 遗传病预防的意义 | | √ | | |
| 2. 遗传病的预防措施 | | √ | | |
| (三)遗传病的治疗 | | | | |
| 1. 手术治疗 | √ | | | |
| 2. 药物治疗 | √ | | | |
| 3. 饮食治疗 | √ | | | |
| 4. 基因治疗 | √ | | | |
| 七、遗传与优生 | | | | |
| (一)优生学 | | | | |
| 1. 优生学的概念 | | √ | | 理论讲授 |
| 2. 优生学的分类 | √ | | | 多媒体演示 |
| 3. 优生优育咨询 | | √ | | |
| (二)遗传咨询 | | | | |
| 1. 遗传咨询的概念和意义 | | √ | | 案例分析讨论 |
| 2. 遗传咨询的对象与内容 | √ | | | |
| 3. 遗传咨询的步骤 | √ | | | |
| 八、遗传与环境▲ | | | | |
| (一)环境污染与保护 | | | | |
| 1. 环境污染 | √ | | | |
| 2. 环境保护 | | √ | | 理论讲授 |
| 3. 环境污染的防治 | √ | | | 多媒体演示 |
| (二)遗传与环境的关系 | | | | |
| 1. 遗传和环境因素对疾病的影响 | √ | | | |
| 2. 环境因素对遗传物质的损伤 | √ | | | |
| 3. 遗传物质损伤的效应和预防 | √ | | | |
| 九、遗传与肿瘤▲ | | | | |
| (一)肿瘤发生的遗传因素 | | | | |
| 1. 肿瘤发病率的种族差异 | √ | | | |
| 2. 肿瘤的家族聚集现象 | √ | | | |
| 3. 遗传性癌前病变 | √ | | | 理论讲授 |
| 4. 肿瘤的遗传易感性 | √ | | | 多媒体演示 |
| (二)肿瘤发生的遗传机制 | | | | |
| 1. 体细胞突变 | √ | | | |
| 2. 癌基因和肿瘤抑制基因 | √ | | | |
| 3. 多步骤遗传损伤学说 | √ | | | |
| (三)肿瘤的染色体异常 | | | | |
| 1. 肿瘤的染色体数目异常 | √ | | | |
| 2. 肿瘤的染色体结构异常 | √ | | | |

## 技能模块

| 序号、单元题目(对应基础模块单元序号) | 教学内容 | 教学要求 | | | 教学活动参考 |
|---|---|---|---|---|---|
| | | 了解 | 理解 | 掌握 | |
| 二、遗传的细胞基础 | 1. 显微镜的结构与使用▲ | | √ | | 理论讲授<br>实践操作 |
| | 2. 有丝分裂 | √ | | | |
| | 3. 减数分裂 | | √ | | |
| | 4. 人类X染色质的观察 | | √ | | |
| | 5. 人类染色体核型分析 | | √ | | |
| 五、遗传病及人类性状的遗传方式 | 人类遗传病与系谱分析 | √ | | | 理论讲授<br>实践操作 |
| 六、遗传病的诊断与防治 | 人类皮肤纹理分析 | √ | | | |

选学模块

| 序号、单元题目（对应基础模块单元序号） | 教学内容 | 教学要求 | | | 教学活动参考 |
|---|---|---|---|---|---|
| | | 了解 | 理解 | 掌握 | |
| 二、遗传的细胞基础 | 1. 真核细胞的基本结构及功能 | √ | | | 理论讲授 |
| | 2. 显带染色体及其识别 | | √ | | 多媒体演示 |
| 三、遗传的分子基础 | 基因突变 | √ | | | |
| 五、遗传病及人类性状的遗传方式 | 分子病 | √ | | | 理论讲授 |
| 八、遗传与环境 | 1. 环境污染与保护 | √ | | | 理论讲授 |
| | 2. 遗传与环境的关系 | √ | | | |
| 九、遗传与肿瘤 | 1. 肿瘤发生的遗传因素 | √ | | | 理论讲授 |
| | 2. 肿瘤发生的遗传机制 | √ | | | 多媒体演示 |
| | 3. 肿瘤的染色体异常 | √ | | | |

# 四、说　　明

1. 本课程由基础模块、技能模块及选学模块构成。

2. 选学模块（标注有▲的内容）是学生根据自身状况选择性学习或由任课教师依据学生情况选择性教学的内容。

3. 机动学时可用于学生学习选学模块的内容，也可用于教师结合实际情况调整教学安排或选其他内容讲授。

4. 教学过程中充分运用教具、模型和现代教育技术，重视理论联系实际。

5. 学生的成绩考核应包括提问、作业、实验及考试等综合考核，并应进行实验技能考核。

6. 教学过程中应淡化理论教学，注重实践技能培养，教会学生学习的方法。

# 五、学时分配建议（36 学时）

| 序号 | 教学内容 | 学时数 | | |
|---|---|---|---|---|
| | | 理论 | 实践 | 合计 |
| 1 | 绪论 | 1 | | 1 |
| 2 | 遗传的细胞基础 | 4 | 10 | 14 |
| 3 | 遗传的分子基础 | 4 | | 4 |
| 4 | 遗传的基本定律 | 4 | | 4 |
| 5 | 遗传病及人类性状的遗传方式 | 4 | 2 | 6 |
| 6 | 遗传病的诊断与防治 | 2 | 2 | 4 |
| 7 | 遗传与优生 | 1 | | 1 |
| 8 | 遗传与环境 | 1 | | 1 |
| 9 | 遗传与肿瘤 | 1 | | 1 |
| | 总计 | 22 | 14 | 36 |

# 参考文献


陈爱葵 . 2014. 遗传与优生 . 北京：清华大学出版社

陈竺 . 2014. 医学遗传学 . 第 2 版 . 北京：人民卫生出版社

陈竺，陆振宇，傅松滨 . 2010. 医学遗传学 . 第 2 版 . 北京：人民卫生出版社

邓鼎森，于全勇 . 2015. 遗传与优生 . 第 3 版 . 北京：人民卫生出版社

傅松滨 . 2013. 医学生物学 . 第 8 版 . 北京：人民卫生出版社

康晓慧 . 2015. 医学生物学 . 第 2 版 . 北京：人民卫生出版社

柳家英 . 1998. 医学遗传学 . 北京：北京医科大学出版社

税青林 . 2012. 医学遗传学 ( 案例版 ). 第 2 版 . 北京：科学出版社

田廷科 . 2010. 遗传与优生学基础 . 北京：人民军医出版社

田廷科 . 2013. 医学遗传学 . 北京：中国中医药出版社

王静颖，王懿 . 2007. 医学遗传学基础 . 第 2 版 . 北京：科学出版社

王培林，傅松滨 . 2011. 医学遗传学 . 第 3 版 . 北京：科学出版社

王学民 . 2013. 医学遗传学 . 第 3 版 . 北京：科学出版社

于全勇 . 2013. 遗传与优生 . 北京：中国医药科技出版社

张丽华 . 2011. 医学遗传学基础 . 第 2 版 . 北京：高等教育出版社

张世秋 . 2011. 环境与健康 . 北京：社会科学文献出版社

张咸宁，左伋，祁鸣 . 2009. 医学遗传学 . 北京：北京大学医学出版社

赵斌，潘凯元 . 2007. 生物学 . 第 2 版 . 北京：科学出版社

赵斌，王克桢 . 2012. 医学遗传学基础 . 第 3 版 . 北京：科学出版社

左伋 . 2013. 医学遗传学 . 第 6 版 . 北京：人民卫生出版社

# 选择题参考答案

## 第 2 章　遗传的细胞基础

1. A　2. C　3. D　4. B　5. D　6. C　7. B　8. B　9. C　10. B　11. B　12. A　13. C　14. A　15. B　16. A　17. A　18. C　19. E　20. B　21. A　22. B　23. E　24. A　25. C

## 第 3 章　遗传的分子基础

1. A　2. C　3. C　4. A　5. C　6. D　7. B　8. E　9. A　10. E　11. E　12. D　13. D　14. B　15. A　16. A　17. C　18. A　19. E　20. E

## 第 4 章　遗传的基本定律

1. C　2. E　3. B　4. B　5. C　6. C　7. B　8. E　9. B

## 第 5 章　遗传病及人类性状的遗传方式

1. B　2. C　3. D　4. D　5. C　6. E　7. C　8. E　9. C　10. E　11. E　12. C　13. D　14. B　15. D　16. B　17. C　18. E　19. A　20. A　21. A　22. A　23. E　24. B　25. A

## 第 6 章　遗传病的诊断与防治

1. C　2. B　3. A　4. D　5. A　6. A　7. D　8. E　9. B　10. A

## 第 7 章　遗传与优生

1. C　2. B　3. D　4. A　5. B　6. C

## 第 8 章　遗传与环境

1. B　2. E　3. A　4. E　5. C　6. D　7. A　8. A　9. E　10. B

## 第 9 章　遗传与肿瘤

1. E　2. E　3. A　4. A